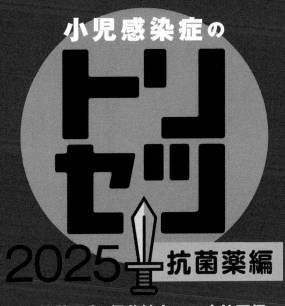

小児感染症のトリセツ

2025 抗菌薬編

[監] 笠井正志・伊藤健太　[著] 大竹正悟

金原出版株式会社

「トリセツ」使用上の注意

本書をお使いになる前につぎの内容をよく理解してください
いずれも小児感染症の取扱いに関する重要な内容ですので，必ずお守りください

⚠ CAUTION

- 本書に記載のある抗微生物薬の「用法・用量」は，そのほとんどが保険適用量を度外視しています。本書における投与量とは，薬理学的に，微生物学的に，感染症を本当に治療するための必要量であり，実際に著者が使用している用量です。保険審査に通るための量ではありません。この点を十分ご理解した上でご使用ください。中途半端な用量で効いているのか・効いていないのかわからない状況は，決して望ましいとは思いません

- 本書に記載されている感染症の診断・治療方法は，今後のエビデンスの蓄積によって変更になる場合があります。特に未知の領域が多い小児科学において，その進歩・変化は目まぐるしく，日々の自己研鑽やアップデートが重要であることにご留意ください

- 本書はどこから読み始めても構いません。最初から通読する必要はなく，気になる抗菌薬のページを開くだけで，投与量はもちろん，使用が推奨される感染症や原因微生物，注意すべき副作用など，周辺情報を一目で確認できます

- 単なる教科書的な「知識」ではなく，臨床現場で遭遇する「リアル」に焦点を当てています。診断のコツや誤った処方例も取り上げているため，自身の診療と照らし合わせながら，日々ブラッシュアップすることが可能です

- 本書は小児感染症のプロをターゲットにしていません。感染症診療に不安がある小児科医，子どもの診療に不安がある小児科以外の医師，さらに薬剤師，臨床検査技師，看護師などが主な読者対象です。そのため新薬の情報など専門家に求められる内容はあえて省きました

抗菌薬は「剣」ではなく「刀」

　本書の表紙には抗菌薬のアイコンとして「剣」が用いられています。バイ菌や感染症を敵に，抗菌薬を武器にたとえることは，よくあります。そして，剣は両刃であり，抗菌薬を「諸刃の剣」と表現することもあります。これは敵を倒すだけでなく，自身も傷つける可能性があることを示しています。

　また，人は武器を持つと使いたくなるもので，人類が抗菌薬という武器を手にして100年弱。その有効性から使用が拡大した結果，薬剤耐性（AMR）という大きな害も顕在化してきました。

　「剣」は両側を研ぐ必要があるなど，生産に多大なコストがかかり，日常的な使用には不向きで，儀式以外ではほとんど使われないようです。抗菌薬使用も同様で，儀式的な使用も多く，まさに害と儀式性という諸刃のある「剣」といえます。

　「刀」は片刃です。また反りがあることで鞘から引き抜きやすく，効率よく切断でき，衝撃も吸収できるなど実践的です。そして何よりも美しい。

　私たちは小児科医侍として儀式的な剣より，実践的な刀を使いこなすべきです。抗菌薬使用は，有害事象を最小限にし，儀式的な使用（不必要処方）をなくす。使うときは「刀」のように鋭く美しい処方を心がけたいものですね。

　私個人としては，「刀」はもう重く感じる年齢になりました。「竹光」もしくは「刀を抜かず」に，相手（バイ菌や感染症）を屈服させるような圧倒的な存在になりたいです。

　まだまだ修練が必要です。それができたら新しいトリセツを書きます。

　それまでは本書をご活用ください。

兵庫県立こども病院 感染症内科 部長

監修　笠井正志

新時代の『小児感染症のトリセツ』を目指して

「小児トリセツシリーズ」は，今や小児医療の現場で欠かせない書籍として，多くの読者に支持されています。

特に『小児感染症のトリセツ』は，笠井先生の初版がその明快さで評判となり，伊藤先生の第2版（『REMAKE』）は圧倒的な情報量で多くのトリセツファンを魅了しました。その後継として，第3版である本書を担当することになり，「この重責をどう果たすべきか？」と悩む日々が続きました。

そしてたどりついた答えは「**時代に応じた新しいトリセツを作る**」ということです。

今は，あらゆる分野で「タイムパフォーマンス（タイパ）」が求められる時代です。Googleで検索すれば情報は瞬時に手に入り，生成AIも次々と答えを提示してくれます。たとえば，「小児のA群溶血性レンサ球菌咽頭炎の治療薬」をChatGPTに尋ねると，15秒で治療薬はもちろん，推奨量や投与日数，アレルギー時の対応まで教えてくれます。

……でも，それだけで満足できる感染症診療って，どうなんでしょう？

生成AIは確かに便利なツールです。しかし，それを使いこなすには，私たち自身のリテラシー，つまり「診療の本質を捉える力」が必要です。本書は，感染症診療において，単なる情報の羅列ではなく，その奥深さや面白さを感じられる本を目指しました。

30年ほど前，名作RPG『ドラゴンクエストⅥ』の攻略本を読んだときの興奮を，私は今でも覚えています。見たこともないモンスターの姿や，まだ手に入れていない装備品や呪文にワクワクしながら，次々とページをめくったあの感覚──それこそが学びの原点ではないでしょうか。感染症診療も同じで，まだ経験したことのない感染症や抗菌薬に興味を持ち，自ら知識を広げる姿勢が，診療力を高める鍵だと考えています。

そんな『トリセツ』を目指すため，本書では次の3つのポイントを大切にしました。

1) **網羅性**：抗菌薬を起点に微生物や疾患などの全体像が見渡せるよう工夫しました

2) **関連性**：各章がリンクしており，ひとつの疑問が別の章への興味を引き出す構成です

3) **現実性**：AIでは答えられない，実際の診療現場で直面する悩みやコツを盛り込みました

　もちろん，新時代のニーズに応えて，投与量などの必要な情報に即座にアクセスできる迅速性や利便性も備えています。しかし，それだけではAIと変わりません。読者のみなさんには，ぜひ「この薬にはどんな背景があるのだろう？」と周辺知識にも目を向けてほしいと思います。その過程で，小児科医療の本質に気づいていただけるはずです。

　最後になりますが，本書の執筆を通じて感じたのは「本の一番の読者は筆者自身である」ということです。何度も何度も見直し，読み返すなかで，新しい発見や気づきがありました。そんな"一番の読者"として，この本を私は自信を持って推薦します。小児に関わるすべての医療従事者が，本書を通じて診療の幅をさらに広げていただければ幸いです。

　本書の完成にあたり，多大なご助力をいただきました編集担当の中立さんをはじめ金原出版のみなさま，監修してくださった笠井正志先生，伊藤健太先生にはこの場を借りて心より感謝申し上げます。そして，『疾患編』を担当し2年間の苦楽を共にした山田健太先生へ――乾杯！！

2025年4月

神戸大学大学院医学研究科　内科系講座 小児科学分野

著者　大竹正悟

CONTENTS

Chapter 1 小児感染症診療の原則 ―ベーシック―

1 小児感染症診療のトリセツ 2

臨床感染症を学ぶ必要があるワケ 2
小児感染症診療の原則 3
原因微生物の疫学 4
患者背景にまつわる知識・経験 6

2 病歴・身体所見の取りかた 9

病歴・身体所見の診断における価値 9
病歴の取りかた 10
身体所見の取りかた 13
鑑別診断の考えかた 16

3 微生物検査の用いかた ―迅速抗原検査，塗抹検査，培養検査― 21

なぜ微生物検査を行うか？ 21
迅速抗原検査 22
塗抹検査｜グラム染色 23
培養検査 28

4 感受性検査の用い方 38

なぜ感受性検査を行うか？ 38
MIC と MBC 39
感受性検査の種類と原理 39
感受性検査の実際：CLSI 基準とは？ 40
感受性検査の解釈：感受性結果からどの抗菌薬を選択するか？ 41
主な薬剤耐性の機序と種類 42

5 抗微生物薬の選びかた ⸺⸺⸺⸺⸺ 45

Empirical therapy と Definitive therapy 46
抗菌薬を選ぶ 4 つのステップと 7 つのポイント
　| Empirical therapy 47
Definitive therapy へ進む 2 つのポイント 52
治療がうまくいかないときに考えること 54

Chapter 2 　抗微生物薬のトリセツ

1 抗菌薬 ⸺⸺⸺⸺⸺⸺⸺⸺⸺⸺ 58

知っておくべき細菌学的な知識 58
院内感染で問題となる菌種 SPACE（＋K） 60
抗菌薬の種類 60
抗菌薬の作用機序 61
時間依存性と濃度依存性 64
殺菌性と静菌性 64
小児で気をつけるべき抗菌薬の副作用・相互作用 64
ペニシリン系抗菌薬 66
セフェム系抗菌薬 90
カルバペネム系抗菌薬 116
マクロライド系抗菌薬 121
リンコマイシン系抗菌薬 128
スルホンアミド系抗菌薬 131
アミノグリコシド系抗菌薬 138
テトラサイクリン系抗菌薬 147
ニトロイミダゾール系抗菌薬 153
グリコペプチド系抗菌薬 158
オキサゾリジノン系抗菌薬 167
環状リポペプチド系抗菌薬 169
ニューキノロン系抗菌薬 173
ホスホマイシン系抗菌薬 178
その他｜抗結核薬 180

ix

2 抗真菌薬 ———————————————————— 188

真菌の分類と主な抗真菌薬の関係 188

酵母様真菌 190

糸状菌 190

二形性菌 191

リスク・臨床経過に沿った抗真菌薬の使い分け 191

アゾール系抗真菌薬 194

キャンディン系抗真菌薬 203

ポリエン系抗真菌薬 205

5-フルオロシトシン 210

3 抗ウイルス薬 ———————————————————— 216

抗インフルエンザ薬 216

抗ヘルペスウイルス薬 223

抗サイトメガロウイルス薬 229

新型コロナウイルス感染症治療薬 233

4 経口抗微生物薬の使い方 ————————————— 236

内服治療開始のタイミングと薬の選びかた 237

「飲みやすさ」を意識する―剤形・味・量・飲ませ方― 239

「剤形」を知る 239

「味」を知る 240

「量」を知る 241

「飲ませ方」を知る 242

5 局所抗微生物薬の使い方 ————————————— 246

外用抗微生物薬 247

小児に使用される主な外用抗微生物薬 249

点眼抗微生物薬・眼軟膏抗微生物薬 254

小児に使用される主な点眼抗微生物薬/眼軟膏抗微生物薬 260

点耳抗微生物薬 262

小児に使用される主な点耳微生物薬 264

6 抗微生物薬の予防投与 — 266

予防投与の基本的な考えかた　266
予防投与の是非　267
抗微生物薬の選択　268
疾患別予防投与　268
基礎疾患別予防投与　270
周術期の抗菌薬予防投与　272
曝露後抗微生物薬予防投与　274

Chapter 3　小児感染症診療の原則 —アドバンスト—

1 診断の考えかた —検査・疫学情報の活かしかた — 278

なぜ診断するか？　278
なぜ問診・身体診察・検査をするのか？ —ベイズの定理　279
検査特性を表す指標　280
ベイズの定理を用いた事後確率の求めかた　285
どうやら事前確率が大事　286

2 微生物検査の用いかた —質量分析，核酸増幅検査，血清抗体価検査— 290

質量分析装置 (MALDI TOF-MS) による同定検査　290
核酸増幅検査 (nucleic acid amplification test：NAAT)　291
血清抗体価検査　292

3 PK/PD 理論と薬物血中モニタリングの使い方 — 294

PK/PD とは？　295
"ADME" と薬物動態 (PK) を理解するためのキーワード　295
"分布" で特に気をつける要素：髄液移行性　296
感染症診療の PK/PD で考慮すべきパラメータ　296
TDM (薬物血中モニタリング)　299

定常状態とトラフ値　299
主な各抗微生物薬の TDM の実際　299

4 抗菌薬アレルギーへの対応 302

本当に抗菌薬アレルギーなのか？—まずしっかり問診　303
どのタイミングでアレルギー専門医へ相談するか？
　　—疑わしきは罰する　306
抗菌薬アレルギーを疑うとき，どのように他の抗菌薬を選択
　するか？—側鎖が頼りサ　308

巻末資料 1 主な静注抗微生物薬の推奨投与量　314
巻末資料 2 主な経口抗微生物薬の推奨投与量　316
巻末資料 3 新生児(生後 28 日以下)に使用する主な抗微生物薬の投与量　318
巻末資料 4 腎機能による投与量調節　320

INDEX　323

小児感染症エキスパートへの道

◆ 小児感染症医は CRP の値をチェックしていないのか？　7

◆ 治療がうまくいかないとき―理想と現実　56

◆ 先天梅毒は治療ではなく予防すべき病気　69

◆ *H. influenzae* の耐性機構と日本における疫学　74

◆ 化膿性関節炎の Empirical therapy はバンコマイシンかセファゾリン
　　　か　93

◆ 経口第 3 世代セフェム系抗菌薬の使いドコロは？　109

◆ 新たな CDI 治療薬フィダキソマイシン　157

◆ 抗菌薬供給制限にどのように対応するか？　180

◆ 君はリファンピシンの予防内服を処方したことがあるか？　184

◆ 抗真菌薬のイメージ　193

◆ ホスフルコナゾール（プロジフ®）とポサコナゾール（ノクサフィル®）
　　　　　　　　　　　　　　　　　　　　　　　　　　　　　　202

◆ オセルタミビルとザナミビル以外の抗インフルエンザ薬の特徴　222

◆ 子どもはわかっている　245

◆ 新生児に経口抗菌薬は使用できるのか？　265

◆ その他の疫学情報収集ツール　289

◆ Trough-based dosing と AUC-based dosing　301

xiii

Chapter 1

小児感染症診療の原則
—ベーシック—

Chapter 1 小児感染症診療の原則—ベーシック—

1 小児感染症診療のトリセツ

 まずは ココ だけ読んでほしい！

- 感染症診療では「感染臓器」「原因微生物」「患者背景」に基づき抗菌薬を選択する
- 小児感染症診療では原因微生物が判明することが少ない。そのため，年齢・時代・地域によって変化する原因微生物の疫学を理解すること，できる限り適切な検査を提出すること，結果を正確に評価することが重要である
- 基礎疾患などの患者背景を理解することは感染症診療に留まらない。小児科医としての診療に全力で取り組むことで小児感染症診療が成熟する

 臨床感染症を学ぶ必要があるワケ

- 感染症の勉強をしようとすると，病原体ベースになりがちである。教科書を開けば一目瞭然で，項目が病原体別にまとめられており，RSウイルス，黄色ブドウ球菌などの個別の疫学や特徴，症状，診断，治療，予後・予防などについて記載がある。

- しかし実際に臨床の現場に出ると，病原体名をプラカードに掲げて現れる患者はいない。主訴・症状から，感染症か否か，感染症なら感染巣はどこか？ と考え，はじめて原因微生物は？ という疑問に至る。そしてその原因微生物を対象とした最適な抗菌薬を選択することで患者の治癒につながる。

- せっかく学んだ病原体や抗菌薬の知識も実際の臨床現場で活用できなければ，無用の長物となる。残念ながら，小児感染症において，その活用

方法について細かくまとめられた本は少ない。マニュアルと名がついていても病原体ベースで書かれていては使えないのである。
- 本項では，臨床診断名をベースにどのように疑い，診断し治療していくか？ということを感染症診療の原則に基づいて記述する。

 ## 小児感染症診療の原則

- 発熱→セフジトレンピボキシル
- CRP 30 mg/dL→メロペネム

- どうだろう？ 行われたアクションはどちらも抗菌薬処方であるが……。ともに炎症の存在を示唆する発熱やCRPの上昇に対して，短絡的に抗菌薬処方がされている。
- そして，感染症診療に必要な感染巣の評価，原因微生物の固有名詞，患者背景などの情報がすっぽり抜けている。
- 感染症診療の原則は，感染症診療原則の三角形（①感染臓器，②原因微生物，③抗菌薬＋④患者背景）などでまとめられている。
- 他にもまとめ方はあるが，つまりは1) 詳細な診察・問診から，2) 感染臓器を予測し，3) 患者背景に合わせた原因微生物を想定し，4) 抗菌薬をはじめとした治療を決定する過程を踏むことである。
- たとえば，上記に挙げた発熱やCRP 30 mg/dLに関しては，以下が決まらないと原因微生物の想定はできない。

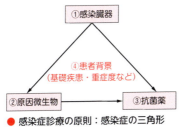

● 感染症診療の原則：感染症の三角形

- 感染臓器：尿路感染症？ 急性上気道炎？ 菌血症？
- 患者背景：健常乳児？ 21トリソミー？ 23週で生まれた500ｇ？
  免疫抑制者？
- 重 症 度：骨髄移植後にショックの患者？ 活気良く遊べている患者？

- 原因微生物の想定ができないと，当然抗菌薬の種類やその必要性の有無も決められない。また重症度によってはカバーすべき病原体を広く想定せざるを得ない状況もあり，別のベクトルとしても重要である。

- 基本的に，「重症患者だから」という理由のみでの抗菌薬使用は控える。重症例や基礎疾患が複雑で抗菌薬を使用せざるを得ない場合でも思考停止せず，①，②のいずれかは必ず口で説明できるようにすること。

- 感染症診療の原則とは，常に，見落としなくこの作業を続けることである。いつも大事なことはこういうルーチンワークであり，それをサボったときに痛い目に遭う。

小児と成人の違い

- では小児と成人の感染症診療の原則は何が違うのか？ 感染症診療の原則の大枠である「感染臓器から病原体を想起し，重症度に応じた治療を選択すること」に変わりはないが，以下の点について違いがある。

- 原因微生物の疫学
- 患者背景にまつわる知識・経験

原因微生物の疫学

- 小児感染症にとって最も重要な患者情報は年齢である。「小児」というと一般的には0-15歳が定義されることが多い。

- しかし早産・低出生体重児，新生児期，乳児期，幼児期，学童期，思春期とその成長過程の変化はダイナミックで，免疫学的な発達や曝露機会の変化，予防接種歴などによって，その感染症疫学は大きく変わる。

- 原因微生物の疫学そのものが年齢により異なることは想像しやすい。ま

た原因微生物が判明する割合が低いのも，小児感染症の特徴である。このことは，翻って正確に評価された疫学情報が，診療に与える影響は大きいことを痛感させてくれる。

疫学は時代や地域によっても変化する

- 原因微生物の多くはウイルスというのが小児期の大きな特徴である。2歳未満の肺炎の原因微生物の多くは RS ウイルスやライノウイルスなどのウイルスである。5歳以降も同様にウイルスが多くを占めるが，*Mycoplasma pneumoniae* が20%程度を担うようになる[1]。

- また時代によっても感染症疫学は大きく変化する。大きなインパクトを与える要素のひとつは予防接種である。たとえば筆者が医師になる前，*Haemophilus influenzae* type b (Hib) 髄膜炎は頻度も多く最も恐れるべき感染症であった。しかし Hib ワクチンの導入により，今日本において Hib 髄膜炎を診る頻度はほぼゼロになり，逆に無莢膜型の *H. influenza* による侵襲性感染症の割合が増えてきている。

- 新型コロナウイルス感染症 (COVID-19) の流行に対する超強力な感染対策や，その緩和によっても小児における感染症疫学が変化した (2021年夏の RS ウイルス感染症，2023年秋から冬の咽頭結膜熱の流行，2024年のマイコプラズマ肺炎の大流行など)。

- ユニバーサルマスクや学校閉鎖などで感染症に罹患しなかった患者 (免疫がない患者) が増え，彼らが感染対策緩和と共にさまざまな微生物に感染したと考察されている。

- さらに，麻疹などの定期接種率低下による影響やグローバル化に伴うインバウンド (国外流入・流出) により渡航感染症 (蚊媒介感染症や麻疹など) に小児が罹患しうることも忘れてはいけない。

- このように年齢，時代，地域によって，発生する感染症や原因微生物が異なる。想定している感染症や微生物に関する疫学情報を収集する方法は Chapter3-1 にまとめている。

原因微生物が判明することが少ない

- 小児では原因微生物が判明して戦えることは多くない。たとえば成人では肺炎を疑ったとき,喀痰を採取し,グラム染色を行って原因菌を想定するが,入院の多くを占める乳幼児期の喀痰採取はかなり難しい。

- また発熱を主訴とする感染症の原因にウイルスが多いことも,原因微生物の判明率低下に寄与している。RS ウイルス,ヒトメタニューモウイルス,アデノウイルス,インフルエンザウイルスなどは迅速抗原検査が使用されるが,それ以外の 100 を超えるウイルスに関する評価は難しく,some viral infection やカゼなどというタームに置き換えて診療するしかない。

原因微生物が判明することが少ないからこそ,適切な検査と正確な評価を

- 敵の顔を知ることが少ないわれわれはどうすればよいか。当然,最低限彼らと出会える努力をしなくてはならない。そして,小児感染症で原因微生物に出会うためには可及的速やかに適切な検体を提出する必要がある (適切な検体については Chapter1-3 参照)。

- 一方でその限界があることは先に述べた。ここで重要なのは,提出された検査の結果を<u>正確に評価</u> (常在菌かどうか,など) することである。

- 小児では検体採取の難しさから,代替指標として非無菌部位からの培養検査が実施され,その培養結果があたかも原因菌のように扱われる場合がある (例:肺炎における鼻咽頭培養)。

- また検査結果の陽性・陰性で一喜一憂しないこと。どんな検査も実施する前段階 (病歴聴取,診察など) が最も重要である (Chapter1-2 参照)

患者背景にまつわる知識・経験

- 成人と小児の感染症診療で大きく異なるのが,患者背景である。
- 小児科医が成人の担癌患者や生活習慣病患者を診療し慣れていないのと

同様に，成人の感染症専門医でさえ小児特有の基礎疾患，たとえば染色体異常や，原発性免疫不全症（近年 Inborn error of immunity：先天性免疫異常症，と呼ぶことが多い），低出生体重児などに関する知識・経験は少ないであろう。

- 特に免疫不全と感染症は，ディズニーとミッキーのように切っても切れない関係であり，ぜひ『疾患編』の「免疫不全の分類別 問題となる病原体」(p.350) に目を通してほしい。

- その患者について知っていること，つまり，その患者背景に関連するさまざまな事象（合併症，予後，家族の負担，本人の負担，公的資源の活用方法など）に精通していることは，起こすアクションに大きな影響を与える。その知識や経験は実地で小児科診療に携わることで得られるものである。

- さらにバイタルサインは年齢毎に基準値が異なり，ぱっと見で判断するような重症度の見積もりも，小児診療に従事しなければ養えないだろう。

小児感染症 エキスパートへの道

小児感染症医は CRP の値をチェックしていないのか？

　高値だからといってメロペネムを投与するとは何事だ！と本書の冒頭でも標的にされている CRP。「感染症科医は CRP を見ない」という都市伝説も聞いたことがある。では，筆者は CRP の値を見ていないだろうか？　答えはズバリ「見ている」。師である笠井正志先生も「見ている」と言っていた。実際，CRP は炎症が起こると産生されるタンパク質であるため，CRP が高いということは患者の体のどこかで炎症が起きている異常事態を示している。

　ただ，答えを正確にいえば「さまざまな所見のうちの1つとして見ている」のであり，CRP の高い・低いだけでアクションは決まらない。特に注意する必要があるのは①炎症の理由が感染症なのかはわからないこと，②炎症が起きている臓器はわからないこと，③CRP 低値でも重症感染症は否定できないこと（CRP が上昇するには時間がかかる），④CRP の値で抗菌薬開始・中止は決まらないこと（骨髄炎などの内服移行の参考にはなる）。CRP も使い方が重要である。

- その自信がなければ，少なくとも感染症診療の原則に当てはめる患者背景が成人とは決定的に異なっていることだけは意識すべきである。小児感染症診療を成熟させる重要なポイントのひとつは非感染症疾患を含めた小児科診療全般に全力で取り組むことである。

〔参考文献〕
1) S Jain et al. N Engl J Med 2015；372：835-45. PMID：25714161

Chapter 1 小児感染症診療の原則―ベーシック―

2 病歴・身体所見の取りかた

まずはココだけ読んでほしい！

- 問診は患者を診断するための方法のひとつであり，周囲の流行・曝露情報，既往歴，家族歴，社会歴など確認すべき重要なポイントがいくつかある。しかし，家族の本当のニーズを聞き取るなど診断以外の目的もあることを忘れない
- 母子手帳は問診と同じくらい情報を教えてくれる。小児診療では必ず確認すること
- 身体診察はまず「視る」ことからはじめる。他にも泣かさない，繰り返す，待つなど小児特有のTipsがある
- Review of System (ROS) では臓器別によくある症状と感染症を結びつけるとよい。一方で，結核，マイコプラズマ，HIV，梅毒などは，「なんでもあり枠」として鑑別が絞り切れないときに，想起できるようにしておく

病歴・身体所見の診断における価値

- 病歴と身体所見は，診断において「その疾患らしさ」を上下させる重要な情報である（詳細はChapter3-1を参照）。実際成人の古いデータでは，病歴のみで心筋梗塞などの疾患を75%診断できたという報告がある[1]。
- この頻度は対象としている疾患や患者の状態などさまざまな要因によって変化するため，ここまで高い精度は実際難しいだろう。しかし，診察と問診だけで診断してやる！という気概はあってもよい。
- 採血，レントゲン，迅速検査などはすべて子どもに対する侵襲である。

病歴や身体所見で診断できれば，子どもに優しい！ そして検査が減るのは付き添う家族にも優しいし，ひいてはスタッフにも優しい！

病歴の取りかた

- 感染症診療だけでなく医療において，病歴が重要であることは言うまでもない。
- 診断における病歴聴取では以下を重要視している。愚直に当たり前のことを精度高く行うことが，最終的な近道である。

周囲の流行・曝露情報を必ず訊く

- Open question と Close question をうまく使いこなす。基本的には Open question で情報を多く訊くことを勧めるが，本項の最後にまとめた「鑑別診断の考えかた」のとおり，主訴や症状，診察所見に応じて Close question を活用する。

> 例1：下痢の症状を訴えている場合，食事歴や周囲の人の症状に加え，ペット飼育歴（爬虫類からのサルモネラ菌の感染を想定），井戸水使用歴（エルシニア菌の感染を想定）の有無を聴取する
> 例2：頸部や滑車上リンパ節腫脹を認めた場合，野良猫など動物との接触歴（ネコひっかき病を想定）の有無を聴取する
> 例3：原因不明の発熱，皮疹，点状出血を認めた場合，山登りや農業などの家の手伝い（ツツガムシ病などのダニ媒介感染症を想定）の有無を聴取する

時系列を整理・意識する

- 感染症のみならず，疾患には病気の流れがある。特に急性ウイルス性感染症が多い小児の場合は，第何病日にあたるか？ は流れのどこに位置しているかがわかる重要な情報である。
- 急性ウイルス感染症の場合，多くは 5-7 日間以内で自然軽快するが，それ以上発熱が続く場合や症状が増悪傾向である場合は，細菌感染症の

合併や非感染症の可能性も想定する。

- また悪化傾向か，改善傾向なのか？ さらにいったん改善してきた中で再燃がないか？ などのベクトルの向きの評価も重要である。急性感染症は必ず悪化または改善するという大原則がある。さらにその傾き（急に悪くなっているのか？ 抗菌薬を投与してから急激に改善しているのか？）にも意識を向ける必要がある。

- これらをわかりやすくまとめる。「今日」「昨日」などの記載は推奨しない。いつカルテを見てもわかりやすいように日付で記載する。また受診何日前といった情報もあると，よりよい。

主訴以外の症状を確認する

- いわゆる「Review of system」（ROS）である。全身状態，神経系，循環器系，呼吸器系，消化器系，腎泌尿器系，四肢骨格筋系，皮膚系などシステムごとの症状の有無を訊く。

- ある症状だけでなく，ない症状を訊くことも重要である。患者の問題を俯瞰的にとらえるためにも必要である。

既往歴・家族歴・社会歴を確認する

- 既往歴は患者のリスクの見積もりのために超重要である。小児科特有の先天性疾患，染色体異常，出生時の問題に伴う疾患など，これらの病気の知識や経験は小児科医の腕の見せ所である。

- 小児に特徴的ものとして成長曲線（特に体重増加不良がないか）は原発性免疫不全症や慢性炎症が隠れていないかの評価に重要である。

- 家族歴は，たとえば原発性免疫不全症では非常に重要な情報であるし，その他遺伝性疾患においても重要である。家系図を書き，可視化できるとわかりやすい。

- 子どもの社会歴は何を訊くべきか：乳児期であれば，保育園・幼稚園の利用については必ず訊くべきだろう。保育園など子どもが集まる環境は，さまざまな感染症罹患のリスクである。学童期には部活や課外活動

で何か特別なことをしていることもある。

- 親が最終的に知りたいことは「明日保育園に預けてよいか？＝明日仕事を休まないといけないか？」であることも多い。運動会，入学式，学芸会など，さまざまな学校生活におけるイベントも患者・家族の医療受診ニーズの一端を担っている。学童期・青年期では，受験は大きなイベントである。
- 日本の小児科では思春期医療のトレーニングが満足に受けられない。したがって性行為などの性的な質問に慣れた小児科医は少ない。必要な場合は家族を離席させ，子どもの安全が守られる状態で性的活動に関する情報を得る。

解釈モデルを尋ねる

- 両親が症状の原因と考えていることを尋ねることも診断や問題解決に繋がることがある。「今回の症状の原因として何か思い当たることがありますか？」と尋ねてみよう。

病歴聴取は診断のためだけにあるわけではない

- 問診は医者と患者・家族の大事なコミュニケーションの時間である。そこには仕事人としてのプロフェッショナリズムが求められる。そのために気をつけたいポイントを以下に示す。

① 偏ったイメージで臨まず，基本に忠実に

- インフルエンザ流行期の多忙な ER 外来に来院した，発熱 3 時間の 5 歳児や家族に対して「どうせインフルエンザでしょ？　検査してほしいんでしょ？」という思いで臨んだ病歴聴取は必ず失敗する。
- 基本に忠実に。渡航歴の確認など，問診におけるルーチンワークは重要である。

② 病歴聴取のなかで患者および家族の本当のニーズを聞き取る

- よくわからなければ「最も心配なこと（気になっていること）は何ですか？」とピンポイントに訊いてもよい。

- 先の症例もそう訊けば「3歳の時，インフルエンザに罹り熱性けいれんを起こしたことがあった。今回もけいれんするかどうかが心配で，抗けいれん薬の予防投与が必要か知りたい」といったニーズが聞き取れるかもしれない。

③ 医学的解釈をするときは気をつける

- 家族や本人の訴えや徴候はできるだけそのまま残すべきである。たとえば「力が入らない」を「筋力低下」と解釈すると，本当に筋力が低下しているのか，それとも全身倦怠感が強く，力が入らないのかどうかがわからなくなる。また解釈が難しい場合に，無理やり自分の言葉に言い換えようとするとうまくいかない。
- 最近は電子カルテが主流なので，コピペは便利な方法だが，間違えた解釈がずっとコピペされていくと，患者にとってデメリットとなる。
- 子ども特有のよくある症状の出現の仕方だけでなく，それがどのように表現されるかを知っておく必要がある。たとえば子どもの「いたい」という表現は「痛み」だけでなく，「痒み」や「何となく不快」という症状の訴えのことがある。

母子手帳を見よう

- 小児科の問診において忘れていけないのが母子手帳の確認である。母子手帳には非常にたくさんの情報が掲載されている。
- こと感染症に関する情報に限っても，周産期歴，母の妊婦スクリーニングの結果（B群溶連菌，クラミジアなど），予防接種記録，成長曲線など。その他にも発達歴や両親の職業（医療者であればより医学的な問診が可能となる）も確認できる。

身体所見の取りかた

- 小児の身体所見は難しい。前版の著者である伊藤健太アニキでさえ「筆者も道のり半ばである。奥深く，毎日がトライ & エラーの連続である」

と記載されていた。いわんや私をや。とはいえ，何点か注意が要る。

泣かさない

- たとえば聴診。泣き泣きの乳児では泣き声の背景にうっすらと聞こえる肺胞音をとらえようと意識する。

- とはいえ安静時に比べれば情報量は低下するし，腹部などその他の所見も，泣いてしまうと正確に取れているかどうかわからない。すると，いかに泣かせないで身体所見を取るかが，小児の診療において非常に重要になる。

- 小児科医はそのためには何でもする。おもちゃ，保護者にだっこしてもらう，近寄る時の自分の佇まいを整え（やわらかい雰囲気をまとえているかどうか），寝ているときにもう一度診察するなど，各個人の技を磨いてほしい。

- 診察する前に両手を温めておくなどの配慮も大切である。診察の順番も重要。腹部の触診や咽頭の確認など子どもが嫌がる診察は最後に回す。

視る，待つ，繰り返す

視　る

- 「視診」という。まず観察する。子どもが診察室に入ったときはもちろん，待合室で待っている時点から始められる。

- 診察室への入り方（通常歩くことができる年齢の子が抱っこされて診察室に入ってこないか），顔色，表情・目線，筋緊張，呼吸様式（肩で呼吸していないか，陥没呼吸がないか）など視診でさまざまなことを確認できる。

- 聴診しながら，腹部所見を取りながら，しゃべりながら，子どもをよく視る。呼吸様式や本当に痛みのある場所を触ったときの顔のゆがみなど，非常に大きな情報を得ることが多い。

待　つ

- 子どものコンディションが整うのを待つ。聴診器や手で触れた後，児が

くすぐったがったり，動いたりして落ち着かないとき，その手を動かさずに待つ。

• 触れている状態に慣れると，驚くほどその後の診察がスムーズに運べることがある。

繰り返す

• いろんな意味で繰り返す。小児の身体所見は再現性を評価することが重要である。たとえば腹痛の5歳児に腹部所見を取るときは，痛みを1回訴えた場所があっても，必ず再現性を確認する。

• さらに小児の身体所見は非常に変化に富む。たとえば聴診は咳ひとつで肺音に変化がみられる。そのために繰り返し聴診する。また一度で診察ができなかったときは再度診察をする。

同僚と話し合う

• 身体所見は主観である。自分の所見と同僚が取った所見が一緒か？ 何が異なるか？ など語り合うことで，客観的な意見を取り入れ自らの技術を研鑽したい。

あきらめない

• 子どもの身体所見は我慢である。取れないときも多い。でもあきらめない。「あきらめたら，そこで試合終了ですよ」。そう，あきらめたら最後，自らの技術の向上も見込めない。

手指衛生をする

• 別に小児科診療に限らない。医療技術の基本のキである。どんなに聴診がうまくても，どんなに咽頭所見が取れても，正確な手指衛生を実施せず，診察を通じて細菌やウイルスなどを患者に広げてしまっては本末転倒である。

• 特に小児は感染性の疾患に罹患している可能性も高い。発熱患者や胃腸炎疑いの患者を診たその手で，次の患者に触れようとしていないかを客

観視する。

- 手指衛生をすぐにできるように，診察室や病室など各々の医療現場に擦式消毒剤を設置するか，個人持ちする。

正確な所見を記述する

- 身体所見はできる限り再現性のある客観的な記載を心がける。

大きさ，長さ

- cm，mm で記述する。できれば定規を用いて測定する。
- 自分の指の太さ，長さを測っておいて，そこから逆算してもよい。よく「肝臓○横指触知」という記載を見るが，横指の幅は男性と女性でも差があるし，正確性に欠ける。

位　置

- 解剖学的位置を正確に記述する。メルクマールになる部位から頭側，尾側，遠位，近位に何 cm のところにあるか，など正確に記載する。

医学タームに置き換える

- 病歴聴取同様，この作業は慎重に行う。なぜならば医学的なタームには少なからず診断的意味合いを含むことが多いためである。
- そして使うならば，各定義を正確に使用すべきである。もしわからないときやピタッと当てはまる言葉がなければ，ありのままを記載する。

鑑別診断の考えかた

- ROS を聴取することは感染症診療の基本のキだが，それをどう診断に活かすかが重要である。次ページの表に発熱以外の ROS と考慮すべき感染症をまとめた。
- たとえば，紅斑や頭痛，腹痛などの鑑別疾患が幅広い徴候は，鑑別疾患を進めるためのキーになりにくい。そういう徴候しかない場合，検査・治療のコストとリスクも考慮し，重症度に合わせた診療を進める。

- しかしこれは高度な対応になるので，できるだけ鑑別が少ない徴候を聞き出し，ターゲットにするとよい。そのため網羅的に聴取する癖をつけておく。
- よくある徴候のうち，臓器から連想しにくいややトリッキーだが小児科医として知っておくべき鑑別がある（腹痛→GAS咽頭炎など）。また，どこにでも顔を出す病原体や感染症（結核，マイコプラズマ，HIV，梅毒など）は，「なんでもあり枠」として鑑別が絞り切れないときに，心の片隅に常においておく。

● Review of system と考慮すべき感染症の鑑別リスト（発熱以外）

	徴候	知っておくべき感染症	見逃せない感染症
全身	Irritability亢進	細気管支炎，肺炎，腸炎，尿路感染症，関節炎，骨髄炎	敗血症，心筋炎，髄膜炎，脳炎，脳症，脳膿瘍，壊死性腸炎
体重	減少・増加不良	嚢胞性線維症，結核	原発性免疫不全症
皮膚・リンパ節	紅斑	『疾患編』p.239参照	リウマチ熱，髄膜炎菌感染症初期
	紅皮症	猩紅熱，SSSS，デング熱，非感染症疾患だが川崎病	トキシックショック症候群
	膨疹	『疾患編』p.244参照	非感染症疾患だがアナフィラキシー
	水疱	HSV感染症，水痘，帯状疱疹，手足口病，SSSS，水疱性膿痂疹	Vibrio vulnificus 感染症，壊死性筋膜炎，Stevens-Johnson症候群
	膿疱	痂疲性膿痂疹，バスタブ毛嚢炎，ヘルペス瘭疽，肛門周囲膿瘍	——
	紫斑	先天性感染症（風疹，CMV，梅毒，HSV）	電撃性紫斑病，網状性紫斑，livedo reticularis，敗血症塞栓症（S. aureus, P. aeruginosa），敗血症性DIC，感染性心内膜炎，トキシックショック症候群，出血性水痘
	頸部痛，リンパ節腫脹	『疾患編』p.98参照	非感染症疾患だがHLH

（つづく）

	徴候	知っておくべき感染症	見逃せない感染症
HEENT（頭）	頭痛	カゼ	髄膜炎, 脳炎, 脳膿瘍, 硬膜外膿瘍, 深頸部膿瘍, トキシックショック症候群
	意識障害/性格変化	PANDAS, 神経梅毒, ADEM	髄膜炎, 脳炎, 脳症, Reye 症候群, 脳膿瘍, 硬膜外膿瘍, 硬膜下膿瘍, 敗血症, トキシックショック症候群
HEENT（眼）	斜視, 眼球運動異常	神経梅毒, CMV 感染症, 先天性風疹症候群, 先天性トキソプラズマ感染症, イヌ回虫症	髄膜炎, 脳膿瘍, 眼内炎, 破傷風, 結核性髄膜炎
	白内障	先天性感染症（トキソプラズマ, 風疹, CMV, 梅毒, HSV）	――
	Red eye	眼窩隔膜前蜂窩織炎, 結膜炎, 結膜炎中耳炎症候群, 流行性角結膜炎, 虹彩炎（川崎病, 反応性関節炎など）	眼内炎, 眼窩隔膜後蜂窩織炎, HSV 角膜炎, 細菌性角膜炎, アメーバ性角膜炎, Stevens-Johnson 症候群
	視力障害・霧視	網脈絡膜炎（トキソプラズマ, ヒストプラズマ, イヌ回虫）	――
	光過敏	ウイルス性髄膜炎, 結膜炎, レプトスピラ症, 川崎病	髄膜炎（細菌性・真菌性）
HEENT（耳）	耳痛・耳漏	急性中耳炎, 水疱性鼓膜炎, 乳突蜂巣炎, 外耳炎, 帯状疱疹, 唾液腺炎, 上顎洞炎	悪性外耳道炎, 扁桃周囲膿瘍
HEENT（鼻）	鼻汁・鼻閉	カゼ, 副鼻腔炎, 百日咳の初期, 麻疹・風疹の初期, 先天梅毒	真菌性副鼻腔炎
HEENT（喉）	咽頭痛・嚥下痛	カゼ, 咽頭炎（GAS・ウイルス性）, 伝染性単核球症, インフルエンザ	急性喉頭蓋炎, 細菌性気管炎, ジフテリア, 扁桃周囲・咽後・副咽頭間隙膿瘍
	流涎	歯肉口内炎, ヘルパンギーナ, 急性扁桃炎	扁桃周囲・咽後・副咽頭間隙膿瘍, 急性喉頭蓋炎, Stevens-Johnson 症候群
	歯痛	齲歯, Garre 骨髄炎（下顎骨髄炎）	――
	胸痛	胸膜炎, 胆囊炎, 横隔膜下膿瘍, Fitz-Hugh-Curtis 症候群, 帯状疱疹	心外膜炎, 心筋炎, 感染性心内膜炎

（つづく）

	徴　候	知っておくべき感染症	見逃せない感染症
肺	咳	気道関連：カゼ，細気管支炎，気管支炎，肺炎，副鼻腔炎，クループ，百日咳 気道関連なし：椎体炎，横隔膜下膿瘍	肺結核（感染管理上）
	喘　鳴	細気管支炎，肺炎，クループ，気管支炎，嚢胞性線維症，気管支拡張症，アレルギー性気管支肺アスペルギルス症	急性喉頭蓋炎
	血痰・喀血	肺炎，嚢胞性線維症，気管支拡張症，アレルギー性気管支肺アスペルギルス症	肺膿瘍，結核（感染管理上），ムーコル症，侵襲性肺アスペルギルス症
	呼吸困難	肺炎，細気管支炎，クループ，扁桃炎，嚢胞性線維症	扁桃周囲膿瘍，咽後膿瘍，急性喉頭蓋炎，細菌性気管炎
消化器	嘔気・嘔吐	お腹に関連：急性胃腸炎（細菌性，ウイルス性，食中毒），虫垂炎，腸間膜リンパ節炎，腹膜炎，腹腔内膿瘍，急性肝炎，ピロリ菌感染症，アニサキス症 お腹に関連しない：尿路感染症，GAS咽頭炎，百日咳などの気道感染症（咳上げ）	髄膜炎，敗血症，トキシックショック症候群，心筋炎，感染性心内膜炎
	便　秘	虫垂炎，エンテロウイルス感染症（特に髄膜炎で10-40%），横断性脊椎炎，腸チフス	ボツリヌス
	下　痢	お腹に関連：急性胃腸炎（細菌性，ウイルス性，食中毒），旅行者下痢症，虫垂炎，腹膜炎，腹腔内膿瘍，CDI，抗菌薬関連下痢症 お腹に関連しない：カゼ（ウイルス性上気道炎やインフルエンザ含む），突発性発疹	敗血症，トキシックショック症候群，CMV腸炎（免疫不全者），原発性免疫不全
	血　便	細菌性腸炎＞＞ウイルス性腸炎，EHEC，赤痢，アメーバ赤痢，腸結核，ピロリ菌感染症	敗血症
	黄　疸	尿路感染症，急性肝炎，猩紅熱，マイコプラズマ感染症，先天性感染症，胆管炎，川崎病	敗血症（特に新生児），マラリア
	腹　痛	お腹に関連：急性胃腸炎（細菌性，ウイルス性，食中毒），旅行者下痢症，ピロリ菌感染症，アニサキス症，虫垂炎，腹膜炎，腸間膜リンパ節炎，腹腔内膿瘍 お腹に関連しない：GAS咽頭炎，尿路感染症，肺炎	心筋炎，感染性心内膜炎，トキシックショック症候群，帯状疱疹

（つづく）

	徴候	知っておくべき感染症	見逃せない感染症
腎・泌尿生殖器	乏尿	尿路感染症，尿道炎，亀頭包皮炎，亀頭炎，出血性膀胱炎，腎結核，尿路住血吸虫症	
	陰嚢腫大	精巣上体炎，精巣炎	フルニエ壊疽
	血尿	尿路感染症，出血性膀胱炎，溶連菌感染後急性糸球体腎炎，尿路住血吸虫症，腎結核	
筋骨格	関節痛・腫脹	カゼ，溶連菌後関節炎，反応性関節炎，マイコプラズマ感染症，ネコひっかき病，インフルエンザ，パルボウイルスB19，伝染性単核球症（EBV, CMV），デング熱	化膿性関節炎，リウマチ熱，感染性心内膜炎，髄膜炎菌菌血症
	筋痛	カゼ，ネコひっかき病，インフルエンザ，エンテロウイルス感染症，伝染性単核球症（EBV, CMV），デング熱	感染性心内膜炎，トキシックショック症候群，壊死性筋膜炎，髄膜炎菌菌血症
	跛行	小脳失調症，Guillain-Barré症候群	下肢骨髄炎，骨膿瘍，下肢化膿性関節炎，椎間板炎，椎体炎
	背部痛	尿路感染症，デング熱，インフルエンザ	椎間板炎，椎体炎
	力が入らない	Guillain-Barré症候群	ボツリヌス，麻痺型ポリオ，弛緩性麻痺，脊髄硬膜外膿瘍，敗血症
	ばち指	嚢胞性線維症，線毛機能障害，HIV	膿胸，肺膿瘍，結核，感染性心内膜炎

SSSS：Staphylococcal scalded skin syndrome（ブドウ球菌性熱傷様皮膚症候群），HLH：hemophagocytic lymphohistiocytosis（血球貪食性リンパ組織球症），PANDAS：pediatric autoimmune neuropsychiatric disorder associated with *Streptococcus*（溶連菌感染症関連自己免疫性神経精神疾患），ADEM：acute disseminated encephalomyelitis（急性散在性脊髄炎），CDI：*Clostridioides difficile* infection，EHEC：enterohemorrhagic *Escherichia coli*（腸管出血性大腸菌）

〔参考文献〕

1) MC Peterson et al. West J Med 1992；156：163-5．PMID：1536065

Chapter 1 小児感染症診療の原則―ベーシック

3 微生物検査の用いかた
―迅速抗原検査，塗抹検査，培養検査―

まずはココだけ読んでほしい！

- 微生物検査を行う目的は「実際に戦っている敵を明らかにする」こと。検査の実施は解釈（評価）とセットで行う
- 抗原検査のウリは迅速性だが感度の低さに気をつける
- グラム染色は簡便な検査だが，Empirical therapy (p.46) の助けになるだけでなく，感染症かどうかの判断や治療効果判定にも活用できる
- 菌の同定・感受性検査には数日かかるが，その結果をパソコンの前で待っていてはいけない。検査室で細菌検査技師とディスカッションすることで菌種の想定ができることがある
- 血液培養は最低1mL採取する。感染性心内膜炎や関節炎・骨髄炎など菌血症を強く疑う疾患では複数セット採取する
- 不適切な培養検査は提出しない。バッグ尿培養，鼻汁培養・鼻咽腔培養・質の悪い痰培養，カテーテル抜去時の記念培養，検出したい菌が明確でない便培養はすべて不要である

なぜ微生物検査を行うか？

- 問診・身体所見・検査から感染巣を見極め，年齢・患者背景から病原微生物を予測して，抗微生物薬を決定するというプロセスにおいて，実際に戦っている敵を明らかにするために微生物検査は存在する。
- 結果を受けてアクションが変わるかどうかが，その検査の価値である。そして，その価値が検査コストや人的コストに見合うかまで考える必要

21

がある。
- 巷ではとりあえず検査して，結果を評価しない，もしくは見てすらいない……というさびしい培養検査が横行している。
- 「迅速検査陰性＝その感染症ではない」「PCR陽性＝その感染症である」などの誤った評価もよく見受けられる。そのような誤解を解決することを本項の目的にする。
- いつどのような検査を提出すべきか？　またその精度については『疾患編』を参照してほしい。
- 本項では迅速抗原検査，塗抹検査，培養検査を扱う。質量分析器による同定，核酸増幅検査，血清抗体価検査については Chapter3-2 で解説する。

迅速抗原検査

- RSウイルス，インフルエンザウイルス，A群溶連菌などの気道系と，ノロウイルスなどの消化器系が日本で通常使用されている主な迅速抗原検査である。
- 尿中肺炎球菌抗原，レジオネラ抗原など尿を用いた検査も存在するが，小児ではほとんど出番がない。
- 上咽頭に肺炎球菌を保菌していることが多い小児では，肺炎球菌抗原検査は偽陽性を示すことが多い。
- レジオネラ抗原検査キットによっては血清型1のみ（血清型は全部で15ある！）を検出することに注意が必要。また，小児の市中肺炎での頻度は非常に少ない。検査前確率をふまえ，施設等でアウトブレイクした場合などに検査する。

迅速抗原検査の利点

- その名のとおりウリは迅速性である。10-20分程度で結果が得られる。手技も簡便で検査をする手を選ばない。

● 迅速検査の感度・特異度

対象微生物	感度（%）	特異度（%）
RSウイルス（鼻腔）[a]	75.3-81	96-98.7
インフルエンザウイルス（鼻腔）[b]	61.1	98.9
ヒトメタニューモウイルス（鼻腔）[c]	79.8	89.5
アデノウイルス（咽頭）[d]	72.6	100
A群溶連菌（咽頭）[e]	85.6	95.4
百日咳菌（鼻咽頭）[f]	86.4	97.1
マイコプラズマニューモニエ（鼻咽頭）[g]	62.5	90.9
ノロウイルス（便）[h]	69	97
ロタウイルス（便）[i]	75.5	98.2
アデノウイルス（便）[j]	88	98.5

以下の文献より引用して作成（PMIDのみを記載）
a) PMID：26354816, PMID：28520858　b) PMID：28520858　c) PMID：18337386　d) PMID：10325364　e) PMID：27374000　f) PMID：35577904　g) PMID：25818195　h) PMID：21809086　i) PMID：38033097　j) PMID：33381626

迅速抗原検査の欠点

・迅速抗原検査は一般的に感度が高くない。RSウイルスは80%，インフルエンザは60%などである。

・特異度はたいていの場合は，90%強で比較的高い。陰性でもまったく否定できないが，陽性ならおそらくそれと言えるというのが迅速検査である。

塗抹検査｜グラム染色

・感染症診療において，廉価で，迅速性があり，情報量が多く質も高いのがグラム染色である。

・菌をグラム染色の陽性（青），陰性（赤），桿菌（棒状），球菌（丸）の組み合わせで4パターンに分類する。適切な検体を，適切な処理をして顕微鏡するだけで採取から10-20分で感染巣，細菌感染症か否か，菌は何か？が想定できる。

● グラム染色所見で分類する小児感染症で覚えておきたい主な菌種

	グラム陽性菌 (紫色)		グラム陰性菌 (赤色)
球状	GPC cluster　ブドウ球菌 chain　2連鎖：肺炎球菌 　　　　8連鎖以上：口腔内連鎖球菌 さまざま：A群溶連菌，B群溶連菌，腸球菌		GNC　・モラキセラカタラーリス 　　　・淋菌 　　　・髄膜炎面 小児で出会う頻度は モラキセラ＞＞＞淋菌・髄膜炎面 ただし，淋菌→性暴力被害による感染症の可能性 　　　髄膜炎面→曝露者に予防内服の検討が必要 で重要な菌たちである
桿状	GPR 直列　・リステリア属 　　　・バシラス属　など 八の字　・コリネバクテリウム属 GPRは原則"コンタミ"の菌であるが，下記では問題となる菌たちである ・新生児感染症（リステリア モノサイトゲネス） ・壊死性筋膜炎（クロストリジウム パーフリンゲンス） ・免疫不全患者や中心静脈カテーテル留置患者		GNR 短め　・インフルエンザ菌 太め　・大腸菌，エンテロバクター属 　　　　などの腸内細菌目細菌 細め　・緑膿菌 　　　・バクテロイデス属（嫌気性菌）

- グラム染色所見で分類する小児感染症で覚えておきたい菌種を図にまとめた。

Step1. まずさまざまな感染症で経験する GPC と GNR の菌種とざっくり覚える

Step2. GPC の中でも GPC cluster（ブドウ様）と GPC chain（連鎖）の違いを知る

Step3. GPR，GNC の中でも小児感染症で経験しうる菌種を知る

Step4. 各分類の中でも形状からある程度菌種の想定ができるようになる

- 最終的に Step4 までいくと診療の幅が広がる。そのためにはいわば職人である細菌検査技師と，これは○○っぽい？ などディスカッションすることが重要。そうだ京都，いや細菌検査室，行こう！

グラム染色の手順

● グラム染色 (バーミー法) の手順

① スライドガラスに検体を準備し，原則自然乾燥させる（検体の種類ごとにやり方が異なる）

尿／痰／血液

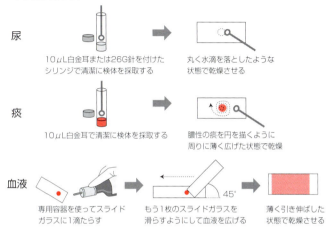

② ①で十分乾燥させたスライドガラスにメタノールをかけ固定（1分間）。その後，流水で洗い流す。洗い流す際は標本面の裏から水を優しくかける

③ クリスタルバイオレット液を注ぎ，前染色（30秒間）。その後，流水で洗い流す

④ ヨウ素・水酸化ナトリウム水溶液を注ぐ（30秒間）。その後，流水で洗い流す

⑤ アセトン・エチルアルコール混合液で脱色。検体によって時間は異なる（数秒〜10秒）。尿や髄液は短め，痰など厚い検体は長めに。その後，流水で洗い流す

⑥ パイフェル液で後染色（数秒間）。その後，流水で洗い流し，乾燥

- ハッカー変法も使用する薬品は異なるが基本的な手順は同じである。
- 主な検体の処理方法については筆者が行っている方法を紹介した。関節液，髄液，胸腹水は原則遠心分離が必要である。

グラム染色で失敗しない3つのポイント

①メタノール固定する前に十分に乾燥させること（特に尿や髄液）。不十分だと検体が流れてしまう
②痰はしっかりと薄くのばす。そのままだと分厚過ぎてうまく脱色できない
③脱色する際に尿・髄液検体は2-3秒程度でよいため手早く！長く脱色しすぎると，グラム陽性菌がグラム陰性菌に見えてしまうことがある

グラム染色を使いこなすポイント

- グラム染色を使いこなせるようになると臨床でこんなにお得！ 特に小児の一般臨床で最もグラム染色が活用できるのは，尿路感染症である。

- すべての小児科医に，採血と同じようなミニマムな技術としてグラム染色を学んでほしい。

① 菌量や白血球の様子をリアルタイムに観察し，「何」を治療しているかを意識する

- 本項の冒頭にも記載したが，見えない敵と戦うよりも明確に菌を認識して治療することで診療は楽しくなる。

- 治療の効果判定もできる（抗菌薬治療を開始した後にグラム染色所見を比較することで実際に微生物が減少したことを確認できる）。

② Empirical therapy の抗菌薬選択の参考にする

- 尿路感染症の患者に対して，腸内細菌目細菌を示唆するGNRであればセフェム系，腸球菌を示唆するGPC chainであればセフェム系は自然耐性であるためアンピシリン（またはバンコマイシン）を選択できる。

- 同じGNRでも腸内細菌目細菌なのか緑膿菌なのかを判断できれば抗緑膿菌薬まで抗菌薬を広げる必要があるかを判断できる。

③ 非感染性か感染性かの評価の参考にする

- 関節炎の患者に対して，単純性なのか化膿性なのかの評価の一因となる。

④ グラム染色が陰性であることも原因微生物推定に活用する

- **例1**：新生児の髄液培養から微小のコロニーを検出したが，菌体のグラム染色が陰性であったことから *Mycoplasma hominis* を疑った
- **例2**：数日間経過して陽性となった血液培養のグラム染色が陰性であったため，チールニールセン染色をしたところ，抗酸菌を認めた

- 一方で精度は術者によるし，熟練者でも間違いはあるため，限界を意識しながら道具のひとつとして活用すべきである。

塗抹検査の評価の Tips

- 再三，塗抹検査の利点を説明してきたが，一番のポイントは「塗抹所見に期待しすぎないこと」である。あくまで参考にとどめ，アセスメントが過剰（または過少）にならないように注意する。

- **例**：髄液検査の塗抹所見で菌を見つけられなかったとしても，培養検査結果陰性までは髄膜炎としての治療を検討する

- 小児の場合，血液や尿の塗抹検査所見は単一菌のことが多いが，痰は複数菌の場合が多い。評価のポイントは「特定の菌が他の菌と比較して明らかに多く存在するか」である。

- 貪食像の有無などはあまり重要ではない（立体的に乗っかってしまう場合もあるし，肺炎球菌は貪食されにくい。逆に *M. catarrhalis* は貪食されまくり）。

- 「グラム陽性菌を見つけたらグラム陰性菌を探せ」は感染症界隈の格言である。グラム陽性菌は目立つため周りにたくさんいるグラム陰性菌を見落としがちである。

- **例**：喀痰の肺炎球菌の周りにいるインフルエンザ菌を見落とさない

- 喀痰では塗布が薄いところを見る。隅々まで見ないとグラム陰性菌を見落とす。

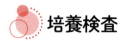
培養検査

- 検体採取または血液培養陽性から菌種同定・感受性結果判明までのプロセスを示す。

● 培養検査に要する時間と大まかなプロセス

検体採取初日	塗抹検査 培地塗布	・塗抹検査を実施し，培地に塗布する
検体採取から1日後	コロニー発育 簡易同定 質量分析器での同定	・菌が増殖し，コロニーを形成 ・複数菌検出した場合は釣菌し，新たな培地に分離する（その分菌名同定，薬剤感受性検査までに時間を要する） ・コロニーの所見，簡易検査（コアグラーゼ試験，オキシダーゼ試験など），選択培地への発育状況と組み合わせて検査室では菌種・感受性結果を想定できていることがある ・質量分析器を導入していれば菌種を同定可能（Chapter3-2参照）だが，感受性結果まではわからない
検体採取から2日以降	菌種同定 （生化学的同定） 感受性検査	・多くの病院では菌種同定と薬剤感受性検査を同時に実施できる全自動機器を用いている ・検査室での最終チェックの上で菌種・感受性結果がカルテに記録される

- 菌種同定・感受性結果が判明しカルテに記載されるまでに最低 <u>2-3 日</u> は要する。時間外勤務ではその過程がさらに遅くなり，外注している場合は菌体搬送に 1-2 日余計にかかる。

- また，多菌種のコロニーが混在していて，釣菌による分離がうまくいかない場合，同定用のパネル選択が違った場合など，より多くの時間を要することがある。

- 一方，それまでにコロニー所見や耐性培地の所見から検査室では菌種・感受性を想定できている場合もある。

- これはカルテの前でボーっと待ち構えていてもわからない情報である。事件は医局で起きているんではない，検査室で起きているんだ！ 検査室に足を運ぼう！

- 可能な限り早く検体を提出し，培養を開始することは適切な結果にもつながる。

> - **例1**：血液培養は採取後2時間以内に培養を開始しないと，偽陰性率が増加する[1]
> - **例2**：長時間室温で放置した喀痰では，肺炎球菌は自己融解し，常在菌が増殖する

- そのため，採取した検体はすぐに検査室に提出すること。もしただちに提出できない場合は適切に保存する。

どこから何を採取するか

- どこから何を採取するか，でその培養検査結果の評価は大きく変わる。

無菌部位

- 無菌部位から菌が培養されるということは，同部位に感染症を起こしている可能性が高い。血液，髄液，尿などの検体がそれにあたる。

- 無菌部位の培養検査で注意すべきは，コンタミネーション（コンタミ＝汚染菌）である。菌がただイルだけで，ill を起こしていない。だけど犯人として扱われる。そういう冤罪事件は防がなくてはいけない。この冤罪に伴い，余計な抗菌薬曝露や，入院期間の延長などの悲劇が起きている。

- それらを避けるには，適切に採取することが最も重要である。マスクをして，手指衛生して，手袋をして，しっかりと適切に消毒してと，当たり前のことを当たり前に精度高く行わなくてはいけない。

非無菌部位

- 非無菌部位からの培養は基本的に採るべきではない！ 明らかに感染していると思われるとき（膿が出ている場合など），そして知りたい菌名がはっきりしているときにのみ培養すべきである。

- 皮膚，粘膜，便などの検体には菌がいる，しかも多菌種いる。

人工物の培養

- カテーテルやドレーン，気管挿管チューブを抜去し，おもむろに清潔はさみと滅菌スピッツが渡されて，先端をパチンと切断し検査に提出する……。いわゆる「記念培養」は検査技師の労働コストと検査コストの無駄遣いであり行わない。

- 米国感染症学会のカテーテル関連血流感染症ガイドライン（2009年…もう15年前……）では血液培養とセットであればカテーテル先端培養の意義があると記載されたが，近年では診断や治療には寄与しないと否定的である[2]。

培養の採取方法

- 予防接種が導入され，侵襲性感染症が減少しても多くの小児科で実施されている培養検査が血液培養検査と尿培養検査である。

- 本書はいわゆる「手技本」ではないが，この2つの培養検査については筆者の採取方法の紹介も含めて記載する（髄液培養の採取方法については『疾患編』を参照）。

血液培養の適応

- 採取方法の前にまずどんな子どもに血液培養を採取すべきかを考える必要がある。

- その命題に対しては笠井師匠，健太アニキたちが立ち上げた秘密結社『こけつきん力』が作成した小児血液培養採取チェックリストを参考にするとよい。

血液培養の採取方法

- 血培を採る意義は，菌血症を診断し，病原体を特定することで，最適な抗菌薬の選択と治療期間が決められることである。また菌血症でない，とも診断できる。

- 一方で適切に行われない血培はコンタミを増やす。無駄な入院や抗菌薬曝露などに伴うコスト増や耐性菌獲得リスク増などのデメリットも同時に起こりうるため，適切に採る必要がある。

体温に関わらず血液培養を採取すべきとき	
1) 菌血症を合併している可能性が高い以下の疾患を疑う状況 細菌性髄膜炎，骨髄炎・関節炎，感染性心内膜炎	
2) 敗血症を疑い，以下のうち 2 つ以上合致するとき 呼吸が速い，血圧が低い，意識障害がある，脈拍が速い	

発熱/低体温があり，血液培養を採取すべきとき	
1) 生後 1 カ月未満	6) 感染巣が判明し，適切な抗菌薬を開始 しているにも関わらず改善しない
2) 生後 3 カ月未満で上気道症状がなく， 24 時間以内のワクチン接種歴もない	7) 免疫不全患者
3) 3 歳未満で，Hib，肺炎球菌ワクチン未 接種，または 1 回のみ	8) 発熱性好中球減少症
4) 中心静脈カテーテル挿入患者	9) 不明熱

5) 末梢静脈カテーテル挿入患者で刺入部
  発赤，膿，静脈炎症状あり
	10) 親が「いつもと様子が違う」，医療者
	  が「何かおかしい」と感じる場合

- ここでは「血培の採りかた」，つまり消毒，採血，分注の方法や採取量について述べる。小児の血培は，わかっていないことも多いが，筆者が実際に行っている血培の採取方法についてここに記す。

● **筆者の血液培養採取方法**

① 準備	• もし尿培養を採取する必要がある場合は，血液培養より先に採取する （尿培養の項参照） • 手洗いを行い，マスク，非滅菌手袋を装着する • 培養ボトルのキャップを外し，穿刺部位をアル綿で消毒しておく
② 消毒	• エタノール綿を 2-3 枚用意する • 1 枚目で芽胞菌や汚れをゴシゴシこそげ落とす（たいてい垢がつく） • 2 枚目でしっかり消毒する。場合によっては 3 枚目で再度消毒する

③ 採血	• ルート確保時はルート採血（逆血，鈍針またはプラスチック針を装
	  着したシリンジで吸う），それ以外は基本的に穿刺採血を行う
	  ※ルート採血でシリンジを繋ごうとすると，だいたい点滴が抜ける

④ 分注	• 小児ボトル最大量（ボトルによる）3-4 mL/本を常に目標に，最低 1 mL • 直接穿刺した場合は針を変えない • 小児では嫌気ボトルが必要な状況はまれ

消毒方法

- 消毒はエタノールでよい。もちろんクロルヘキシジンでもよい。ただし，ポビドンヨードで消毒する場合，十分な殺菌作用を得るには，通常

- 2 分以上かかる。子どもがその間じっとしているのは難しい。

- 実際に日本の小児において，エタノールとポビドンヨードを比較した研究ではコンタミ率は変わらなかった (しかも低く 0.3%)[3]。

採血方法

- ルート採血による血培で問題ない。コンタミ率は穿刺採血に比べて，やや高いか変わらない。血培採取方法をしっかりと指導することで，ルート採血でもコンタミ率が下がることがわかっている。

- そのため，筆者は消毒方法の遵守を徹底し，ルート採血から血液培養を採取している。2 セット必要時にはもう 1 本は直刺しか，動脈ラインを確保する場合は挿入時に得られた動脈血を提出する。

- 集中治療管理中などすでに中心静脈ラインや動脈ラインが留置されている患者であれば，採取部位を十分に消毒し，逆血採血を提出してもよい。

採取量

- 小児用血培ボトルは，メーカーによるが，3-4 mL/本で最も感度がよくなるように設計されている。

- 一方で，3-4 mL が難しい場面もある。その場合も最低 1 mL は採ってもらいたい。日本の小児多施設共同研究では≧1 mL の陽性率が 7% で，<1 mL では 2.2% であったためである[4]。

- 難しいのは NICU 領域。好き放題採血していたらあっという間に貧血になる。低出生体重児の場合も 1 mL 以上を推奨している場合が多いが[5]，極低出生体重児や超低出生体重児の場合は 0.5 mL でも陽性になる可能性が高いというエキスパートオピニオンもある。

セット数

- 「血培といえば 2 セット」が成人の常識であり，感度・特異度を上げるために必要な作業である。

- 一方，現場では小児に 2 セットは結構ハードルが高く，小児医療施設のコホートによると 15% しか行われていなかった[4]。

- またセット数より採取量の方が陽性率に寄与するという研究もあり，全例に2セットを推進するにはデータが不足しているのが現状である。筆者は菌血症を強く疑う状況では2セット採取している。

菌血症を強く疑う状況

感染性心内膜炎，細菌性髄膜炎，カテーテル関連血流感染症，関節炎・骨髄炎，敗血症，不明熱

分注方法

- まずボトルのキャップを外したら，穿刺面をエタノール綿で消毒する。滅菌状態で出荷されているわけではないので必要な手順である。

- ルート採血時は逆血を採取するプラスチック針や鈍針で分注すればよい。穿刺採取の場合は，針刺しのリスクになるため針を変えずそのまま分注する。

- 嫌気培養も提出する場合，嫌気ボトルへ先に分注する。

血液培養結果の解釈：菌血症かコンタミか

- 1セット採取が多い小児診療においてコンタミかどうかは①菌種，②患者の経過から総合的に判断する。もちろん複数セット採取は判断を大きく助ける。コンタミの可能性が高い菌種，状況は下記のとおり。

① 菌 種	コアグラーゼ陰性 *Staphylococcus* spp., *Bacillus* spp., *Micrococcus* spp., *Corynebacterium* spp., *Cutibacterium acnes*, 緑色レンサ球菌（中心静脈カテーテル留置患者や感染性心内膜炎を疑う患者を除く）
② 患者の経過	患者の経過が菌血症と合わない

- 上記以外の菌は1セットのみから検出された場合も菌血症である可能性が高い。

- 中心静脈カテーテルなどの人工物が挿入されている患者の場合は，上記の菌種が検出されたとしても菌血症の場合がある。

- 一般的に菌血症であれば48時間以内に血液培養は陽性となる。生後90日以下の児において菌血症の97％は培養開始から36時間以内に陽性となった報告もある[6]。

- ただし，真菌や迅速発育抗酸菌などはより長い培養時間を要するため注意が必要。

- また，陽性までの時間が短くても菌血症とは限らない。汚染菌の菌量が多ければ陽性までの時間は短くなる。

尿培養の採取方法

- 予防接種が導入され侵襲性感染症が減少してもなお患者数が多いのは尿路感染症であり，カテーテル尿培養採取は若手小児科医の登竜門である（知らんけど）。

- 中間尿培養を採取できる年齢以外は必ずカテーテルで採取する。バッグ尿培養はコンタミのリスクが高く絶対に提出しない。60%以上（！）はコンタミである[7]。

- そして苦痛を伴う侵襲的な処置であることを肝に銘じて，不要なカテーテル挿入は避けること。

準 備

- 乳幼児の場合，痛みで排尿してしまうため，血液培養採取前に尿培養を採取する。

- エコーで膀胱内に尿が溜まっていることを確認すると不要な挿入を防げる。

- 物品を準備する（施設によって異なるためしっかりと確認すること）。そして乳幼児のカテ尿採取で最も重要なのは介助してくれる人を集めることである。

● 筆者のカテーテル尿培養採取方法

① 準 備	・エコーなどで尿が膀胱内に溜まっていることを確認し，介助してくれる人を集める ・カテーテルを衛生的に開包し，先端にキシロカインゼリーを塗布
② 消 毒	・外尿道口，外陰部を消毒（洗浄，清拭）する
③ 挿 入	・カテーテルを挿入し，尿が流出し始めることを確認する
④ 採 取	・最初に流出した尿は尿定性へ。その後，滅菌尿コップに受ける
⑤ 提 出	・採取した尿培養は必ずただちに提出する。検査室でも冷蔵保存される ・淋菌感染所疑いの場合は低温下で死滅するため検査室へ連絡する

①カテーテル
- カテーテル尿採取目的であれば一般的に尿道バルーンとして推奨されている太さよりも一回り細いもので問題ない。新生児・乳児は栄養チューブやネラトンカテーテルを使用する
  新生児：3-4Fr，乳児：4-6Fr，幼児（10-15 kg）：6-8Fr，小児（15-25 kg）：8-10Fr，学童期以降：10Fr 以上
②消毒液（0.02％塩化ベンザルコニウムなど）
③尿培養採取用滅菌コップ
④キシロカインゼリー　など

採取方法

- 生後間もない女児の場合，尿道口が目視できず腟にカテーテルを挿入してしまう場合がある。事前に必ず解剖を確認しておこう。

- カテーテルを挿入する方法としては滅菌手袋で挿入する方法や滅菌セッシを使用する方法がある。拙者（せっしゃ）はセッシ派でごさる。

その他の培養検査について

- 自分自身で採取する機会が多い血液培養や尿培養以外の培養検査について簡単に解説する。

① 痰培養

- 学童期以前の小児は痰を喀出することは難しい。そのため，気管挿管されている患者の気管内採痰が培養検査に提出されることが多い。

- 咳嗽を生理食塩水ネブライザーなどで誘発し，舌圧子とシリンジを使って痰を採取する方法もあるが筆者には難しい。

- 鼻から吸引チューブを挿入して採った検体は気管内の痰ではなく，ただの鼻水（もしくは胃液）であるため，抗酸菌検出目的での胃液培養以外は提出しないこと。そもそも，鼻から胃管を挿入するときに容易く気管にチューブが入ったらヤバい。

- 肺炎の原因菌評価のための鼻咽頭培養もアウト。小児では肺炎球菌やインフルエンザ菌の保菌が多く，検査所見から肺炎の原因菌を検索することは不可能。

● Miller & Jones 分類

分 類	検体の性状
M1	唾液，完全な粘性痰
M2	粘性痰の中に少量の膿性痰を含む
P1	膿性部分が全体の 1/3 以下の痰
◎ P2	膿性部分が全体の 1/3-2/3 の痰
◎ P3	膿性部分が全体の 2/3 以上の痰

• Miller & Jones 分類の P2，P3 程度の膿性の痰が検体として適切である。採取した際に適切な検体かどうかを評価して検査室へ提出する。不適切な検体は不要な検査，誤った解釈につながる。

• 痰培養は尿培養や血液培養と異なり，培養結果だけを確認しても真の原因菌かどうかの評価が難しい。

• 必ず塗抹検査で「特定の菌が他の菌と比較して明らかに多く存在するか」を確認し，培養結果と組み合わせて評価すること。

② 髄液培養

• 細菌性髄膜炎診断の gold standard は髄液培養である。髄液細胞数や髄液糖は発症初期には正常の場合もある。いわんや CRP をや。

• 塗抹検査で菌を認めなかったとしても，経過や身体所見から細菌性髄膜炎を疑う場合，培養陰性までは髄膜炎として治療する。

• 抗菌薬投与開始から髄液が無菌状態となるまでには時間がかかる（肺炎球菌で 4-10 時間，GBS は 8 時間以上）[8]。そのため，血液培養採取後に抗菌薬を投与し，その後に髄液培養を採取しても問題ない。

• 一方で，「血液培養陰性＝細菌性髄膜炎が否定できる」というわけではないため注意が必要である（細菌性髄膜炎の 10-40％は血液培養が陰性[9]）。

③ 便培養

• 便はひとたび培養すれば数多くのコロニーが発育し，その中から特定の菌を分離するのは至難の業である。そこで検出したい細菌（エルシニア，ビブリオ，キャンピロバクター，サルモネラ，腸管出血性大腸菌など）

には選択培地を用いる。

- したがって，便培養を提出する時には必ず「どの菌を狙って検査を実施するか」を検査室に伝えること。
- 入院 3 日以降に下痢を発症した患者の便培養検査は，病院内での細菌性腸炎アウトブレイクを疑う以外は原則不要である（3 days rule）。

④ その他の培養

- 関節液，胸水，腹水は血培ボトルに入れると検出率が上がる。ただし腹水については特発性細菌性腹膜炎を疑う場合などに使用し，腸管穿孔等の術中腹水には原則使用しない（明らかに腸内細菌目細菌が含まれている）。
- 膿瘍検体など偏性嫌気性菌の関与が疑われる場合は，嫌気性菌用輸送容器を用いる。
- 開放性膿は滅菌綿棒で表面の膿や分泌物を除去し，新鮮な膿や浸出液を滅菌綿棒で拭いとる。
- 閉鎖性膿の場合，膿瘍内壁に近い部分に生きた病原菌が生息するため，中心部と膿瘍内壁に近い部分からの両方を採取するとよい。

〔参考文献〕
1) JM Miller et al. Clin Infect Dis 2024：ciae104. PMID：38442248
2) P Ulrich et al. Microbiol Spectr 2022；10：e0402222. PMID：36354344
3) 富田瑞枝ほか. 日児誌 2010；114：1698-1700
4) 笠井正志ほか. 感染症誌 2013；87：620-23
5) S Sundararajan. Pediatric Res 2021；90：930-3. PMID：34453121
6) CE Lefebvre et al. J Pediatric Infect Dis Soc 2017；6：28-32. PMID：26621327
7) F Al-Orifi et al. J Pediatr 2000；137：221-6. PMID：10931415
8) JT Kanegaye et al. Pediatrics 2001；108：1169-74. PMID：11694698
9) PN Coant et al. Pediatr Emerg Care 1992；8：200-5. PMID：1381091

Chapter 1 小児感染症診療の原則―ベーシック―

4 感受性検査の用い方

まずはココだけ読んでほしい！

- 感受性検査の主な目的は Definitive therapy (p.46) でより有効かつ狭域な抗菌薬を選択するためである
- MIC の数値に注目せず，感受性のある抗菌薬のなかで，①最も狭域で，②感染巣への移行性が良く，③治療実績のあるものを選択する
- 小児感染症診療で最も多く出会う耐性機序は β-ラクタマーゼ産生である

なぜ感受性検査を行うか？

- 同定された微生物に対して，特定の薬剤が効果を示す（感性）のか，示さない（耐性）のかを調べるために行われる。
- より臨床的な説明をすると，「Definitive therapy でより有効かつ狭域な抗菌薬を選択するため」であり，感染症診療では不可欠な検査である。
- Empirical therapy で活用するためのアンチバイオグラム (p.49) 作成にも寄与している。また，カルバペネム耐性腸内細菌目細菌や薬剤耐性緑膿菌など国がサーベイランスしている微生物を検出するためにも必要な検査である。

自然耐性と獲得耐性

- 微生物が構造上，元来から持つ薬剤耐性を自然耐性という。たとえば，*K. pneumoniae* はアンピシリンに，腸球菌はセフェム系薬に自然耐性を持つ。
- そして，世界中のすべての *K. pneumoniae* が自然耐性だけを持ち，セファゾリンが有効（感性）でアンピシリンは無効（耐性）であるならば話

は簡単である。
- しかし，微生物たちも何とか生存しようとさまざまな機序で耐性化（獲得耐性）することがある。つまり，同じ菌種でも異なる可能性がある感受性を判定する検査が重要なのだ。
- 主な耐性機序については本項の最後にまとめている。

MIC と MBC

- 感受性検査の理解に不可欠であるのが，検査結果でも目にしたことがあるであろう MIC (minimum inhibitory concentration：最小発育阻止濃度)。MIC は菌の発育を阻止できる最小の濃度のことである。
- 一方，菌を完全に死滅させる最小の濃度である MBC (minimum bactericidal concentration：最小殺菌濃度) の測定には時間と手間がかかるため，多くの医療機関では MIC が測定される。
- MIC が高い＝菌の発育を阻止するためには高い濃度の抗菌薬が必要，ということであり耐性であることが多い（より詳しい判定については後述）。

感受性検査の種類と原理

- 抗微生物薬の感受性検査には大きく①希釈法と②ディスク拡散法の2つの方法がある。
- 本書では実施している施設が多い微量液体希釈法を概説する。
- 微量液体希釈法では倍々希釈した抗菌薬を感受性プレート上のウェルに準備し，一定の基準で調整した菌液を同量流し込む。培養後に菌の発育が阻止された最小濃度を MIC とする。
- 一般的に，医療機関で導入されている全自動同定感受性分析装置で解析するプレートは，感受性検査の判定に必要な基準の濃度（ブレイクポイント）がウェルにあらかじめ添加されており，菌液を注いで 16-72 時間（菌種によって異なる）培養するだけでよいシステムとなっている。

最小発育阻止濃度（MIC）測定の原理

各ウェルに倍々希釈した抗菌薬の希釈系列を作成し，一定の基準で調整した菌液を同量加え培養する

セフォタキシム

濃度　128　64　32　16　**8**　4　2　1　0.5　0.25　0.12　0.06　μg/mL

セフォタキシムのMICは8 μg/mL

菌が発育し増殖を阻止できていない

菌の沈殿物

医療機関で行われる実際の検査法

セフォタキシム

濃度　2　1　μg/mL

例. *Escherichia coli*（セフォタキシムはMIC≧4でResistant）
市販のウェルには感受性判定に必要な濃度のみが事前に添加されている
その上に調整した菌液を加えて培養すれば測定可能
たとえば，左の図だとMICは4なのか8や16かわからないが感受性の判定には必要ない

セフォタキシムのMICは>2 μg/mL → 判定はR（Resistant）

● **微量液体希釈法**

感受性検査の実際：CLSI 基準とは？

- 医療機関で感受性結果は下記のように報告される。

検出検体 静脈血		
菌名 *Klebsiella pneumoniae*		
薬剤名	MIC	判定
ABPC	>16	R
CEZ	≦2	S
CTX	≦1	S
MEPM	≦1	S
GM	≦2	S
MINO	4	S
ST	≦1	S
LVFX	0.5	S

ABPC：アンピシリン　CEZ：セファゾリン　CTX：セフォタキシム　MEPM：メロペネム
GM：ゲンタマイシン　MINO：ミノサイクリン　ST：ST合剤　LVFX：レボフロキサシン

- 感受性検査では菌，薬剤毎に MIC 値と感受性（S：感性，I：中間，R：耐性，SDD：用量依存的感性）が決められる。
- 感受性は米国の Clinical & Laboratory Standards Institute（CLSI）が菌毎の MIC 値の分布，組織移行性などの PK/PD，臨床試験の結果などを加味し毎年決めるブレイクポイント（感受性検査結果のための基準となる MIC 値）に基づく。

- 例：*Klebsiella pneumoniae* のセフォタキシムの "S" 判定の MIC 値は ≦1 μg/mL（MIC=1 μg/mL がブレイクポイント）

- 日本で CLSI 基準を採用している理由は，感受性パネルや検査機器のほとんどが米国からの輸入で，その結果も米国基準で出るためである。
- したがって，MIC 値は米国の抗菌薬標準量で投与した場合の血中の濃度が想定されている。抗菌薬投与量を基本的に米国の教科書などにのっとるべき理由はそこにある。
- CLSI のホームページでは一般細菌のブレイクポイントの情報が記載された M100 シリーズがフリーで閲覧できるようになっている。メールアドレスを登録するだけで確認できるので参考にしてほしい[1]。

感受性検査の解釈：感受性結果からどの抗菌薬を選択するか？

- よく MIC 値の数値の大小で感受性を論じる，いわゆる「MIC 値の縦読み」がされることがある。たとえば上述の表のような結果が出たときに「MIC が一番低いのはレボフロキサシン =0.5 で "S" だから，レボフロキサシンが一番効きやすいと考える」。……これは間違いである。
- 実際には感受性のある抗菌薬の中で①最も狭域で，②感染巣への移行性が良く，③治療実績のあるものを選択すべきである（Chapter 1-5 参照）。つまり今回であれば，セファゾリンの選択が最も適切である。
- 慣れていないうちは MIC の値は無視して，判定結果が "S" の抗菌薬から①〜③を満たすものを選べばよい。

主な薬剤耐性の機序と種類

- 最後に細菌が持つ主な薬剤耐性の機序を紹介する。主に以下の3つに分類される。

> 1) 抗菌薬の不活化：β-ラクタマーゼ産生，アミノグリコシド修飾酵素など
> 2) 抗菌薬排出/透過性の低下：ポンプによる薬剤の排出，抗菌薬が菌体内に入るためのポーリンの変化/欠損など
> 3) 抗菌薬結合部位の変化：ペニシリン結合蛋白の変化，23SリボソームRNAの変異によるマクロライド耐性など

- 本項では小児感染症診療でも頻回に出会うβ-ラクタマーゼについてのみ触れる。

- β-ラクタマーゼはβ-ラクタム環のペプチド結合を分解することで耐性化する。

- アミノ酸配列により Class A，B，C，D にカテゴライズした Ambler 分類が有名であるが，本書ではより簡潔に説明するために割愛する。興味がある読者はぜひ確認してほしい。

● β-ラクタマーゼごとの主な抗菌薬耐性

	ペニシリンG, アンピシリン	第3世代セファロスポリン系 (CTX, CTRX)	第4世代セファロスポリン系 (CFPM)	セファマイシン系 (CMZ)	カルバペネム系 (MEPM)
ペニシリナーゼ	耐性	感性	感性	感性	感性
ESBL	耐性	耐性	耐性	感性	感性
AmpC β-ラクタマーゼ	耐性	耐性	感性	耐性	感性
カルバペネマーゼ	耐性	耐性	耐性	耐性	耐性

CTX：セフォタキシム　CTRX：セフトリアキソン　CFPM：セフェピム
CMZ：セフメタゾール　MEPM：メロペネム

- 抗菌薬との組み合わせでより理解しやすいように①ペニシリナーゼ，②基質拡張型β-ラクタマーゼ (ESBL)，③AmpC β-ラクタマーゼ，④カルバペネマーゼの4種類に分ける。それぞれがどの主な抗菌薬に感性または耐性かを表にまとめた。

ペニシリナーゼ

- 黄色ブドウ球菌，*M. catarrhalis*，*H. influenzae*，腸内細菌目細菌などが産生し，ペニシリンGやアンピシリンなどへの耐性を示す。

- 特に黄色ブドウ球菌に対するペニシリンGの感受性については注意が必要である。ペニシリナーゼ産生をペニシリンディスクゾーンエッジテスト (ぜひGoogleで画像検索を！) などで確認する必要があり，感受性結果の "S" だけで判断してはいけない。

ESBL

- ESBL産生菌は第3，4世代セファロスポリン系薬にも耐性を示す。

- 重症感染症に対する治療のエビデンスが最もあるのはカルバペネム系抗菌薬である。国内の臨床研究では尿路感染症や非重症の菌血症ではセファマイシン系のセフメタゾールでも治療経過が良好であった。

AmpC β-ラクタマーゼ (AmpC)

- AmpCは非常にややこしい。実臨床では「*Enterobacter cloacae, Klebsiella aerogenes, Serratia marcescens, Morganella morganii, Citrobacter freundii* などAmpCが問題となりやすい菌による重症感染症の場合，第3世代セファロスポリン系薬に感性であっても第4世代セファロスポリン系薬かカルバペネム系薬を使用する」ことを知っていればよい。(これだけでももはや限界……？)。

- 実はも〜〜〜っと奥深く面白いのだが，本書では割愛する (我慢できず少しだけp.114で触れている)。これ以上知りたい人は小児感染症専門医のいる施設へ修行に行こう！

カルバペネマーゼ

- 読んで字のごとくカルバペネム系抗菌薬を分解する。そしてカルバペネマーゼの多くは他のβ-ラクタム系抗菌薬も分解できる。

- 日本の小児領域において，2024年時点でカルバペネマーゼ産生菌が問題となる機会は幸い少ない。ただし，もちろん成人領域では問題となっているし，海外で入院歴のある小児患者は保菌している可能性もあるため注意が必要である。

〔参考文献〕
1) https://clsi.org/all-free-resources/

Chapter 1 小児感染症診療の原則―ベーシック―

5 抗微生物薬の選びかた

まずはココだけ読んでほしい！

- Empirical therapy の主軸は病歴聴取・身体診察，感染臓器の想定，塗沫所見である。さらに患者の重症度からコストまで包括的に考慮する

- Definitive therapy では感受性結果に基づいて，より狭域かつ治療実績がある薬剤へ変更する。その際に内服移行のタイミングも意識する

- 患者の治療経過を評価するときは，臓器特異的なパラメータに基づいて，正常の経過から逸脱していないかを考える。治療経過が不良の場合は膿瘍疾患や非感染性疾患の鑑別を忘れずに

- Chapter 1-1 を読破し発熱→セフジトレンピボキシル，CRP 30 mg/dL→メロペネムの呪縛から脱却できた読者のみなさん，次は「肺炎＝アンピシリン」「尿路感染症＝セフォタキシム」「細菌性髄膜炎＝セフォタキシム＋バンコマイシン」というような診断名と抗微生物薬の1：1対応で診療していないだろうか？

- 結局，それでは「CRP 30 mg/dL→メロペネム」とほぼ同じである。抗菌薬選択はもっともっと奥が深い。本項目では「どのように選ぶか」に focus を当てる。

- はじめのころはすべてを意識することは難しいかもしれない。まずは感染症診療の原則に基づき「〇〇（臓器）の△△（原因微生物）による感染症を想定し，□□（抗菌薬）を選択した」という3つの空欄をしっかり説明する癖をつけよう。慣れてきたら「患者背景は☆☆であるから……」ともう1歩進もう。

Empirical therapy と Definitive therapy

- 抗微生物選択は Empirical therapy（経験的治療）と Definitive therapy（標的治療）に分けられる。
- 一般的に，スペクトラムが比較的広い薬剤による Empirical therapy からはじめ，患者の状態改善，原因微生物の同定・感受性結果などに基づいて，よりスペクトラムが狭い薬剤や内服薬による Definitive therapy に変更する。

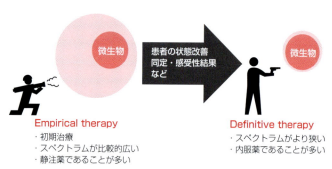

● 「Empirical」から「Definitive」へ

- 「経験的治療」といっても「ワシが医者だった50年前はな……」という経験に基づいた一子相伝の治療というわけではない。
- Empirical therapy をスペクトラムがより狭い薬剤ではじめることもある。
- たとえば関節炎や骨髄炎の場合は培養結果が陰性となりやすく，S. aureus や S. pyogenes が原因である頻度が高いため，ショックバイタルでなければセファゾリンを Empirical therapy に選択することもある。
- これは次に説明する4つのステップと7つのポイントを踏まえると納得できる。

抗菌薬を選ぶ4つのステップと7つのポイント | Empirical therapy

Step1 病歴聴取 身体診察	Step2 感染巣から原因 微生物を想定	Step3 塗抹所見で 絞り込む	Step4 7つのポイントに 基づいて薬剤選択
①病歴 ②症状 ③身体診察 から感染巣がどこか考える	感染巣・年齢・患者背景から原因微生物を想定する	臓器から得られた検体の塗抹検査から想定される原因微生物を絞る	アセスメントした感染巣,原因微生物に対し,7つのポイントに基づいて最適な薬剤を選択する

Step4 の7つのポイント
1) 重症度はどうか？ →重症度からカバーすべき微生物の範囲を再考せよ
2) 想定する微生物をカバーしているか？ →アンチバイオグラムを確認せよ
3) 想定する臓器への移行性は良いか？ →抗菌薬の PK/PD を意識せよ
4) 投与経路をどうするか？ →最も適した投与経路を検討せよ
5) 治療のエビデンスはあるか？ →治療データが豊富な薬かどうかを評価せよ
6) アレルギーや相互作用はないか？ →薬剤アレルギー歴・相互作用の有無を確認せよ
7) コストはどうか？ →コストについて考えよ

Step1 病歴聴取・身体診察から感染巣がどこかを考える

- Chapter 1-2「病歴・身体所見の取りかた」を参考にして,感染巣がどの臓器かを評価する。

Step2 感染巣から原因微生物を想定する

- Step1 で評価した感染巣について,小児で頻度が多い原因微生物を覚えておく。
- 年齢や基礎疾患によって原因微生物が変化することに注意する。

- 例1:細菌性髄膜炎の原因微生物について,新生児は *S. agalactiae*, *E. coli*, *L. monocytogenes* が多く,乳児は *S. agalactiae*, *S. pneumoniae*, *H. influenzae* に変化
- 例2:慢性肉芽腫症の患者の骨髄炎では,*S. aureus* の他に抗酸菌を考慮

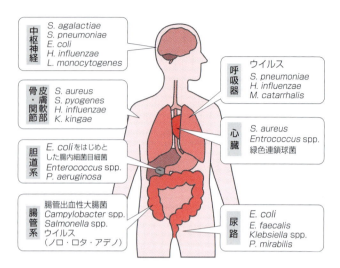

● 臓器別にみる原因になりやすい微生物

- より詳細の内容は『疾患編』を参考にしてほしい。治療期間もこの時点でおおよそ見積もることができる。

Step3　塗抹所見で原因微生物を絞り込む

- 検討した臓器から採取した検体のグラム染色を確認できれば原因微生物をある程度絞り込める。
- グラム染色の詳細についてはChapter1-3を参照してほしいが，たとえば以下のとおりである。

- 例：尿検体のグラム染色
    グラム陰性菌→大腸菌，グラム陽性菌→腸球菌を想定

Step4 アセスメントした感染巣・原因微生物に対して7つのポイントに基づいて抗菌薬・治療期間を決定する

- 以下，1) から 7) で検討した抗菌薬のうち，可能な限り必要十分な薬剤を選択する。

1）重症度からカバーすべき微生物の範囲を再考せよ

- 治療が外れた場合に死亡したり，後遺症が残り得る状況において，カバーする微生物を広く取らざるを得ないことがある。

- また，耐性菌のリスクを評価する必要もある。特に，血液腫瘍患者，医療関連感染症，予防投与を含む抗菌薬曝露歴がある患者は耐性菌のリスクを考慮する。しかしこれにはいくつか注意すべき点がある。

重症度の評価は血液検査や炎症反応のみで行わない

- あくまでも"vital sign is vital."であり，最も重要視すべきはバイタルサインである。

- バイタルサインが安定していれば CRP 40 mg/dL の肺炎であろうとも，肺炎球菌を想定してアンピシリンで治療可能である。

どれだけ重症であってもマネジメントする感染巣と原因微生物を想起せよ

- いくら重症であっても，「感染巣」「原因微生物」を想起することをあきらめてはいけない。特に重症例の場合それぞれがひとつとは限らない。

- そのために現病歴の問診（基礎疾患，既往歴，耐性菌保菌歴，曝露歴，社会歴），身体診察，検査所見，得られている検体のグラム染色，患者のバイタルサインをみながら，手遅れにならないように，頭をフル回転させてリスクの評価を行う。

思考停止してはいけない

- 抗菌薬選択時の「重症＝カルバペネム」という図式などがこれにあたる。

- マネジメントがいったん決定すると，思考停止に陥りやすいため注意する。新たな情報は後からいくらでも出てくるし，また選択したマネジメントに臨床経過がそぐわなければ，再度感染巣，原因微生物の想定をブラッシュアップする必要がある。

2）アンチバイオグラムを確認せよ

- アンチバイオグラムとは，分離された菌株の感受性結果を特定の集団でまとめたものである。国レベルだと JANIS（厚生労働省 院内感染対策サーベイランス事業）が発表しているデータを用い，各施設で作成して

いれば，それを使用する。

- 感性率が 80%を超えていれば問題なく選択できる。もちろん細菌性髄膜炎など外せない重症例では 100%に近い抗菌薬を選択する。

> - **例 1**：尿のグラム染色から *E. coli* を強く疑う市中の尿路感染症を診断した場合：自施設で検出する *E. coli* のセファゾリンの感性率が 85%，セフォタキシムの感性率が 90%であれば，セファゾリンを Empirical therapy として選択できる
> - **例 2**：乳児の細菌性髄膜炎を意識したとき：原因菌として考えるべき肺炎球菌のメロペネムに対する感受性は 2023 年の JANIS データでは 75%。一方バンコマイシンは，100%感性である。したがって最も重症な感染症で，外さない初期抗菌薬選択という観点からは「バンコマイシン＞メロペネム」となる

- アンチバイオグラムの注意点は「どの患者を対象としているか」。特に自施設で作成されたものが成人患者のみを対象として作成されている場合，あまり適さない。

3) 抗菌薬の PK/PD を意識せよ

- PK とは pharmacokinetics（薬物動態），PD は pharmacodynamics（薬力学）を指す。
- PK は薬物が体内にどのように入り，拡がり，出ていくかを示し，それにより投与量，投与方法，生体内薬物濃度，その推移（administration, distribution, metabolism, excretion；ADME）が決められる。
- PD は薬物の生体内の曝露と作用（副作用）である
- 実臨床で必要なことは，ターゲットとしている感染巣に，その抗菌薬が届くか？ 最も効果が高い投与方法は何か？ 血中濃度を評価すべきか？を知っておくことである（詳細は Chapter 3-3 参照）。

4) 最も適した投与経路を検討せよ

- 投与経路は大きく分けて，①静注，②内服，③筋注がある。筋注を選択する機会は少ない（例：梅毒へのベンジルペニシリンベンザチン水和物，どうしてもルートが取れない場合のセフトリアキソン，アミノグリコシド系抗菌薬など）が，静注と内服では大きく異なる。

- 静注薬を使用する場合はルート確保時の痛みを伴うだけでなく，原則入院が必要であり，子どもや家族の身体的・精神的苦痛につながる。

- また，ルートを維持するにはスタッフへの負荷もかかる。したがって，可能な限り内服薬で治療できないか，静注薬で治療開始した場合でも内服薬へ変更できないかを常に検討する（内服薬が可能なタイミングはp.52「Definitive therapy へ進む2つのポイント」参照）。

- 経口抗菌薬を選択するときは，静注時と比べてどのくらいの血中濃度が得られるかを意味する生体利用率（bioavailability）も必ず意識する（Chapter2-4 参照）。

5）治療データが豊富な薬かどうかを評価せよ

- 「新しい薬＝良い薬」と思っている読者は，今一度その認識を改めなければならない。新薬が開発され，治験がなされ，市販された後に安全性，効果を評価する調査が行われる。しっかりとデザインされた治療データがあるかどうかが重要である。

- では，どんな薬が十分に評価された治療薬なのか？ 手っ取り早く解決する方法は「成書で推奨されている薬」である。

- 本書は基本的に成書や十分に評価された文献，ガイドラインが推奨している薬を掲載している。つまり本書で推奨しているかどうかを確認してもらえればよい。

6）薬剤アレルギー歴・相互作用の有無を確認せよ

- 乳児ではあまり薬剤アレルギー歴があることは少ない。しかし必ずその有無を確認する癖をつける（抗菌薬アレルギーについては Chapter 3-4 を参照）。

- また，小児では常用薬を服用していることは少ないが，基礎疾患があったり，重症患者では多くの薬剤を服用していることがある。そのような場合は必ず相互作用の有無を確認する（主な抗菌薬の相互作用は Chapter 2-1 を参照）。

7）コストについて考えよ

- 本当に子どものことを考え，後世にも同様の医療を提供したいと考えて

- いるのであれば，治療のコストも意識すべきである．同等の効果か，臨床的に大きな差異がなさそうな効果が示されている薬であれば，基本的に安い薬を選択する．
- 本書では薬価について，2024年7月時点における<u>先発品</u>の値段を掲載している．注射薬でキット化されたバッグ製剤は非常に便利であるが，値段は1.5-2倍する．
- ここまで説明したとおり，Empirical therapyは「<u>経験</u>（や治療実績に加え，感染臓器，微生物検査，さらにはコストなどに基づく）<u>的</u>（確に検討された）<u>治療</u>」のことを指す（筆者作）．

Definitive therapyへ進む 2つのポイント

- 時間の経過に伴い，患者の状態が改善し同定・感受性検査結果が判明したら，Empirical therapyからDefinitive therapyへ進む．

① 感受性検査結果からより狭域かつ治療実績がある薬剤へ変更する

- 感受性検査が"S"な抗菌薬のうち，より狭域（de-escalation）で，治療実績があり，内服（または後に内服移行が）可能な抗菌薬を選ぶ（詳細はChapter 2-4参照）

② 可能な限り積極的に内服薬へ変更する

- 内服移行のタイミングとして一定の基準はないが，筆者は以下を確認している．

① バイタルサイン・臨床症状が改善しているか（「経過のみかた」参照）
② 内服が可能で，薬が適切に吸収されるか（嘔吐や嚥下障害がないか，腸管吸収の不良や重症下痢などがないか）
   注：新生児感染症は原則静注抗菌薬で筆者は治療している
③ 静注抗菌薬で一定期間治療が推奨されている疾患（感染性心内膜炎，縦隔炎，骨・関節感染症など）ではないか

経過のみかた

まずは通常の治療経過を知ること！

- 「治療がうまくいっているかどうか？」を問うには，通常どういう経過をたどるかを知る必要がある。一般論として，細菌感染症は治療していなければ悪化し，適切な治療が開始されれば改善傾向に向かう。

- しかし疾患毎に改善が得られるまでにかかる時間は異なる。細菌性髄膜炎は治療開始数日も発熱が継続するし，だらだらと改善する感染症もある。

- したがって自らが対峙している感染症の治療経過を知っておく。教科書やコホート研究などでどれくらい症状が持続するか把握しておくクセをつける。

発熱のみを治療効果判定に用いない

- 治療効果の判定に用いるパラメータが何かを知っておかなければならない。

- 発熱を指標にしている読者も多いだろうが，通常の治療経過を知らずに発熱を評価指標にしてもうまくいかない。解熱しないときにおろおろと抗菌薬変更をする前に，通常の経過を調べるべきである。

- そして発熱以外のパラメータが改善しているかを確認する。肺炎なら呼吸回数，尿路感染症では排尿時痛，背部痛など臓器特異的なパラメータを確認する。Chapter 1-3 で説明したとおり，グラム染色はこの時も強い味方である。

● **臓器特異的なパラメータ**

感染巣	パラメータ
中枢神経感染症	意識状態，頭痛，髄液培養の陰性化，画像所見
呼吸器感染症	呼吸数，酸素飽和度，酸素必要量，喀痰が出せれば痰グラム染色の変化
腹部，消化管感染症	腹痛，消化器症状の程度，腹部診察の所見
血管内感染症	血液培養の陰性化
尿路感染症	尿グラム染色の陰性化，排尿時痛，背部痛
皮膚軟部組織感染症	痛み，発赤，熱感，腫脹などの局所症状の改善
骨・関節感染症	皮膚所見の改善に加えて，荷重がかけられるか，叩打痛，関節可動域の改善など，炎症反応の低下
敗血症性ショック	バイタルサインの改善，末梢循環の改善など

治療がうまくいかないときに考えること

- 治療がうまくいっていないと判断したとき，以下の5点を考える。

原因	対応
① 抗菌薬投与方法，量に問題がある	投与方法，量に問題がないかを確認する
② 抗菌薬が届きにくい（膿瘍など）	外科的治療（ドレナージなど）を検討
③ 抗菌薬選択が間違っている	感染臓器・原因微生物を再考する
④ 診断が間違っている	非感染性疾患も念頭に置く
⑤ 耐性菌が原因である	抗菌薬の escalation を検討する

- 治療がうまくいかない理由を抗菌薬のせいにしがちだが，しっかりと治療前に評価されていれば，そのパターンは少ない。

- 「治療がうまくいかない」は抗菌薬変更を意味するのではなく，それも含めた再評価への警鐘である。評価もそこそこに，やみくもに抗菌薬変更する，他の治療を加えるなどと手を広げると，立ち位置を見失い，何をしているかわからなくなり，ドツボにはまる。

①抗菌薬投与方法，量に問題がある

- 抗菌薬の処方オーダーをみて，投与方法，量に問題がないかを確認する。

- 本書では初期抗菌薬選択の段階で通常の感染症に用いられる最大投与量を推奨しているが，その理由は量が少ないことで治療が失敗するリスクを減らすためである。

②抗菌薬が届きにくい病変（膿瘍，人工物など）がある

- 抗菌薬が届かない膿瘍を形成しているような場合は，治療中に再増悪したり，改善が得られるまでに通常より時間がかかることがある。

- 必要なことは抗菌薬のスペクトラムを広げることではなく，ドレナージおよび人工物抜去である。想起している感染巣に合わせた画像検査を駆使し，膿瘍の有無を評価する。小児感染症医が外科系感染症でコンサルトを受けるとき，原因のほとんどはこの②である。

③抗菌薬選択が間違っている

- 初期に感染症を否定できずに抗菌薬を開始したが，状態が改善しない場合は，感染巣や想定している微生物が間違っている可能性があり，再評価する。

④診断が間違っている

- ③の感染巣の間違いに加え，非感染性疾患である可能性を考慮する。

- 特に集中治療室入室中の児や多くの投薬や治療を受けている基礎疾患がある場合には，非感染性疾患も鑑別に挙げる。シチュエーションごとの非感染性疾患について詳しくなること。

● シチュエーション毎に鑑別が必要な主な非感染性疾患

外来診療	血種，骨折 川崎病，若年性特発性関節炎，全身性エリテマトーデス 周期性発熱症候群（PFAPA症候群，家族性地中海熱など）
入院診療	血種，深部静脈血栓症，薬剤熱，腫瘍
集中治療管理	血種，深部静脈血栓症，薬剤熱，心不全，無気肺，薬物離脱症候群

⑤耐性菌が原因である

- 海外での治療歴や保菌歴など耐性菌のリスクが追加問診で判明した場合は，その時点で抗菌薬の escalation はやむを得ない。ただし，できるだけそうならないように，初期抗菌薬開始前に熟考を重ねる。

- また，具体的な原因菌（または耐性機序）を想起することを忘れない。

小児感染症 エキスパートへの道

治療がうまくいかないとき―理想と現実

　想定した感染巣から期待通りの菌が検出され，適切にカバーした Empiric therapy から感受性結果をもとに Definitive therapy へ変更する。まさに「理想的」な流れで，そんな日は1日気分よく過ごせる。

　しかし，筆者の未熟さもあり，こんなトリセツどおりの経過をたどるのはおそらく60％くらいで，残り40％は何かがうまくいかない。そして本文に記載した5つのポイントで対応できるのも30％程度であり，残りの10％は頭を抱えることになる。ここでは，そんなときの筆者の対応について記載する（あくまで Experience-Based Medicine である）。

　そのような場合，小さなスペクトラムの変更ではなく，大胆にカバーを広げるか，抗菌薬を中止する。結果的に患者のプロブレムが整理され，解決につながることを何度か経験した。ただし，抗菌薬の中止は，入念なモニタリングが可能な環境（自分で1日に何度も診察する，集中治療室入室中など）であることが前提となる。もちろん，漫然とカバーを広げるのではなく，微生物であれば真菌やウイルスを含め，感染症の三角形を意識することは言うまでもない。

Chapter 2

抗微生物薬のトリセツ

Chapter 2 抗微生物薬のトリセツ

1 抗菌薬

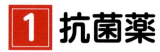

> **まずはココだけ読んでほしい！**
>
> - ①グラム染色による分類，②嫌気性菌，③細胞壁をもたない菌を知ることは抗菌薬の理解にも役立つ
> - 抗菌薬のカバー範囲（スペクトラム）はβ-ラクタム薬とそれ以外で分けて考えるとよい。ただし，スペクトラムがある＝第1選択薬というわけではない
> - 抗菌薬の作用機序を詳しく知る必要はない。それよりも副作用・相互作用が実臨床ではとても重要であり，薬剤を使用する場合は添付文書を必ず確認する

 知っておくべき細菌学的な知識

- 抗菌薬を知るうえで，最低限知っておいてほしい細菌学的な知識がある。それは菌の分類である。

①グラム染色による染色性

- グラム染色によってpositive（陽性）かnegative（陰性），またcocci（球）かrods（桿）の4つに分類できる（Chapter1-3参照）。
- GPC, GPR, GNC, GNRのうち臨床的に重要な菌の多くがGPC（グラム陽性球菌）かGNR（グラム陰性桿菌）である。

②好気性と嫌気性

- 大雑把に絶対嫌気条件でないと生きられない菌（偏性嫌気性菌）と絶対好気条件でないと生きられない菌（偏性好気性菌）と嫌気でより育ちやすいけど，まあ空気があってもよい菌（通性嫌気性菌）に分けられる。

本書で嫌気性菌といったとき，それは偏性嫌気性菌を指す。

- 偏性嫌気性菌は横隔膜の上下で分離頻度の多い微生物が異なり，特に腸管内で最も多い割合を占める *Bacteroides fragilis* は，基本的に β-ラクタマーゼを産生する。

- 黄色ブドウ球菌や腸内細菌など，ほとんどの菌が通性嫌気性菌である。一方，好気性菌で有名なのは緑膿菌である。

③その他｜細胞壁をもたない，グラム染色で染まらない，抗酸菌

- 細胞壁をもたない *Mycoplasma pneumoniae* や *Legionella pneumophila* などの細胞内寄生菌，*Treponema pallidum* などのスピロヘータ属，さらに結核菌を代表とする抗酸菌はグラム染色や好気性，嫌気性の枠組みの外にあり，別途分ける必要がある。

● 簡単な分類表

	グラム陽性	グラム陰性
球状	**GPC** GAS，GBS，GCS，GGS，肺炎球菌，腸球菌，緑色レンサ球菌などのレンサ球菌 黄色ブドウ球菌などのブドウ球菌	**GNC** 髄膜炎菌，淋菌， *Moraxella catarrhalis* など
桿状	**GPR** *Listeria monocytogenes*，*Bacillus* spp.，*Corynebacterium* spp.，*Actinomyces* spp.（嫌気性），*Nocardia* spp.	**GNR** *Escherichia coli*，*Klebsiella* spp. などの腸内細菌，*Pseudomonas aeruginosa* などのブドウ糖非発酵菌
嫌気性	*Clostridioides difficile*，*Peptostreptococcus* spp. など	*Bacteroides fragilis*，*Prevotella* spp. など
その他	*Treponema pallidum* などのスピロヘータ，*Legionella pneumophila*，*Mycoplasma pneumoniae*，*Chlamydia pneumoniae*，*Chlamydia trachomatis* など，結核菌，非結核性抗酸菌	

Chapter1-3 p.24 のグラム染色所見の分類も参照

院内感染で問題となる菌種 SPACE(+K)

- 抗菌薬を理解するためにもうひとつ知っておいた方が役に立つのが菌種の特徴をまとめた略語。玉石混交、さまざまな略語があるが、SPACE(+K)だけはおさえておこう。6種類のグラム陰性菌の頭文字を取っている。

SPACE (+K)

Serratia spp., *Pseudomonas* spp., *Acinetobacter* spp., *Citrobacter* spp., *Enterobacter* spp., *Klebsiella aerogenes*

- これらは主に院内感染で問題となるグラム陰性菌である。
- これらの菌はすべてアンピシリンやセファゾリンなど小児でよく使用される抗菌薬が有効ではない。
- このうちブドウ糖非発酵菌であるP・A (*Pseudomonas* spp., *Acinetobacter* spp.) はセフォタキシムも有効ではない。その他の腸内細菌目細菌 (SCE+K) に対しては有効ではあるが、AmpCというβ-ラクタマーゼ (p.43) を産生し耐性を示しうるため注意が必要である。

抗菌薬の種類

- 微生物にも種類があるように抗菌薬にも種類がある。
- 小児では感染症を引き起こす微生物の頻度や副作用の観点から<u>成人と比べて使用機会の多い抗菌薬は限られる。</u>
- 抗菌薬を覚えるのが苦手！ という読者はまずはβ-ラクタム薬 (ペニシリン系、セフェム系、カルバペネム系など) とそれ以外 (フルオロキノロン系、アミノグリコシド系、マクロライド系、テトラサイクリン系など) に分けて整理する。

- その後に主な抗緑膿菌薬，抗MRSA薬，そしてBacteroides spp. などの横隔膜下の嫌気性菌，非定型菌（M. pneumoniaeなど）をカバーする抗菌薬・種類をそれぞれ覚える。覚えやすいように各抗菌薬のスペクトラムを表にした。
- 重要なことは「スペクトラムがある＝治療の第1選択薬というわけではない」ということ。
- 理由は①スペクトラムに含まれる菌でも実際は耐性率が高い場合があり，②抗菌薬選択は患者背景や移行性も踏まえる必要があるためである。
- 主な抗菌薬について，使用が推奨される微生物や感染症を各抗菌薬の冒頭に記載しているためスペクトラムとあわせて確認してほしい。

抗菌薬の作用機序

- 抗菌薬の作用機序は臨床現場で強く意識することは少ない。
- 一方で「なぜマイコプラズマ肺炎をセフォタキシムで治療しないのか？」という素朴な疑問の答えにつながったり，耐性機序を理解する助けや抗菌薬を併用する場合には参考になる。
- 抗菌薬の作用機序は主に3つ。

①細胞壁合成阻害（または細胞膜合成阻害）：β-ラクタム薬，バンコマイシンなど
- 小児感染症診療の軸であるβ-ラクタム薬は細胞壁合成阻害
- 細胞壁をもたない菌（M. pneumoniaeなど）には無効
- 細胞膜合成阻害（アムホテリシンBなど）は副作用が強い

②核酸合成阻害（DNA複製阻害，RNA合成阻害，葉酸合成・活性阻害）：フルオロキノロン系，ST合剤など

③蛋白合成阻害（リボソームへ作用）：マクロライド系，アミノグリコシド系など
- 30S/50Sサブユニットそれぞれに作用するものがあるが覚える必要はない

● 小児感染症診療で用いる主な抗菌薬のスペクトラム　◀▶ スペクトラムあり　◀┅▶ スペクトラムはあるが耐性があるなどの問題で通常は使用しにくい

小児感染症で経験する主な感染症の原因微生物			β-ラクタム薬（小児感染症診療で用いる主な抗菌薬）							
			ABPC	ABPC/SBT	PIPC/TAZ	CEZ	CMZ	CTX/CTRX	CFPM	MEPM
グラム陽性菌		Clostridioides difficile								◀┅▶
		Listeria monocytogenes	◀▶	◀▶	◀▶					◀▶
		腸球菌（Enterococcus faecalis）	◀▶	◀▶	◀▶					◀▶
		腸球菌（Enterococcus faecium）		◀┅▶						
		メチシリン耐性黄色ブドウ球菌								
		メチシリン感受性黄色ブドウ球菌	◀┅▶	◀▶	◀▶	◀▶	◀▶	◀▶	◀▶	◀▶
		レンサ球菌（GAS, GBSなど）	◀▶	◀▶	◀▶	◀▶	◀▶	◀▶	◀▶	◀▶
		肺炎球菌	◀▶	◀▶	◀▶	◀▶	◀▶	◀▶	◀▶	◀▶
グラム陰性菌	気道感染症3菌種	インフルエンザ菌	◀┅▶	◀▶	◀▶		◀┅▶	◀▶	◀▶	◀▶
		Moraxella catarrhalis		◀▶	◀▶	◀▶	◀▶	◀▶	◀▶	◀▶
		大腸菌	◀▶	◀▶	◀▶	◀▶	◀▶	◀▶	◀▶	◀▶
	尿路感染症3菌種	Proteus mirabilis	◀▶	◀▶	◀▶	◀▶	◀▶	◀▶	◀▶	◀▶
		Klebsiella spp.		◀▶	◀▶	◀▶	◀▶	◀▶	◀▶	◀▶
	上記3菌種以外の腸内細菌目細菌（Enterobacter spp., Citrobacter spp.など）SPACE+K* のうちの SCEK				◀▶		◀┅▶	◀▶	◀▶	◀▶
	緑膿菌, Acinetobacter spp. SPACE+K* のうちの PA				◀▶				◀▶	◀▶
横隔膜下の偏性嫌気性菌		Bacteroides spp. など	×	◀▶	◀▶	×	◀▶	×	×	◀▶
特殊な耐性菌		AmpC 過剰産生菌	×	×	△	×	×	×	◎	◎
		ESBL 産生菌	×	×	△	×	◎	×	×	◎
非定型菌		Mycoplasma pneumoniae, Chlamydia trachomatis など								

ABPC：アンピシリン，ABPC/SBT：アンピシリン/スルバクタム，PIPC/TAZ：ピペラシリン/タゾバクタム，CEZ：セファゾリン，CMZ：セフメタゾール，CTX：セフォタキシム，CTRX：セフトリアキソン，CFPM：セフェピム，MEPM：メロペネム
*SPACE+K：院内感染で問題となる菌種。Serratia spp., Pseudomonas spp., Acinetobacter spp., Citrobacter spp., Enterobacter spp., Klebsiella aerogenes

● 小児感染症診療で用いる主な抗菌薬のスペクトラム　　→スペクトラムあり　　⇢スペクトラムはあるが耐性などの問題で通常は使用しにくい

小児感染症診療で種類する主な感染症の原因微生物			β-ラクタム薬以外（小児感染症診療で用いる主な抗菌薬以外）							
			AZM CAM	GM AMK TOB	ST 合剤	MINO	VCM	CLDM	MNZ	CPFX TFLX
グラム陽性菌		Clostridioides difficile							↔	
		Listeria monocytogenes			↔					↔
		腸球菌 (Enterococcus faecalis)					↔			↔
		腸球菌 (Enterococcus faecium)					↔			
		メチシリン耐性ブドウ球菌			↔	↔	↔	↔		↔
		メチシリン感受性黄色ブドウ球菌								
		レンサ球菌 (GAS, GBSなど)								
		肺炎球菌								
	気道感染症 3菌種	インフルエンザ菌	⇢ ⇢							
		Moraxella catarrhalis								
グラム陰性菌	尿路感染症 3菌種	大腸菌		↔	↔	↔				↔
		Proteus mirabilis								
		Klebsiella spp.								
	上記3菌種以外の腸内細菌目細菌 (Enterobacter spp., Citrobacter spp. など) SPACE+K* のうちの SCEK									
	緑膿菌, Acinetobacter spp. SPACE+K* のうちの PA									
横隔膜下の偏性嫌気性菌		Bacteroides spp. など	×							↔
特殊な耐性菌		AmpC 過剰産生菌	×	○	○	○	×	×	×	○
		ESBL 産生菌	×	○	○	○	×	×	×	○
非定型菌		Mycoplasma pneumoniae, Chlamydia trachomatis など	↔							

AZM：アジスロマイシン，CAM：クラリスロマイシン，MINO：ミノサイクリン，VCM：バンコマイシン，CLDM：クリンダマイシン，MNZ：メトロニダゾール，CPFX：シプロフロキサシン，TFLX：トスフロキサシン，
*SPACE+K：院内感染で問題となる菌種。Serratia spp., Pseudomonas spp., Acinetobacter spp., Citrobacter spp., Enterobacter spp., Klebsiella aerogenes

時間依存性と濃度依存性

- PK/PD（薬物動態学/薬力学）理論から合計1日投与量が同じ場合に1回投与量を減らし投与回数を増やすほうがよい抗菌薬（時間依存性抗菌薬）と，投与回数を減らし1回投与量を増やすほうがよい抗菌薬（濃度依存性抗菌薬）がある。詳細は「Chapter3-3」参照。

殺菌性と静菌性

- 正直言って，臨床現場で意識する必要はない。治療実績があり，推奨されている抗菌薬を選択すればよい。
- 殺菌性か静菌性かよりも移行性のほうが重要だったり（たとえば細菌性髄膜炎で用いられることがあるリネゾリドは静菌性である），濃度や対峙する微生物によって殺菌性にも静菌性にもなる抗菌薬があるためである。

小児で気をつけるべき抗菌薬の副作用・相互作用

- 各抗菌薬の項でそれぞれの副作用・相互作用について詳しく説明しているが，ここでは主な抗菌薬の副作用・相互作用を表にまとめておく。
- アナフィラキシーや薬疹などのアレルギー反応については「Chapter3-4」を参照。

● **主な抗菌薬の副作用・相互作用**

薬　剤	副作用・相互作用
ペニシリンG	高カリウム血症，静脈炎，Jarisch-Herxheimer 反応
ピペラシリン/タゾバクタム	バンコマイシンとの併用で急性腎障害の報告がある
ピボキシル基含有経口抗菌薬 （CFPN-PI，CTDR-PI など）	低カルニチン血症に伴う低血糖
セフトリアキソン	遊離型高ビリルビン血症，核黄疸（新生児） 胆石症，脳症（特に腎機能障害患者） Ca 含有製剤と同一経路で投与した際の結晶化
セフェピム， メトロニダゾール	脳症，けいれん セフェピム：ミオクローヌス， メトロニダゾール；小脳症状，頭痛，悪心
バンコマイシン	腎機能障害，聴覚障害，汎血球減少 Vancomycin infusion reaction
ST 合剤	遊離型高ビリルビン血症，核黄疸（新生児）
リネゾリド	汎血球減少（特に血小板減少）
リファンピシン	消化器症状，肝機能障害，体液が褐色になる CYP450，3A4，2C9，2C19 で代謝される薬剤との 相互作用
イソニアジド	ビタミン B_6 欠乏（特に母乳栄養児）
カルバペネム系抗菌薬	けいれん（特にイミペネム/シラスタチン） バルプロ酸の血中濃度低下（併用禁忌） ガンシクロビルとの併用でけいれん増加（イミペネムの み）
アミノグリコシド系抗菌薬	腎機能障害，聴覚障害，筋弛緩作用
マクロライド系抗菌薬	肥厚性幽門狭窄症（新生児，早期乳児。特にエリスロマ イシン） QT 延長，心室頻拍 CYP450 で代謝される薬剤との相互作用
テトラサイクリン系抗菌薬	歯牙染色，エナメル質形成不全（特に 8 歳未満） 光過敏症
フルオロキノロン系抗菌薬	QT 延長などの不整脈，軟骨障害など筋骨格系障害， NSAIDs との併用によるけいれん Ca や Mg 製剤との併用による吸収阻害

1

抗菌薬

ペニシリン系抗菌薬

- 細胞壁の合成過程で重要なペニシリン結合蛋白と競合し，細胞壁合成を阻害する殺菌性抗菌薬である。
- ペニシリン系をはじめとするβ-ラクタム薬は<u>時間依存性</u>であり，投与間隔を短くする必要がある（特にペニシリンGは1日6回投与や持続投与が推奨されている）。
- β-ラクタマーゼは細菌が自分を守るために産生する酵素であり，β-ラクタム薬を分解する。そしてβ-ラクタマーゼを不活化させるのがβ-ラクタマーゼ阻害薬。実臨床で多く使用されているのがクラブラン酸，スルバクタム，タゾバクタムで，β-ラクタム薬と配合されている。

ペニシリンG
PCG：注射用ペニシリンGカリウム **IV**，ベンジルペニシリンベンザチン **IM**，**PO**

Empirical therapy
- Empirical に使用する機会は稀

Definitive therapy
- A群溶連菌によるトキシックショック症候群，壊死性筋膜炎
- *Clostridium perfringens* による壊死性筋膜炎・ガス壊疽
- ペニシリン感受性黄色ブドウ球菌による髄膜炎
- 先天梅毒，神経梅毒
- 妊婦梅毒（早期梅毒の場合はベンジルペニシリン筋注）
- A群溶連菌感染症後関節炎やリウマチ熱の予防内服（バイシリンG）
- レプトスピラ症（筆者はアンピシリンやアモキシシリンでも問題ないと考える）

スペクトラム	**GPC**	GAS，GBS，GCS，GGS，肺炎球菌，腸球菌，緑色レンサ球菌
	GPR	炭疽菌，*Listeria*
	GNC	髄膜炎菌，淋菌
	GNR	*Eikenella corrodens*，*Pasteurella multocida*
	嫌気	β-ラクタマーゼ非産生の *Bacteroides* および *Prevotella* spp.，*Fusobacterium* spp.，*Veillonella* spp.，*Clostridium* (*Clostridioides*) spp.，*Eubacterium* spp.，*Peptococcus* spp.，*Peptostreptococcus* spp.，*Propionibacterium* spp.，*Actinomyces* spp.
	その他	*Spirillum minus*，*Borrelia burgdorferi*，*Treponema pallidum*，*Streptobacillus moniliformis*，*Leptospira* spp.

用法・用量

通常 10万-30万単位/kg/day 分4-6

髄膜炎 30万-40万単位/kg/day 分4-6

先天梅毒

ベンジルペニシリンカリウム，計10日間

　≦生後7日：10万単位/kg/day 分2 静注

　≧生後8日：15万単位/kg/day 分3 静注

ベンジルペニシリンベンザチン　5万単位/kg/回 単回筋注

　注：60万単位シリンジを使用。大腿中央の外側面に21Gの注射針を用いて30秒程度かけてゆっくりと一定速度で投与

神経梅毒 30万単位/kg/day 分6，静注，10-14日間

最大 2400万単位/day（ベンジルペニシリンカリウム），240万単位/day（ベンジルペニシリンベンザチン）

※先天梅毒において神経梅毒を否定することは難しく，神経梅毒の投与量を使用することが多い

PK/PD

髄液移行性 あり（5-10％）

半減期 0.5-1.2時間，新生児1-3時間

排泄 腎

蛋白結合率 60-65％

規 20万単位（351），100万単位（485）（ベンジルペニシリンカリウム）
60万単位（3207），240万単位（9273）（ベンジルペニシリンベンザチン）

凡例

用法・用量 本書の推奨量　**規** 規格（価格）　価格は2024年7月時点の先発品
添 添付文書上の記述　腎機能による調節はLexicompおよびLongから抜粋統合改変

● **腎機能による投与量調節（ベンジルペニシリンカリウム）**

GFR (mL/min/1.73 m²)			PD	HD	CRRT
≧60	30-60	<30			
必要なし	1回量を50%に減量	1回量の50%を1日3回	専門家へ相談		

Point 🔖

- β-ラクタム薬のなかでも特にペニシリンGは投与間隔を短くする必要がある（1日4-6回投与や持続投与）。なお100万単位は約600 mgに相当する。

- スペクトラムは意外に広いが，アンピシリンのほうが小児科医にとっては馴染みがあるため臨床現場で使用されることは少ない。その中で筆者は以下のように分類している。

> - **必ず使用**：妊婦梅毒，先天梅毒，神経梅毒
> - **可能であれば使用**：①GASや *C. perfringens* による壊死性筋膜炎などの重症感染症，②リウマチ熱再発予防（p.271 参照）
> - **使用するかどうかを検討**：GASや緑色レンサ球菌による感染性心内膜炎（多くはアンピシリンを選択），ペニシリン感受性黄色ブドウ球菌による髄膜炎（多くはセフォタキシムを選択）。いずれも治療経過が不良の場合に使用を検討する

- 特に先天梅毒に対してペニシリンGは唯一治療効果が確認された薬剤であり，アンピシリンの投与は推奨されていない。ペニシリンアレルギーの場合もまずは脱感作が推奨される。

- 妊婦梅毒に対してもアモキシシリンによる治療では14%に先天梅毒が発生（特に後期梅毒では33%に発生！）したため，ベンジルペニシリンカリウム静注（神経梅毒）かベンジルペニシリンベンザチン筋注（神経梅毒以外）を行う[1]。

▶ 注意すべき副作用

- 静注薬で有名なものとして高カリウム血症がある。カリウムが1バイアル（100万単位）につき1.53 mEq含まれる。

- また，血管痛がひどく静脈炎をきたしやすい。場合によってはルートを

取り直す必要もあるだろうし，投与間隔も短いことから診療に関わるスタッフと「なぜペニシリン G が必要なのか」という点について共有し，理解を得ること。注射のオーダーだけして医局に戻ったら看護師から相当白い目で見られるだろう。

• Jarisch-Herxheimer 反応は梅毒や Weil 病，レプトスピラ症などのスピロヘータによる感染症に対して抗菌薬投与開始後 6 時間以内に起こる反応である。突然発症のシバリング，発熱，悪寒，血圧低下などの症状を引き起こす。典型的には 24 時間以内に改善するが，稀に warm shock などの重篤な症状を起こす。

小児感染症 エキスパートへの道

先天梅毒は治療ではなく予防すべき病気

　近年，梅毒患者の増加が著しく，それに伴い妊婦梅毒と先天梅毒の報告数も過去最高レベルに達している。その結果，先天梅毒はいつ遭遇してもおかしくない疾患となってしまった。こうした状況ではフリーでアクセスできる『先天梅毒診療の手引き 2023』（日本小児感染症学会，他）が「診断・治療」において非常に参考になる。

　しかし，最も重要なのは「予防」である。本来，先天梅毒には遭遇すること自体が防がれなければならない。もちろん，母の感染予防が第一であり，妊婦梅毒と診断した時点で適切な抗菌薬治療を行う必要がある。一方で，小児科医が妊婦梅毒を診断・治療する機会は少ないため，産婦人科医との連携が不可欠である。先天梅毒の届出数がこれ以上増加しないよう努めていかなければならない。

| アミノペニシリン | 注射：アンピシリン（ABPC）
経口：アモキシシリン（AMPC） |

特徴 小児感染症診療の要。まずはこの薬を使いこなせるようになりたい基本の「キ」にして本気の「キ」。気道感染症と新生児感染症の強い味方

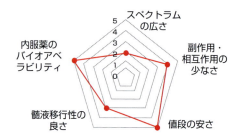

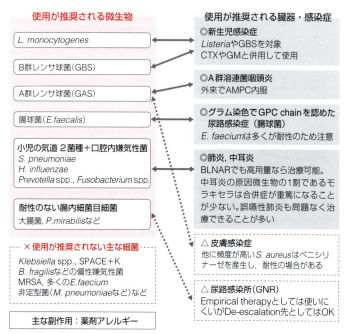

SPACE+K：院内感染を引き起こしやすい菌
Serratia spp., *Pseudomonas* spp., *Acinetobacter* spp., *Citrobacter* spp., *Enterobacter* spp., *K. aerogenes*

アンピシリン　ABPC：ビクシリン® IV, IM

(ただし添付文書上，筋注は成人のみ)

Empirical therapy

- 入院治療を要する定型肺炎，中耳炎，副鼻腔炎
- 新生児の敗血症 (*L. monocytogenes* をターゲットに)
- グラム染色で GPC chain を認めた尿路感染症患者 (*E. faecalis* をターゲットに)

Definitive therapy

- 適切に採取された痰からペニシリン感受性肺炎球菌 (PSSP) や BLNAS (β-lactamase negative ampicillin susceptible) が原因微生物と考えられる細菌性肺炎
- 溶血性レンサ球菌による感染症

　GAS：咽頭炎，皮膚軟部組織感染症など
　GBS：菌血症，髄膜炎，新生児敗血症など
　GGS：皮膚軟部組織感染症など

- *L. monocytogenes* 感染症 (ゲンタマイシンと併用)
- 腸球菌，大腸菌，*Salmonella* spp. などさまざまな菌による感染症の de-escalation 先

スペクトラム
- GPC　ペニシリンと同じ
- GPR　ペニシリンと同じ
- GNC　髄膜炎菌，淋菌
- GNR　ペニシリンに加えて，感受性のある *Escherichia coli*, *Haemophilus influenzae*
- 嫌気　ペニシリンと同じ

用法・用量
- 通常　100 mg/kg/day 分 4
- 菌血症・敗血症・気道感染症　200 mg/kg/day 分 4
- 髄膜炎　300–400 mg/kg/day 分 4-6
- 最大　12 g/day

PK/PD

髄液移行性 あり (13-14%)

半減期 1-1.8 時間，新生児では日齢により異なる (日齢 2-7 日：4-7 時間，日齢 8-14 日：2.8 時間，日齢 15-30 日：1.7 時間)

排　泄 腎排泄 90%，一部便中

蛋白結合率 22% (新生児 10%)

規 0.25g (231)，0.5g (335)，1g (481)，2g (818)

添付文書

小　児 100-200 mg/kg/day 分 3-4，最大 400 mg/kg/day

新生児 50-200 mg/kg/day 分 2-4

早産の新生児 慎重投与 (血中濃度の半減期が延長)

● **腎機能による投与量調節**

GFR (mL/min/1.73 m^2)			PD	HD	CRRT
≧30	10-30	<10			
必要なし	35-50 mg/kg 1 日 2-3 回	35-50 mg/kg 1 日 2 回	35-50 mg/kg 1 日 2 回	35-50 mg/kg 1 日 2 回	必要なし

Point

- 小児感染症の要といえる抗菌薬であり，知識を十分に持っておく必要がある。

- 時間依存性の抗菌薬であり，原則 1 日 4 回投与である。

- ペニシリンと比べた利点は，GNR への感受性が広く，*Listeria* に対する感受性があること，腸球菌に対して少し効果が高いことである。

- ペニシリンと比べた欠点は妊婦梅毒や先天梅毒に対する有効性が低いことである。A 群溶連菌，B 群溶連菌，肺炎球菌に対する効果もほんの少し低いが臨床的に問題になることはほぼない。

- *Klebsiella* spp. は内因性に耐性であり使用しない。*M. catarrhalis*，*S. aureus*，*Klebsiella* spp.，*B. fragillis* などの β-ラクタマーゼ産生菌に対する抗菌活性はない。

- バンコマイシン耐性腸球菌 (VRE) も感受性があれば 1st チョイスだが頻度は稀である。

- B群溶連菌，*L. monocytogenes* に対して有効であるため，新生児感染症に対してもカギとなる。一方で大腸菌の感受性はそこまで高くないため，セフォタキシム（またはアミノグリコシド系抗菌薬）と併用される。

- 小児の気道感染症（肺炎，中耳炎，副鼻腔炎）の主な原因菌である *S. pneumoniae*，*H. influenzae* をカバーするため，静注抗菌薬の 1st チョイスである。

- 急性中耳炎と副鼻腔炎の 10％程度を占める *M. catarrhalis* は β-ラクタマーゼを産生し耐性だが，免疫不全患者を除き重症化することは稀で，自然治癒することが多い。

- ペニシリン G の MIC が高い *S. pneumoniae* や Low-BLNAR（「小児感染症エキスパートへの道」参照）をカバーするため，敗血症や気道感染症では 200 mg/kg/day で治療する。

▶ **注意すべき副作用**

- 他の抗菌薬同様，消化器症状などである。

- ペニシリンアレルギーと自己申告した患者の 90％は適切な検査で否定されることはぜひ知っておこう（Chapter3-4 参照）。

小児感染症エキスパートへの道

H. influenzae の耐性機構と日本における疫学

H. influenza の耐性機構は①β-ラクタマーゼの有無，②ペニシリン結合タンパク（PBP）の変異の有無の2点で主に分類され，BLNAS（β-lactamase negative ampicillin susceptible），BLPAR（β-lactamase producing ampicillin resistance），BLNAR（β-lactamase negative ampicillin resistance），BLPACR（β-lactamase positive ampicillin-clavulanate resistant）の4種類に分かれる。

日本では BLNAS, BLPAR, BLNAR が主である。特に BLNAR は PBP 変異の数で Low-BLNAR（1カ所）と High-BLNAR（2カ所以上）に分類され，Low-BLNAR は ABPC 高用量（200 mg/kg/day）や AMPC 高用量（80-90 mg/kg/day）で治療が可能であるが，High-BLNAR は第3世代セファロスポリンでの治療を要する。

	日本での頻度	β-ラクタマーゼ産生	PBP 変異	推奨される抗菌薬
BLNAS	◎	×	×	アンピシリン アモキシシリン
BLPAR	△	○	×	アンピシリン/スルバクタム
Low-BLNAR	◎	×	○	アンピシリン高用量 アモキシシリン高用量
High-BLNAR	○	×	○	セフォタキシム
BLPACR	×	○	×	セフォタキシム

アモキシシリン AMPC：パセトシン®，サワシリン® PO

➕ Empirical therapy

- 流行状況や周囲感染，症状から強く A 群溶連菌感染症を疑うとき
- 外来治療可能な定型肺炎を疑うとき
- 中等症以上の急性中耳炎
- 遷延性または重症の急性鼻副鼻腔炎

Definitive therapy

- アンピシリンからの経口スイッチ
- *Helicobacter pylori* 除菌 (クラリスロマイシン, プロトンポンプ阻害薬と併用)
- 感染性心内膜炎ハイリスク症例への歯科治療時予防投与
- 無脾症患者の予防内服

ス アンピシリンと同じ

用法・用量

通　常 30-40 mg/kg/day 分 3

A 群溶連菌咽頭炎 50 mg/kg/day 分 2 (分 1 でも可だが 1 回量が多い)

肺　炎 Empirical therapy 80-90 mg/kg/day 分 3
Definitive therapy (PCG MIC≦0.06 の PSSP や BLNAS など)
45-75 mg/kg/day 分 3

急性鼻副鼻腔炎・中耳炎 80-90 mg/kg/day 分 2-3

歯科処置時 感染性心内膜炎の予防投与 50 mg/kg, 処置 60 分前

無脾症患者への予防投与 20 mg/kg/day 分 2

最　大 4 g/day (感染性心内膜炎予防は 2 g/回)

PK/PD

髄液移行性 低い

半減期 1-1.5 時間, 小児 1-2 時間, 新生児 3.7 時間

排　泄 腎

蛋白結合率 20%

規 サワシリン:細粒 10% (7.4/g), 錠 250 (15.3), cap 125 (16.2),
cap 250 (15.3)
※細粒 20% (後発品 11.8/g)

添 **小　児** 20-40 mg/kg/day 分 3-4, 最大 90 mg/kg/day

低出生体重児, 新生児 安全性は確立していない

● 腎機能による投与量調節

GFR (mL/min/1.73 m²)			PD	HD	CRRT
≧30	10-30	<10			
必要なし	20 mg/kg 1日2回	20 mg/kg 1日1回	20 mg/kg 1日1回	20 mg/kg 1日1回透析後	必要なし

Point 💊

- アモキシシリンはある程度狭域な抗菌薬であり，経口第3世代セフェム系薬よりも bioavailability がよい。ただしウイルスが大部分を占める感冒や上気道炎など，いわゆるカゼに処方してはいけない。

- アモキシシリンは小児の外来で使用する抗菌薬の肝である。使いドキは A 群溶連菌感染症，定型肺炎，中耳炎，鼻副鼻腔炎など。本剤さえあれば事足ることが非常に多い！ それゆえにしっかり飲んでもらいたい。

- 急性肺炎や急性中耳炎に対する Empirical therapy の治療量は 80-90 mg/kg/day，いわゆる「高用量」である。

- これはペニシリン G の MIC が高い *S. pneumoniae* や Low-BLNAR が原因微生物である可能性を考慮している。

- 中耳炎に対して1日2回投与でよいのは中耳液中の半減期が 4-6 時間であるため。

- 80-90 mg/kg/day を飲ませるのはそこそこ大変。しかし「飲ませるのが大変だから，もっと飲ませやすい量の少なくておいしい（けど良質なエビデンスはなく，bioavailability もよくない）他の抗菌薬にする！」というのは本末転倒である。

- だからこそ，「本当に細菌性肺炎なのか？ 抗菌薬が必要な中耳炎なのか？」という診断にこだわる。 微生物の十分な評価が難しくても「治療が必要な患者背景か？」ということを見極めて，必要な人にはしっかりと治療を完遂してもらう気概を持って処方すべきである。

- 可能な限り内服量を減らすために，採用されているならば 20%製剤を選択する。

- 「Chapter2-4 経口抗微生物薬の使い方」を確認して，どうやって子どもに薬を飲ませるかを十分に考えて家族に適切に説明してほしい。

▶ 注意すべき副作用

- 副作用は消化器症状とペニシリンアレルギーに要注意。その他，伝染性単核球症（IM）だった場合，服用 5-10 日後の発疹が有名だが，機序はよくわかっていない。

- そもそもウイルス性疾患に抗菌薬は不要である。重要なのは IM を示唆する臨床所見（『疾患編』p.76 参照），流行状況，適切な検査（GAS 迅速検査など）の結果から IM を疑う患者には抗菌薬を処方しないことである。

ウレイドペニシリン

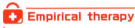

ピペラシリン PIPC：ペントシリン® IV, IM

（ただし添付文書上，筋注は成人のみ）

Empirical therapy

- Empirical に使用する機会は少ない

Definitive therapy

- 緑膿菌感染症（尿路感染症，肺炎，菌血症など）に対する de-escalation 先

スペクトラム

GPC GAS, GBS, GCS, GGS, 肺炎球菌, E. faecalis, 緑色レンサ球菌

GNC 髄膜炎菌, 淋菌

GNR 緑膿菌, 大腸菌, P. mirabilis, Klebsiella spp., Serratia spp., Enterobacter spp. などの腸内細菌目細菌（ただし耐性のことも多い），Aeromonas spp., H. influenzae（ただしβ-ラクタマーゼ産生菌は耐性）

用 200–300 mg/kg/day 分 4

PK/PD

髄液移行性 移行性はあるが臨床的データが少なく中枢神経感染症に使用しない

半減期 <1 時間，新生児，早期乳児 2 時間，低出生体重児 3–5 時間

排泄 腎，胆汁<20%

蛋白結合率 15–20%

規 1 g (332), 2 g (569)

添 50–125 mg/kg/day 分 2–4，重症 300 mg/kg/day 分 3，最大 4g/回
低出生体重児，新生児 安全性は確立していない

● 腎機能による投与量調節

GFR (mL/min/1.73 m^2)			PD	HD	CRRT
≧40	20-40	<20			
必要なし	35-50 mg/kg 1日4回	35-50 mg/kg 1日3回	50 mg/kg 1日2回	50 mg/kg 1日2回	100 mg/kg 1日3回

Point 🔖

• ペニシリン結合タンパク質への親和性が高まり，GNR の細胞壁を通過できるようになったため，緑膿菌や嫌気性菌への抗菌力を有する。

• アンピシリンに比べて，肺炎球菌や緑色レンサ球菌に対する抗菌活性は劣る。

• CLSI では β-ラクタマーゼを産生しない腸球菌に対するピペラシリン/タゾバクタムの感受性は，アンピシリンの感受性結果を参考にしてよいとしている（米国ではピペラシリン単剤で使用されることは稀であるためこのような記載になる）。

• また，成書でもピペラシリンは E. faecalis に対する活性は十分あると記載しており，筆者は腸球菌に対する感受性はアンピシリンの結果を参考にしている。稀にデバイス関連の尿路感染症などで，緑膿菌と腸球菌を同時にカバーしたいときがあるので知っておくとよい。

• 発熱性好中球減少症や腹腔内感染症に単剤で使用した場合は，治療中に10-15%耐性菌が出現する。

• β-ラクタマーゼ産生菌には原則耐性であり，それを克服しているのがピペラシリン/タゾバクタムである (p.85)。

β-ラクタマーゼ阻害薬配合薬

注射：アンピシリン/スルバクタム（ABPC/SBT）
経口：アモキシシリン/クラブラン酸（AMPC/CVA）

特徴 スペクトラムが実はとても広いため，使用用途は多岐にわたる。
偏性嫌気性菌カバーにより，膿瘍・腹腔内感染症にも使いやすい

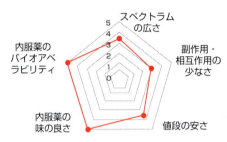

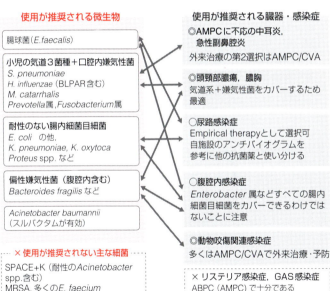

使用が推奨される微生物

- 腸球菌（*E. faecalis*）
- 小児の気道3菌種＋口腔内嫌気性菌
  S. pneumoniae
  H. influenzae（BLPAR含む）
  M. catarrhalis
  *Prevotella*属, *Fusobacterium*属
- 耐性のない腸内細菌目細菌
  E. coli の他，
  K. pneumoniae, K. oxytoca
  Proteus spp. など
- 偏性嫌気性菌（腹腔内含む）
  Bacteroides fragilis など
- *Acinetobacter baumannii*
  （スルバクタムが有効）

× 使用が推奨されない主な細菌

SPACE+K（耐性の*Acinetobacter* spp.含む）
MRSA，多くの*E. faecium*
非定型菌（*M. pneumoniae*など）など

使用が推奨される臓器・感染症

◎AMPCに不応の中耳炎，急性副鼻腔炎
外来治療の第2選択はAMPC/CVA

◎頭頸部膿瘍，膿胸
気道系＋嫌気性菌をカバーするため最適

○尿路感染症
Empirical therapyとして選択可
自施設のアンチバイオグラムを参考に他の抗菌薬と使い分ける

○腹腔内感染症
*Enterobacter*属などすべての腸内細菌目細菌をカバーできるわけではないことに注意

◎動物咬傷関連感染症
多くはAMPC/CVAで外来治療・予防

× リステリア感染症，GAS感染症
ABPC（AMPC）で十分である
その他の菌をカバーする場合に使用

主な副作用：薬剤アレルギー，消化器症状（特に下痢）

SPACE+K：院内感染を引き起こしやすい菌
Serratia spp., *Pseudomonas* spp., *Acinetobacter* spp., *Citrobacter* spp., *Enterobacter* spp., *K. aerogenes*

アンピシリン/スルバクタム　ABPC/SBT：ユナシン®-S など IV

Empirical therapy

- 横隔膜より上の膿瘍疾患（深頸部膿瘍，頸部リンパ節膿瘍，膿胸，肺膿瘍，壊死性肺炎）
- 口腔内嫌気性菌が関与していると思われる感染症（口腔内膿瘍，歯性感染症など）
- 動物咬傷の入院治療
- 急性虫垂炎などの腹腔内感染症

Definitive therapy

- β-ラクタマーゼ産生の *H. influenzae* による肺炎，*M. catarrhalis* による肺炎
- アンピシリンや第1，2世代セフェム耐性で，アンピシリン/スルバクタム感性の GNR による感染症（尿路感染症など）
- 多剤耐性アシネトバクター感染症に対する治療（高用量）

スペクトラム
アンピシリンのスペクトラムに加えて，黄色ブドウ球菌（MSSA），*E. coli*，*Klebsiella* spp.（*K. aerogenes* を除く），*H. influenzae*（BLPAR），*M. catarrhalis*，*Bacteroides fragilis* などの横隔膜下嫌気性菌。一言でいうとかなり広域

ただし，染色体由来のβ-ラクタマーゼ（AmpC）を産生する *E. cloacae*，*C. freundii*，*S. marcescens*，*M. morganii*，*Providencia* spp. の多くは耐性である。そして *Pseudomonas* spp. には無効。*Acinetobacter* spp. が感性を示す場合があり，その場合は使用可能である

用量
通　常　150 mg/kg/day 分4
重症・気道感染症　300 mg/kg/day 分4
最　大　12 g/day

 髄液移行性　炎症があれば，多少は移行する。しかし臨床的データが少なく，基本的に中枢神経感染症に使用しない

PK/PD	半減期	1-1.5 時間
	排　泄	腎
	蛋白結合率	38%

規 0.75 g（392），1.5 g（597），3 g（778）

添付文書 60-150 mg/kg/day 分 3-4，最大 12 g/day
低出生体重児，新生児 安全性は確立していない
1 歳以下 慎重投与（下痢・軟便の発現頻度が高い）

● **腎機能による投与量調節**

GFR (mL/min/1.73 m^2)			PD	HD	CRRT
≧30	15-30	<15			
必要なし	35-75 mg/kg 1 日 2 回	35-75 mg/kg 1 日 1 回	35-75 mg/kg 1 日 2 回	35-75 mg/kg 1 日 1 回	必要なし

Point

• PBP 変異による耐性機構に対して，β-ラクタマーゼ阻害薬の付加は意味がない。たとえば肺炎球菌，インフルエンザ菌（BLNAR），MRSA など PBP の変異が原因となる場合に β-ラクタマーゼ阻害薬を加えても感性にはならない。

• 筆者がアンピシリン/スルバクタムを主に選択するのは横隔膜より上（口腔内，深頸部，肺など）の膿瘍疾患である。MSSA，口腔内レンサ球菌，口腔内嫌気性菌，*S. pneumoniae, H. influenzae, M. catarrhalis* もカバーするためよい適応である。

• ただし皮下膿瘍に限っては原則外科的排膿で十分である。

• 誤嚥性肺炎の原因微生物となる口腔内レンサ球菌や口腔内偏性嫌気性菌（*Peptostreptococcus* spp., *Fusobacterium* spp., *Prevotella* spp.）の大部分はアンピシリンが有効であるため，ルーチンでアンピシリン/スルバクタムを投与する必要はない。

• 非穿孔性など状態が安定した急性虫垂炎の保存的加療や，術後抗菌薬投与などでは，①腸内細菌目細菌や *Bacteroides* spp. などの偏性嫌気性菌をカバーしていること，②アモキシシリン/クラブラン酸へのオーラ

ルスイッチがしやすいことからアンピシリン/スルバクタムでの治療は
合理的である。

- また，*Acinetobacter* spp. はときにカルバペネムにも耐性となる "ヤ
バめ" な菌であるが，スルバクタムが直接的に抗菌活性をきたすためア
ンピシリン/スルバクタムの感受性が良好であれば (カルバペネム耐性
であっても) 最大量 300 mg/kg/day 分 4 で治療できる。

▶ **注意すべき副作用**
- 消化器症状 (特に下痢になりやすいという欠点がある)。

| アモキシシリン/クラブラン酸 | AMPC/CVA：クラバモックス® など PO |

🛡 **Empirical therapy**

- 歯性感染症
- 動物咬傷の外来治療及び感染予防
- AMPC で改善しない急性中耳炎・急性副鼻腔炎

🎯 **Definitive therapy**

- アモキシシリン耐性で，アモキシシリン/クラブラン酸感受性良好の
S. pneumoniae，*H. influenzae* による肺炎，*M. catarrhalis* によ
る肺炎への外来治療
- アモキシシリンや第 1，2 世代セフェム耐性で，アモキシシリン/ク
ラブラン酸に感性の GNR による尿路感染症への外来治療

ス アンピシリン/スルバクタムに同じ

用量 AMPC として 90 mg/kg/day 分 2，最大投与量 4g/day
　＊オーグメンチン® 250 mg/錠 (A/C) ＋サワシリン® (A) 250 mg/
　　Cap で投与する場合：AMPC として 75 mg/kg/day で下記を分 3

30kg　A/C3 錠＋A6 Cap (A：C=6：1)

40kg　A/C3 錠＋A9 Cap (A：C=8：1)

用 ≧50kg A/C3錠＋A12 Cap（A：C＝10：1）

PK/PD
髄液移行性 基本的に中枢神経感染症に使用しない
半減期 1時間
排　泄 腎
蛋白結合率 25％

規 クラバモックス®：DS 636.5 mg（114.3/g）
オーグメンチン®：125 mg錠（31.8），250 mg錠（45.7）

添付文書 クラバモックス®：96.4 mg/kg/day（クラブラン酸カリウムとして6.4 mg/kg，アモキシシリンとして90 mg/kg）食直前，分2
実　際　は 6-10 kg：2包，11-16 kg：4包，17-23 kg：6包，24-30 kg：8包，31-36 kg：10包，37-39 kg：12包
オーグメンチン®：30-60 mg/kg/day 分3-4，年齢・症状により適宜増減

● **腎機能による投与量調節**

GFR (mL/min/1.73 m²)			PD	HD	CRRT
≧30	10-30	<10			
必要なし	20 mg/kg 1日2回	20 mg/kg 1日1回	20 mg/kg 1日1回	20 mg/kg 1日1回　透析後	必要なし
いずれもアモキシシリンとしての投与量					

Point 🔴

• アモキシシリン（AMPC）にβ-ラクタマーゼ阻害薬であるクラブラン酸（CVA）が配合されたことでアンピシリン/スルバクタムの内服薬ver.として使用できる（細かいことを言ってしまえば，感受性が完全に同じなわけではないが）。

• 製剤によって AMPC に対する CVA の比率が異なり，クラバモックス®は AMPC：CVA＝14：1，オーグメンチン® は AMPC：CVA ＝2：1である。

• クラバモックス® のアンピシリンに対する CVA の比率は以下の理由で非常に画期的である。

①この比率であれば，細菌による下気道感染症，尿路感染症，再発性
扁桃炎などに対して1日2回の投与で1日3回投与と同等の効果が
ある[2]

②CVAの比率が減ったために下痢の副作用が減少（ただ，それでも
10-15%では起きる）

- 本剤はアンピシリン/スルバクタムからのオーラルスイッチに加え，
AMPCで治療不応の急性中耳炎や急性副鼻腔炎，歯性感染症などの治療
薬として使用できる。

- また，動物咬傷の予防内服としても重宝する。①感染しやすい傷か（場
所が顔・手足・生殖器か，傷が深い，壊死組織があるかなど），②咬ん
だ動物はネコか，③患者が免疫不全か，の3点を評価し，リスクが高い
場合は3日間内服する（『疾患編』p.262）。

▶ 注意すべき副作用

- 上記のとおり，最も多い副作用は下痢である。食事と一緒にとることで
下痢の症状は緩和する。そのため，クラバモックス®は食直前投与と
なっている。

- また，CVAの量が下痢の頻度と関係しているため，学童期などオーグ
メンチン®を使用する場合，アモキシシリンカプセルと組み合わせる，
いわゆる「オグサワ」という処方方法で工夫する（「用法・用量」を参照）。
錠剤とカプセルどちらも内服できることを確認する必要があることを忘
れない。いずれも5-6歳頃から内服できる子どもが増えるが，個人差
がある。

- その他の副作用では肝障害に注意する（頻度は3-4%）。2歳未満，8
日間以上の投与期間，多い累積投与量（AMPC>10 g，CVA酸>1 g）
がリスクとなる[3]。

ピペラシリン/タゾバクタム　注射：ゾシン®（PIPC/TAZ）

特徴　緑膿菌も偏性嫌気性菌もカバーしスペクトラムが非常に広いが，カルバペネム系じゃないから……と濫用されがち。「この薬でなくてはならないのか」を常に意識しよう

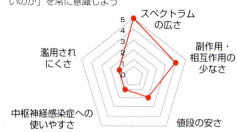

使用が推奨される微生物

腸球菌（E. faecalis）

多くの腸内細菌目細菌
E. coli, Klebsiella spp.
Proteus spp.
Enterobacter spp.
Citrobacter spp. など

緑膿菌（P. aeruginosa）

偏性嫌気性菌（腹腔内含む）
Bacteroides fragilis など

特徴的な耐性菌	AmpC過剰産生菌	△
	ESBL産生菌	△

× 使用が推奨されない主な細菌

MRSA, 多くのE. faecium
S. maltophilia
非定型菌（M. pneumoniaeなど）など

使用が推奨される臓器・感染症

◎胆道系感染症
再発型の胆道系感染症では緑膿菌や腸球菌のカバーなども必要になる

○腹腔内膿瘍・汎発性腹膜炎
適切ではあるが，緑膿菌までカバーされるのはやや過剰。状態が安定しているならばCTX＋MNZ
また逆にショックバイタルなら，MEPMを選択するほうがよい

○発熱性好中球減少症
ただし，緑膿菌の治療はCFPMで問題ないことが多く，ESBL産生菌を含む耐性菌や嫌気性菌のカバーが必要であればMEPMのほうが適している

× 皮膚感染症，腸球菌感染症，気道感染症，尿路感染症
他のより狭域な抗菌薬で治療可能

主な副作用：バンコマイシンとの併用による急性腎障害

ピペラシリン/タゾバクタム　PIPC/TAZ：ゾシン® IV

Empirical therapy

- 緑膿菌の関与も疑われる全身状態不良の腹腔内感染症
- 胆道閉鎖症術後の繰り返す胆管炎
- （病院によっては）発熱性好中球減少症の初期治療

Definitive therapy

- 他のより狭域な抗菌薬が耐性で，ピペラシリン/タゾバクタムまたはメロペネムのみが感受性良好のGNR（緑膿菌含む）感染症
- 緑膿菌が分離された腹腔内感染症・膿瘍

スペクトラム　超広域抗菌薬。感受性がないものを覚えたほうが早い

　カバーできない菌　PRSP, MRSA, 腸球菌の一部, VRE, VRSE, *Corynebacterium jeikeium*, ESBL産生菌, AmpC過剰産生菌, カルバペネマーゼ産生菌, 多剤耐性緑膿菌, 多剤耐性アシネトバクター

用量
　通常　337.5 mg/kg/day 分3,
　重症　450 mg/kg/day 分4, 最大投与量：18 g/day

PK/PD
　髄液移行性　基本的に中枢神経感染症に使用しない（PIPCは臨床的データが乏しく，TAZは髄液移行性が低い）
　半減期　45分-1時間, 乳児1.6時間
　排泄　腎
　蛋白結合率　20-23%

規　2.25 g (945), 4.5 g (1195)

添付文書
　敗血症, 肺炎, 腹膜炎等　337.5 mg/kg/day 分3, 最大13.5 g/day
　腎盂腎炎・複雑性膀胱炎　225 mg/kg/day 分2, 最大9 g/day
　発熱性好中球減少症　360 mg/kg/day 分4, 最大18 g/day
　2歳未満　慎重投与（下痢, 軟便が発現しやすい）
　低出生体重児, 新生児　安全性は確立していない

● 腎機能による投与量調節

GFR (mL/min/1.73 m²)			PD	HD	CRRT
≧40	20-40	<20			
必要なし	55 mg/kg 1日4回	55 mg/kg 1日3回	55 mg/kg 1日2回	55 mg/kg 1日2回	112.5 mg/kg 1日3回

肝機能による投与量調節：必要なし

Point

• ピペラシリン/タゾバクタムの Empirical therapy の適応はなかなか難しい。MRSA はカバーできないことはもちろんとして，GNR や偏性嫌気性菌による感染症の場合には，以下で対応可能 (p.156 の「偏性嫌気性菌が関与する主な小児感染症に対する Empirical therapy」も参照)。

①発熱性好中球減少症：セフェピム
②軽症の腹腔内感染症 (非穿孔性虫垂炎など)：セフメタゾールまたはアンピシリン/スルバクタム
③中等症〜重症の腹腔内感染症：セフォタキシム (またはセフトリアキソン) ＋メトロニダゾール
④院内発症の最重症感染症 (腹部術後感染によるショックなど)：メロペネム

• ④について，ピペラシリン/タゾバクタムは「腸内細菌＋緑膿菌＋嫌気性菌」をカバーするが，AmpC 過剰産生菌や ESBL 産生菌の治療に満足に使えないため，超重症感染症の治療予後はメロペネムに劣る。

• 利点としては *E. faecalis* をカバーできることだが，汎発性腹膜炎の Empirical therapy において腸球菌をカバーすべきかについては議論がまだ必要な部分である

• つまり「ここぞ」という使いどころがあまりない。単剤でそこはかとなくカバーできるという点が優れているとは思うが，同時にそれが濫用につながっている (カルバペネムは使っていませんよ！という免罪符として使われることも……)。

▶ **注意すべき副作用**

- バンコマイシンとの併用で腎機能障害が報告されている。2024年に報告されたシステマティックレビュー＆メタアナリシスでは小児における頻度は24.3%で，バンコマイシンのトラフ値＞15 mg/L，血管収縮薬の使用，腎毒性薬剤の併用，ICU入室がリスクと報告されている[4]。

- 一方で，併用によりCreの上昇は認めたが，シスタチンCの上昇は認めず，Pseudo AKI（偽りの急性腎障害）ではないかという報告もある。

- 今後の追加研究が必要であり，現時点では原則併用しないほうがよいだろう。

🛑「あるある」ペニシリン系抗菌薬のその使い方はアカン！

誤った使い方	推奨される使い方
妊婦梅毒や先天梅毒に対してアモキシシリンやアンピシリンで治療	いずれもペニシリンG静注やベンジルペニシリンベンザチン筋注での治療が推奨
感冒に対してアモキシシリンを処方	ウイルス感染症には無効であり，不要
誤嚥性肺炎を疑う経過にルーチンにアンピシリン/スルバクタムで治療	口腔内嫌気性菌の多くはアンピシリンでカバーできることが多い

第1世代セフェム系抗菌薬

注射：セファゾリン　（CEZ）
内服：セファレキシン（CEX）

特徴　狭域だが皮膚軟部・骨・関節感染症は「俺に任せろ！」という必殺仕事人

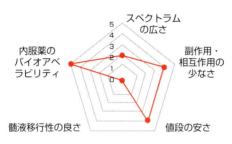

使用が推奨される微生物

- メチシリン感受性 S. aureus
- レンサ球菌（GASなど）
- 耐性のない腸内細菌目細菌
  E. coli
  K. pneumoniae, K. oxytoca
  Proteus spp. など

× 使用が推奨されない主な細菌

腸球菌, L. monocytogenes
SPACE+K
B. fragilisなどの偏性嫌気性菌
MRSA
非定型菌（M. pneumoniaeなど）など

使用が推奨される臓器・感染症

◎皮膚軟部組織感染症
◎骨・関節感染症
◎周術期抗菌薬予防

MRSAにはVCMなどの抗MRSA薬，経口薬はCLDMやST合剤を選択

△A群溶連菌咽頭炎
AMPCが第1選択薬
ペニシリンアレルギー時に使用

○尿路感染症
ただし，耐性率は医療機関毎に異なるためEmpirical therapyで使用する場合はアンチバイオグラムを確認すること

× 細菌性髄膜炎
髄液移行性がほぼない

主な副作用：薬剤アレルギーなど一般的なものに限る

SPACE+K：院内感染を引き起こしやすい菌
Serratia spp., Pseudomonas spp., Acinetobacter spp., Citrobacter spp.,
Enterobacter spp., K. aerogenes

セフェム系抗菌薬

- ペニシリン系薬同様にβ-ラクタム系抗菌薬であり，時間依存性の殺菌性抗菌薬である。開発時期とスペクトラムの違いから第1-5世代セフェム系薬（本書では第4世代まで掲載）に分かれるが，あまり意識しなくてよい。
- *E. faecalis* などの腸球菌，新生児がリスクとなる *L. monocytogenes* はセフェム系抗菌薬が原則耐性であるため使用しない。
- 抗菌薬によって髄液移行性が異なるため，注意する。

第1世代セフェム系抗菌薬

セファゾリン CEZ：セファメジン® IV

 Empirical therapy

- 皮膚軟部組織感染症：化膿性リンパ節炎，蜂窩織炎など
- 骨・関節感染症：化膿性関節炎，急性骨髄炎など
- 耐性菌保菌のない市中発症の上部尿路感染症：グラム染色で GNR を認めていればなおよい
- 周術期予防抗菌薬

 Definitive therapy

- セファゾリンに感性の原因微生物による感染症（中枢神経感染症を除く）

スペクトラム
GPC GAS，GBS，GCS，GGS，肺炎球菌，緑色レンサ球菌，黄色ブドウ球菌（MRSA を除く）
GPR 炭疽菌，ジフテリア
GNC 髄膜炎菌，淋菌，*M. catarrhalis*
GNR AmpC 過剰産生・ESBL 産生・カルバペネマーゼ産生でない

スペクトラム	*E. coli, K. pneumoniae, P. mirabilis* 以下の微生物は in vitro では感性のことがあるが，臨床での使用は推奨されない *Pasteurella multocida, Salmonella* spp. と赤痢菌
嫌 気	β-ラクタマーゼ非産生の *Prevotella* spp., *Fusobacterium* spp., *Clostridium* spp., *Peptococcus* spp., *Peptostreptococcus* spp., *Actinomyces* spp.

用量

通 常 50-100 mg/kg/day 分 3

重 症 150 mg/kg/day 分 3，最大 12 g/day

PK/PD

髄液移行性 基本的になし

半減期 1.5-2.5 時間，新生児 3-5 時間

排 泄 腎

蛋白結合率 80%

規 0.25 g（483），0.5 g（474），1 g（346），2 g（531）

添付文書 20-40 mg/kg/day 分 2，効果不十分・重症 50-100 mg/kg/day 分 3

低出生体重児，新生児 安全性は確立していない（血清中濃度半減期が延長する）

● 腎機能による投与量調節

GFR (mL/min/1.73 m^2)				PD	HD	CRRT
≧50	30-50	10-30	<10			
必要なし	25-50 mg/kg 1 日 2 回	25-50 mg/kg 1 日 1 回	25-50 mg/kg 2 日に 1 回	25-30 mg/kg 1 日 1 回	25-50 mg/kg 透析後	25-50 mg/kg 1 日 2 回

Point 🖊

• 狭域抗菌薬のひとつであり，尿路感染症など de-escalation 先としても使用される。第 1 世代＝グラム陽性菌の薬ではなく，感受性が良好であれば *E. coli* などの腸内細菌目細菌にも使用できる。

• CLSI の基準では通常感受性のブレイクポイントは≦2 mg/dL だが，*E. coli, K. pneumoniae, Proteus mirabilis* の尿路感染症（尿路奇形なし）は，MIC 値≦16 mg/dL まで感性となっている。

• なお，市中発症尿路感染症の Empirical therapy としても選択できる。

可能ならば自施設のアンチバイオグラム (p.49) を確認することと，グラム染色で GNR を確認する。腸球菌には無効であるため，GPC chain を認めた場合は選択しない。尿路感染症の Empirical therapy＝第3世代セフェム系薬というわけではない。

- 小児科領域ではその他に黄色ブドウ球菌が原因となる皮膚軟部組織感染症，骨・関節感染症に有効。GAS などのレンサ球菌に対するカバーもあるが，原因微生物がレンサ球菌とわかっているならば，アンピシリンやアモキシシリンで十分である。

- 皮膚にいるブドウ球菌やレンサ球菌をカバーできるため，周術期の予防抗菌薬として使用される。術中に血中濃度を最大にするために切開前60分以内に投与する。

- 気道感染症については，適切な培養から MSSA が検出されない限り選択する必要はない。

- MSSA が原因となる気道感染症は人工呼吸器関連肺炎，そして膿胸である。膿胸の原因微生物のうち 10-30% が *S. aureus* と報告されている。

- 肺炎球菌や *M. catarrhalis* も実はカバーしている (*M. catarrhalis* の β-ラクタマーゼはペニシリン G やアンピシリンを分解するがセフェム系は分解しない) が，*H. influenzae* はおおむね耐性。治療実績の点からも細菌性肺炎や急性中耳炎にはアンピシリンやアモキシシリンの高用量が適している。

- 髄液移行性が悪いため，中枢神経感染症には用いない。近年，セファゾリン高用量投与 (2 g 6 時間毎) や持続投与により中枢神経感染症の治療が可能という報告も出てきてはいるが，まだエビデンスの蓄積は乏しい。

▶ 注意すべき副作用

- アレルギー反応など一般的なものにとどまる。なお，他の β-ラクタム薬と側鎖が類似していないため，他の β-ラクタム薬でアナフィラキシー以外の I 型アレルギーを発症した患者に対して使用しやすい (Chapter3-4 参照)。

• **例**：アモキシシリンで蕁麻疹が出た既往がある患者に対する MSSA の治療薬はバンコマイシンではなくセファゾリンを使用できる。

小児感染症
エキスパートへの道

化膿性関節炎の Empirical therapy は
バンコマイシンかセファゾリンか

なかなか難しい命題である。まず前提として，①化膿性関節炎は培養検査陰性で原因菌が検出できないことが多い，②特に関節液はグラム染色で GPC cluster を認めたとしても培養が陰性となることがある。つまり，Empirical therapy でバンコマイシンを開始してしまうと，培養が陰性だった場合に de-escalation することが難しくなる。成書には「市中発症 MRSA の割合が 10-15％以上の場合はバンコマイシンを使用する」と記載があるが，日本小児の疫学データは乏しい。

そのため内科的 emergency といわれる成人領域の化膿性関節炎と異なり，小児領域では狭域（セファゾリン）ではじめることが多い。

そこで，筆者は以下の「MRSA カバーを考慮する 6 点」からバンコマイシンで治療開始するかを検討している。

① 敗血症性ショックの場合
② 患部が股関節か肩関節の場合
③ MRSA 保菌歴がある場合
④ MRSA 感染症の既往がある家族がいる場合（特に皮膚感染症）
⑤ 医療関連曝露のリスクが高い場合（長期入院・施設入所歴，家族が医療従事者など）
⑥ 膿痂疹やアレルギー性皮膚炎など皮膚疾患の既往がある場合

股関節や肩関節は治療が遅れると後遺症が残ることが多いため検討事項に含めているが，抗菌薬ウンヌンよりも外科的治療が超重要であることは忘れない。

セファレキシン　CEX：ケフレックス® PO

➕ Empirical therapy

- 皮膚軟部組織感染症：膿痂疹や蜂窩織炎など
- 耐性菌保菌のない市中発症の下部尿路感染症

🎯 Definitive therapy

- セファレキシンに感性の微生物による感染症に対してのオーラルスイッチ：尿路感染症, 骨髄炎, 関節炎など

ス セファゾリンに同じ（なお, セファゾリンは肺炎球菌をカバーするが, セファレキシンは耐性であることが多い）

用量 通　常 25-50 mg/kg/day 分 2-3

重症（関節炎, 骨髄炎など）100 mg/kg/day 分 3-4, 最大 4 g/day

PK/PD 髄液移行性　なし

半減期　1 時間, 乳児 2.5 時間, 新生児 5 時間

排　泄　腎, 胆汁少量

蛋白結合率　6%

規 細粒 100 mg/1 g（36.3/g）, 200 mg/1 g（45.5/g）, Cap 250 mg（31.5）

L-ケフレックス小児用顆粒（107.1/g）

圈 ドライシロップ 500 mg/1g（19/g）

添 25-50 mg/kg/day 分 4, 50-100 mg/kg/day 分 4

● 腎機能による投与量調節

GFR (mL/min/1.73 m²)				PD	HD	CRRT
≧50	30-50	10-30	<10			
必要なし	5-10 mg/kg 1日3回	5-10 mg/kg 1日2回	5-10 mg/kg 1日1回	5-10 mg/kg 1日1回	5-10 mg/kg 1日1回透析後	必要なし

Point

- 骨髄炎の内服スイッチにおいて PK/PD データのみならず，臨床データが最も豊富なのがセファレキシンである。bioavailability は約 100% の超優秀内服薬。

- セファクロルとの違いは添付文書上の最大投与量（100 mg/kg/day まで可能）である。そして 50% 製剤が販売している（ジェネリック薬）ところが素晴らしい。

- 20% 製剤である AMPC と比較しても粉の量が半分以下になるのは本当に子どもにも家族にも優しい。ただし，カプセルの場合は 250 mg/Cp 製剤しかなく，カプセル数がとても多くなってしまうという残念な状況である。

- 黄色ブドウ球菌の重症感染症（菌血症や骨髄炎・関節炎など）において分 4 が推奨されていることが多いが，100 mg/kg/day であれば分 3 投与でも有効性に差がなかった報告もある。

- 筆者は急性骨髄炎や化膿性関節炎の患者でオーラルスイッチできる条件（詳細は『疾患編』p.294 を参照）を満たした場合に，100 mg/kg/day 分 3 で処方している。

- 徐放製剤である L–ケフレックス® 顆粒は，胃溶性顆粒と腸溶性顆粒を 3：7 の割合で配合しており，血中濃度を早く高め効果が持続できるようになっている。

- 1 日 2 回の内服で済むが，20% 製剤しかなく，結果的に 1 回量が増加してしまうため注意が必要である。

セファクロル ▷ CCL：ケフラール® PO

⊕ Empirical therapy

- 耐性菌保菌のない市中発症の下部尿路感染症でセファレキシンが選択できない場合

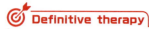

- セファクロルに感性の微生物による感染症(中枢神経感染症を除く)に対してのオーラルスイッチ

ス 基本的にセファレキシンと変わりなし。教科書では第2世代セフェム系抗菌薬に分類される

用 25-40 mg/kg/day 分3,最大1 g/day

PK/PD
髄液移行性 不明,基本的になしと扱う
半減期 0.5-1 時間
排泄 腎
蛋白結合率 25%

規 細粒 100 mg/1 g (44.3/g),Cap 250 mg (54.7)
圀 細粒 200 mg/1 g (19.6/g)

添 20-40 mg/kg/day 分3,最大 1.5 g/day

● 腎機能による投与量調節

GFR (mL/min/1.73 m²)		PD	HD	CRRT
≧10	<10			
必要なし	6.5 mg/kg 1日3回	6.5 mg/kg 1日3回	6.5 mg/kg 1日3回,透析後追加	データなし

Point

- スペクトラムはほとんどセファレキシンと同じである。セファレキシンと比較してレンサ球菌や腸内細菌科のグラム陰性菌に活性があるといわれているが,臨床上問題となることはなくセファレキシンが処方できればよい。

第2世代セフェム系抗菌薬

セフォチアム CTM：パンスポリン® **IV**

1

抗菌薬

➕ Empirical therapy

・耐性菌保菌のない市中発症の上部尿路感染症（自施設のアンチバイオグラムでセファゾリンとセフォチアムに差がある場合に選択）

⌖ Definitive therapy

・セフォチアムに感性の微生物による感染症（中枢神経感染症を除く）で他の狭域抗菌薬が選択できない場合

ス セファゾリンと同じ

注：*Salmonella* spp. と赤痢菌は in vitro では susceptible でも臨床的には有効ではないため使用すべきではない

用量 通　常 40-80 mg/kg/day 分 3-4

重　症 160 mg/kg/day 分 3-4，最大 4 g/day

PK/PD 髄液移行性　不明だが，原則中枢神経感染症には使用しない

半減期 新生児期 2.6 時間，それ以外 1 時間

排　泄 腎

蛋白結合率 40%

規 0.25 g (270)，0.5 g (360)，1 g (373)

添 40-80 mg/kg/day 分 3-4，重症 160 mg/kg/day 分 3-4

低出生体重児，新生児　安全性は確立していない

● 腎機能による投与量調節

GFR (mL/min/1.73 m²)			PD	HD	CRRT
≧40	10-40	<10			
必要なし	1 回投与量の100%1 日 2 回	1 回投与量の50%1 日 2 回	データなし	1 回投与量の25%透析後	データなし

Point 💊

- セフォチアムはセファゾリンと比較して腸内細菌科のグラム陰性菌に活性があり，セファレキシンにとってのセファクロルに近い存在である。

- ただし「セファゾリンがあればぶっちゃけ必要ない」とはすぐにはならない。セフォチアムは予防内服をしていない尿路感染症の初期治療薬として差別化できる可能性がある。自施設の大腸菌のアンチバイオグラムを確認し，感受性率がセフォタキシムと変わらず，セファゾリンよりも良いようであれば本剤を選択できる。

- 一方で，セファゾリンとも大きく変わらないようであれば，結局「セファゾリンがあればぶっちゃけ必要ない」となってしまうのだが。

セファマイシン系抗菌薬　注射：セフメタゾール (CMZ)

特徴 嫌気性菌とESBL産生菌をカバー。
ぜひ使いこなしたいセフェム系のダークホース

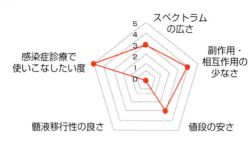

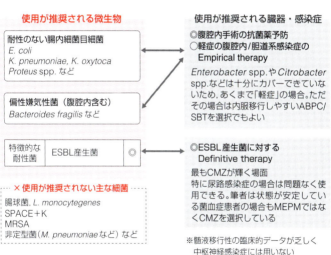

使用が推奨される微生物

耐性のない腸内細菌目細菌
E. coli
K. pneumoniae, K. oxytoca
Proteus spp. など

偏性嫌気性菌（腹腔内含む）
Bacteroides fragilis など

| 特徴的な耐性菌 | ESBL産生菌 | ◎ |

×使用が推奨されない主な細菌
腸球菌, L. monocytegenes
SPACE＋K
MRSA
非定型菌（M. pneumoniaeなど）など

使用が推奨される臓器・感染症

◎腹腔内手術の抗菌薬予防
○軽症の腹腔内/胆道系感染症の Empirical therapy

Enterobacter spp. やCitrobacter spp. などは十分にカバーできていないため、あくまで「軽症」の場合。ただその場合は内服移行しやすいABPC/SBTを選択でもよい

◎ESBL産生菌に対する Definitive therapy

最もCMZが輝く場面
特に尿路感染症の場合は問題なく使用できる。筆者は状態が安定している菌血症患者の場合もMEPMではなくCMZを選択している

※髄液移行性の臨床的データが乏しく中枢神経感染症には用いない

主な副作用：ビタミンK欠乏による凝固障害（頻度は稀）

SPACE＋K：院内感染を引き起こしやすい菌
Serratia spp., Pseudomonas spp., Acinetobacter spp., Citrobacter spp., Enterobacter spp., K. aerogenes

セフメタゾール　CMZ：セフメタゾン® Ⅳ

Empirical therapy

- 急性虫垂炎
- 状態の安定した腹腔内膿瘍（ショックの場合はメロペネムなどより広域抗菌薬を使用）
- 腹腔内手術の周術期抗菌薬（施設によって異なる）
- ESBL産生腸内細菌保菌者の尿路感染症

Definitive therapy

- ESBL産生菌でかつセフメタゾールに感性のGNRによる感染症（特に尿路感染症）
- ESBL産生菌でかつセフメタゾールに感性のGNRによる「状態が安定した」菌血症

スペクトラム
黄色ブドウ球菌（MSSA），肺炎球菌，GAS，緑色レンサ球菌，*H. influenzae*，*M. catarrhalis*，SPACE+K (p.60) でない腸内細菌，嫌気性菌，髄膜炎菌，淋菌。一言でいうとかなり広域抗菌薬

注：*Salmonella* spp. と赤痢菌は in vitro では susceptible でも臨床的には有効ではないため使用すべきではない

用量
通常　100 mg/kg/day 分 2-4
重症　150 mg/kg/day 分 2-4，最大 4 g/day

PK/PD
髄液移行性　不明，基本的に中枢神経感染症に使用しない
半減期　不明
排泄　不明
蛋白結合率　不明

規　0.25 g (270)，0.5 g (407)，1 g (486)，2 g (740)

添　25-100 mg/kg/day 分 2-4，重症 150 mg/kg/day 分 2-4，最大 4 g/day

● 腎機能による投与量調節：不明
下記は同系薬であるセフォキシチンの場合を参考にした

GFR (mL/min/1.73 m²)			PD	HD	CRRT
≧60	30-60	<30			
必要なし	必要なし or 1回投与量の 100% 1日2回	1回投与量の 100% 1日1回	透析されず	1回投与量の 100% 1日1回	必要なし or 1回投与量の 100% 1日2回

Point 🔖

• セフメタゾールはセファマイシン系の抗菌薬である。セファロスポリン系薬は真菌から得られたが，セファマイシン系は放線菌目のグラム陽性菌から得られた。

• 「第2世代セフェム系」といわれているが，同じ第2世代セフェム系薬のセフォチアムとは化学構造も異なればカバー範囲も大きく異なる。

• 主な特徴はグラム陰性菌をカバーできることに加え，①嫌気性菌と②基質拡張型β-ラクタマーゼ（ESBL，p.43参照）を産生する腸内細菌（多くは大腸菌）をカバーできる。

• グラム陰性菌と嫌気性菌をカバーできることで，腹腔関連の周術期抗菌薬や腹腔内感染症に使用される場合が多い。ただし腹腔内感染症における主な原因菌である嫌気性菌の Bacteroides fragilis に対する耐性率は年々増加傾向にあり，2000年代の時点で院内発症では感性率が50%以下程度というデータもある[5]。

• そのため，重症の腹腔内感染症の初期抗菌薬には選択しにくく，メトロニダゾールと腸内細菌目細菌をカバーする他の抗菌薬（セフォタキシムなど）を組み合わせて使用するのが望ましい。

• また，オーラルスイッチができる薬がないことが欠点である。嫌気性菌をカバーできるβ-ラクタム薬としてアンピシリン/スルバクタムはアモキシシリン/クラブラン酸へオーラルスイッチできる。

• SPACE＋K (p.60) に含まれる腸内細菌目細菌はセフメタゾールへ耐性である場合が多い。逆にこれらの菌種をカバーできるセフォタキシム（非ブドウ糖発酵菌や AmpC 過剰産生菌はカバーできない）やセフェピ

ムとの違いでもある。

- ESBL 産生菌による感染症に対してはカルバペネム系が最も治療成績がよい。ただし，尿路感染症や全身状態良好な菌血症であれば，セフメタゾールも同等に有効という報告がいくつかある。筆者も同様の状況かつ感性であればセフメタゾールを選択している。

- 一方で尿路感染症の場合は，他のセフェム系薬を Empirical therapy に選択したとしても治療できるという報告もある[6]。

▶ 注意すべき副作用

- ビタミン K 欠乏による凝固異常が有名である。N-methylthiotetrazole 基が代謝を阻害するのと腸内細菌叢の乱れが原因とされる。

- 一方，出血傾向との有意な関連はない[7]ことに加え，セフメタゾールの市販後調査では約 11 万人中 1 名の頻度と非常に稀である。ルーチンの凝固検査は不要であり，出血症状の出現がないか注意する。

第3世代セフェム系抗菌薬

注射：セフォタキシム (CTX)，セフトリアキソン (CTRX)
経口：セフジニル (CFDN) など

特徴 市中小児感染症界のスーパーヒーロー！ だからこそ必要な時に使いたい重要度No.1の薬。経口薬が必要となる機会は少ない

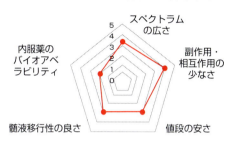

使用が推奨される微生物

グラム陽性球菌
メチシリン感受性 S. aureus
A群レンサ球菌 (GAS)
B群レンサ球菌 (GBS)　　など

小児の気道3菌種＋口腔内嫌気性菌
S. pneumoniae
H. influenzae (BLNAR含む)
M. catarrhalis
Prevotella spp., Fusobacterium spp.

耐性のない腸内細菌目細菌
E. coli
K. pneumoniae, K. oxytoca
Enterobacter spp.
Citrobacter spp.　　など

× 使用が推奨されない主な細菌
腸球菌, MRSA, L. monocytogenes
B. fragilisなどの偏性嫌気性菌
緑膿菌, 非定型菌 (M. pneumoniaeなど)
ESBL産生菌, AmpC過剰産生菌　など

使用が推奨される臓器・感染症

◎原因がはっきりわからない
小児・新生児の市中重症
敗血症のEmpirical therapy

○肺炎
通常はABPCで十分
「外せない」場合に使用

○髄膜炎（新生児含む）
PRSPも考慮しVCMを併用
明らかにグラム陰性菌の場合は
CTXをMEPMに変更する

◎尿路感染症
抗菌薬予防投与中の尿路感染症含め
Empirical therapyとして適切

◎腹腔内膿瘍・汎発性腹膜炎
偏性嫌気性菌カバーのため,
MNZを併用

× 皮膚軟部組織感染症
第1世代セフェム系薬で十分

主な副作用：胆石症：セフトリアキソン
　　　　　　新生児期の核黄疸：セフトリアキソン
　　　　　　低カルニチン血症：ピボキシル基を含む経口薬

セフォタキシム　CTX：クラフォラン®，セフォタックス® IV

🧰 Empirical therapy

- 敗血症が疑われる場合（新生児の場合はアンピシリンと併用）
- 増悪リスクの高い基礎疾患（心疾患，気道系疾患など）を持つ患者の市中肺炎
- 市中発症の細菌性髄膜炎を疑う場合（バンコマイシンと併用）
- 先天性および機能的無脾症患者の発熱（重症時はバンコマイシンと併用）
- グラム染色で GNR を認めた尿路感染症（初発例は第1-2世代セファロスポリンで十分であるため，抗菌薬予防投与中など）
- 性感染症を強く疑った場合

🎯 Definitive therapy

- ペニシリン耐性，セフォタキシムに感性の肺炎球菌による侵襲性感染症（菌血症，重症肺炎，髄膜炎）
- *Enterobacter* spp. などより狭域な抗菌薬が使用できない腸内細菌目細菌による感染症（尿路感染症，菌血症，髄膜炎など）
- *H. influenzae*（BLNAR，BLPACR）による侵襲性感染症（菌血症，重症肺炎，髄膜炎）
- ライム病（房室ブロック，髄膜炎合併時）

スペクトラム

GPC GAS，GBS，GCS，GGS，肺炎球菌（多くの PRSP を含む），緑色レンサ球菌，MRSA 以外の黄色ブドウ球菌

GPR *Actinomyces*，炭疽菌，*Listeria*

GNC *M. catarrhalis*，淋菌，髄膜炎菌

GNR AmpC 過剰産生・ESBL 産生・カルバペネマーゼ産生でない *Citrobacter* spp.

Enterobacter spp., *E. coli*, *K. pneumoniae*, *K. oxytoca*, *P. mirabilis*, *Morganella* spp., *Serratia* spp., *Salmonella* spp., *Shigella* spp., *Campylobacter* spp., *Yersinia enterocolitica*, *Aeromonas* spp., BLNAR，BLPACR 含む *H. influenzae*

スペクトラム	**その他**	*Treponema pallidum*，*Leptospira* spp. （ただし，妊婦梅毒と先天梅毒にはペニシリン G の静注または ベンジルペニシリンベンザチンの筋注を行うこと！）
	嫌　気	*Bacteroides* spp. 以外の嫌気性菌（*Prevotella* spp., *Fusobacterium* spp., *Peptococcus* spp., *Peptostreptococcus* spp., *Propionibacterium* spp. など）

用量	**通　常**	150-180 mg/kg 分 3-4
	重　症	200-300 mg/kg/day 分 4，最大 12 g/day

PK/PD	**髄液移行性**	あり（10%）
	半減期	45 分 -1 時間，乳児 1-1.5 時間，新生児 2-6 時間
	排　泄	腎
	蛋白結合率	35-40%

規 セフォタックス：0.5 g（367），1.0 g（557）

添 50-100 mg/kg/day 分 3-4，重症 150 mg/kg/day 分 3-4，化膿性髄膜炎：300 mg/kg/day 分 3-4，最大 4 g/day

● 腎機能による投与量調節

GFR (mL/min/1.73 m²)			PD	HD	CRRT
≧60	30-60	<30			
必要なし	必要なし	35-70 mg/kg 1 日 2 回	35-70 mg/kg 1 日 1 回	35-70 mg/kg 1 日 1 回	必要なし

Point

- セフェム系の「世代」は基本的に該当するセフェム系薬が発見・開発された時期であり，同じ世代でもまったく異なる特徴を持つ。たとえば同じ第 3 世代セフェム系薬でもセフォタキシム（○：*S. aureus* や *S. pneumoniae*，×：*P. aeruginosa*）と，セフタジジム（○：*P. aeruginosa*，×：*S. aureus* や *S. pneumoniae*）ではまったくスペクトラムが異なる点に注意が必要である。

- セフォタキシムは小児の重症細菌感染症（敗血症，細菌性気道感染症，尿路感染症，細菌性髄膜炎など）におけるキードラッグ。GPC，GNR いずれについてもかなり幅広いスペクトラムを持つ。

- 細菌性気道感染症の主な原因微生物である *S. pneumoniae* (非髄膜炎の場合の感受性は95%), *H. influenzae* (BLNARももちろんカバー), *M. catarrhalis* をカバーする。

- また，初発の尿路感染症で多い *E. coli*, *Klebsiella* spp. のほかに予防内服中の尿路感染症や院内感染で検出する *Enterobacter* spp., *Citrobacter* spp. などのグラム陰性菌もカバーする (ただし AmpC 過剰産生には注意→p.43)。

- そして GBS ももちろんカバーするため新生児感染症でも活躍する。ただし *L. monocytogenes* はカバーしないため，アンピシリンの併用が必要であることを忘れない。

- 市中の尿路感染症に対する第1選択薬として使用されることもあるが，初発例の場合はセファゾリンやセフォチアムなどで治療可能な場合が多い。自施設のアンチバイオグラムを確認し，原因微生物として多い *E. coli* の感受性がセフォタキシムと遜色ない場合はセファゾリンやセフォチアムで治療開始する。

- 市中の小児細菌性肺炎 (非定型肺炎は除く) はアンピシリンまたはアモキシシリン高用量で治療可能な場合が多く，セフォタキシムが必要となるのは PRSP や High-BLNAR (p.74) を想定する「外せない」ときである。したがって，全身状態不良の場合や基礎疾患により増悪が懸念される患者 (無脾症などの脾臓機能低下，心疾患術後，気管狭窄などの気道系疾患など) の場合に選択する。

セフトリアキソン CTRX：ロセフィン® **IV**, **IM**

(日本の添付文書には筋注の記載なし)

➕ Empirical therapy/ 🍎 Definitive therapy

- いずれもセフォタキシムと同じ (高ビリルビン血症の新生児には使用しない)

ス セフォタキシムに同じ

適応 基本的にセフォタキシムに同じ，高ビリルビン血症の新生児は禁忌（下記）

用量

通 常 50-75 mg/kg/day 分 1

重 症 100 mg/kg/day 分 1-2，最大 4 g/day

PK/PD

髄液移行性 あり（8-16％）

半減期 6-9 時間，小児 4-7 時間，新生児 9-19 時間

排 泄 腎および胆汁

蛋白結合率 95％

規 0.5 g（359），1.0 g（422）

添付文書 20-60 mg/kg/day 分 1-2，重症 120 mg/kg/day 分 2，最大 4 g/day

低出生体重児・新生児 日齢 0-3：20 mg/kg/day 分 1，日齢 4 以降：40 mg/kg/day 分 2，重症 80 mg/kg/day 分 2，生後 2 週間までは最大 50 mg/kg/day

高ビリルビン血症の未熟児，新生児には投与しないこと

腎機能による投与量調節：必要なし

肝機能による投与量調節：必要なし

Point

- セフォタキシムと大きく異なる点は投与回数が 1 日 1 回でよいことである。成人でよく行われるように小児でも外来抗菌薬療法（OPAT）を行うことが可能である。

- 添付文書上の記載はないものの，筋注も可能な抗菌薬である。

- 米国ではセフォタキシムが 2019 年に販売中止となっており，小児に対する第 3 世代セフェム系静注薬といえばセフトリアキソンとなっている。

- 作用するペニシリン結合蛋白の違いから腸球菌の感染性心内膜炎に対して，アンピシリンと併用して使用される場合がある（ゲンタマイシン高度耐性株など）。*E. faecalis* の感染性心内膜炎に対しては効果は同等で腎機能障害などの毒性は低かったことがシステマティックレビューで示されている[8]。

▶ 注意すべき副作用

- タンパク質結合率が高く，新生児期は遊離ビリルビンと競合し，核黄疸のリスクとなるため使用を避ける。添付文書では"高ビリルビン血症の低出生体重児，新生児"は禁忌となっている。

- Ca含有輸液との混注でセフトリアキソンカルシウム塩結晶を肺，腎臓などに析出し，新生児死亡例の報告がある。Ca含有輸液（ヴィーン®D輸液など）を使用している児には，セフトリアキソン投与前後に生食をフラッシュすることが多い。

- 胆汁濃度を上昇させ，胆泥形成の原因になる。発症率は3-50%とバラツキあり。胆嚢疾患，胆嚢炎のある患児には投与を控える。

- 胆泥形成のリスクは高用量（1日100 mg/kg），脱水，腎疾患，低アルブミン血症，カルシウム含有製剤，症状安静，絶食などである。

- 溶血性尿毒症症候群（HUS）の患者が感染症を発症した場合，多くは腎機能障害をきたし，人工透析管理をされている場合もあるためセフトリアキソンを選択したくなる。

- ただしHUS自体が胆石発症のリスクであり，特にセフトリアキソン高用量は胆泥形成のリスクとなるため投与を控えるか，使用する場合は定期的にエコー検査をしたり，ルーチンの血液検査にビリルビンを追加するなど十分に注意する。

- 腎機能障害患者（特に血液透析患者）への使用では他に脳症・けいれん・ミオクローヌス・幻覚などの中枢神経毒性にも注意する。

- セフトリアキソンとプロトンポンプ阻害薬を併用すると心室性不整脈や心停止のリスクが上がるという成人からの報告があるが，そもそも小児ではあまり使用する頻度は少ないだろう。

1 抗菌薬

小児感染症 エキスパートへの道

経口第3世代セフェム系抗菌薬の使いドコロは？

経口第3世代セフェム系薬はbioavailabilityの低さと低カルニチン血症をきたすピボキシル基の存在により「DU薬（だいたいウ○コになる薬）」ともいわれ，不適切処方の多さから薬剤耐性対策アクションプランでも削減することが目標になっている。

筆者も実臨床で使うことはほぼないが，「常に不要」という考えもまた思考停止である。ここでは経口第3セフェム系薬の使いドコロについて考えてみる。

■溶連菌性咽頭炎

経口第3世代セフェム系を用いた溶連菌性咽頭炎の短期間治療（5日間）についてはいくつかのRCT［PMID：9006528］やメタアナリシス［PMID：16220091］で有効性が報告されている。コストもアモキシシリン10日間とほぼ同等である。ただし諸外国のガイドライン（カナダ［PMID：34336062］，アメリカ［PMID：23091044］）には推奨の記載はない。その理由として，最も重要な点は溶連菌感染症に対する処方としては広域すぎるという点にある。

一方で抗菌薬適正使用を優先したアモキシシリンをいかに10日間飲み切ってもらえるかの説明処方が医師には求められている。

■耐性菌による感染症に対するオーラルスイッチ

限られたシチュエーションではあるが，アモキシシリンやセファレキシン，ST合剤などの抗菌薬にことごとく耐性で，第3世代セフェム系抗菌薬以外にはニューキノロン系やホスホマイシンしか感受性がない場合は選択肢に挙がる。

なお，2025年3月現在問題となっている抗菌薬供給制限の状況下では経口第3世代セフェム系薬を「適切に」処方することが重要である（p.180も参照）。そして，処方する場合はピボキシル基が含有されていないものを選択すること。

109

セフタジジム　CAZ：モダシン Ⅳ

Empirical therapy

- ショックではない VP シャント感染疑いの患者にバンコマイシンと併用
- 緑膿菌や腸内細菌などの GNR が原因となる可能性が高い尿路感染症

　＊腸内細菌の関与が低いと考え，緑膿菌のみをターゲットにする場合はピペラシリンを優先する→ただし施設の緑膿菌の感受性が良い（≧80％）ことを確認すること

Definitive therapy

- ピペラシリンが耐性でセフタジジムに感性の緑膿菌感染症（肺炎，尿路感染症，髄膜炎など）
- セフタジジムに感性でその他のグラム陰性桿菌のカバーも検討が必要な緑膿菌感染症
- メリオイドーシス（類鼻疽）

スペクトラム

GPC 淋菌

GNR AmpC 過剰産生，ESBL 産生，CPE 産生でない *Citrobacter* spp., *Enterobacter* spp., *E. coli*, *K. pneumoniae*, *K. oxytoca*, *P. mirabilis*, *Morganella* spp., *Serratia* spp., *Salmonella* spp., *Shigella* spp., *Campylobacter* spp., *Yersinia enterocolitica*, *Aeromonas* spp., BLNAR, BLPACR 含む *H. influenzae*, 緑膿菌, *Acinetobacter* spp., *Burkholderia cepacia*

注：GNC である *M. catarrhalis* に対する感受性や臨床適応についてはデータがないため使用すべきでない

用量
通 常 90-150 mg/kg/day 分 3
重症緑膿菌感染症 200-300 mg/kg/day 分 3，最大 12 g/day

PK/PD
髄液移行性 あり（20~40％）
半減期 1-2 時間，新生児 4-7 時間
排 泄 腎
蛋白結合率 <10％

規 先発品の発売が終了しているため後発品の値段を記載
0.5 g (288)，1 g (444)

添付文書 通常　40-100 mg/kg/day 分 2-4，重症 150 mg/kg/day 分 2-4，最大 4 g/day

未熟児・新生児 日齢 0-3：20 mg/kg1 日 2-3 回，日齢 4 以降：20 mg/kg 1 日 3-4 回，重症 150 mg/kg/day 分 2-4

● **腎機能による投与量調節**

GFR (mL/min/1.73 m²)				PD	HD	CRRT
≧50	30-50	10-30	<10			
必要なし	50 mg/kg 1 日 2 回	50 mg/kg 1 日 1 回	50 mg/kg 48 時間毎	50 mg/kg 48 時間毎	透析後 50 mg/kg 48 時間毎	50 mg/kg 1 日 2 回

Point

- 緑膿菌カバーのある 3 世代セフェム系抗菌薬。一方で誤った使い方をされてしまうのが GPC に対する治療。*S. aureus* などの GPC への活性が低くなっている。CLSI も GPC に対するブレイクポイントを設定していない。つまり使うべきではない。

- なかなか使いどころが難しい抗菌薬。筆者は原因微生物が緑膿菌と判明し，ピペラシリンに耐性の場合にセフェピムより狭域な抗菌薬としてセフタジジムを選択している。

- VP（髄腔 - 腹腔）シャント関連髄膜炎の初期治療薬としてバンコマイシンと併用のもとで推奨されるが，実は VP シャント感染症において緑膿菌の頻度はそこまで高くはなく（2-4％），教科書によってはセフォタキシム（またはセフトリアキソン）＋バンコマイシンを推奨しているものもある。

- メロペネムが耐性の菌種として重要である *Stenotrophomonas maltophilia* 感染症に対して感受性があれば ST 合剤（第 1 選択薬）の代替薬として使用できると記載されることもあった。ただし，2024 年の IDSA ガイドライン[9] には「もはや有効な治療法とは考慮しなくなった」と記載されている。残念。

第4世代セフェム系抗菌薬　注射：セフェピム（CFPM）

特徴 院内感染の強い味方であり，血液腫瘍内科には必須の薬。イメージとしては「緑膿菌をカバーできるCTX」。ただし肺炎球菌とインフルエンザ菌の耐性には注意

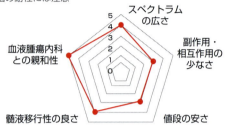

使用が推奨される微生物

多くの腸内細菌目細菌
E. coli, Klebsiella spp.
Proteus spp.
Serratia spp.
Enterobacter spp.
Citrobacter spp. など

緑膿菌（P. aeruginosa）

| 特徴的な耐性菌 | AmpC過剰産生菌 | ◎ |

※MSSA, レンサ球菌, 肺炎球菌なども スペクトラムには含む

×使用が推奨されない主な細菌

腸球菌, L. monocytogenes
B. fragilis などの偏性嫌気性菌
MRSA, S. maltophilia
非定型菌（M. pneumoniaeなど）
ESBL産生菌　など

主な副作用：脳症，けいれん

使用が推奨される臓器・感染症

◎デバイス関連を含めた院内感染

多くの腸内細菌目細菌をカバーし院内発症尿路感染症にも適している
人工呼吸器肺炎のグラム染色でGNRを認めたとき
脳室-腹腔シャント感染症など緑膿菌や黄色ブドウ球菌を対象する場合にVCMと併用して使用。CAZ＋VCMでもよい

◎発熱性好中球減少症

CFPMがキードラッグとなる最も重要な疾患。緑膿菌をカバーするために選択される

◎AmpC過剰産生菌による感染症（特に菌血症）

Enterobacter spp.属などAmpC過剰産生菌の頻度が多い菌による菌血症に対して使用する

×市中肺炎

CTXで十分である。また肺炎球菌やインフルエンザ菌は耐性の場合があり，非定型肺炎には無効

セフェピム CFPM：マキシピーム®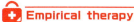

➕ Empirical therapy

- ショックではない発熱性好中球減少症
- 院内発症の敗血症，髄膜炎
- 緑膿菌の関与の可能性がある（例：抗菌薬曝露歴，保菌歴など）敗血症，髄膜炎
- 緑膿菌の関与の可能性がある腹腔内感染症（胆道閉鎖症術後再発胆管炎など）に対してメトロニダゾールと併用
- AmpC過剰産生菌の保菌・感染症既往がある児の尿路感染症

🎯 Definitive therapy

- AmpC過剰産生菌による感染症で，第3世代セフェム耐性の場合。または第3世代セフェム感性でも，①状態不良の患者や②増悪時のリスクがある患者の場合（後述）

スペクトラム グラム陽性球菌（MRSAを除く），腸内細菌のほとんど（AmpC過剰産生菌含む。AmpC過剰産生菌についてはp.43）と緑膿菌をカバーできる超広域抗菌薬。ただし，肺炎球菌やインフルエンザ菌の感受性はセフォタキシムよりも悪いことがある
β-ラクタマーゼ産生の B. fragilis はカバーしないので，腹腔内感染症に単剤での使用は避ける

用 100-150 mg/kg/day 分2-3，最大6 g/day

PK/PD
髄液移行性 あり（4-34％）
半減期 ＜2時間，新生児3-7時間
排泄 腎
蛋白結合率 20％

規 先発品の販売が終了しているため後発品の値段を記載
0.5 g（406），1 g（522）

添 小児適応なし

● 腎機能による投与量調節

GFR (mL/min/1.73 m²)			PD	HD	CRRT
≧60	10-60	<10			
必要なし	50 mg/kg 1日2回	50 mg/kg 1日1回	50 mg/kg 1日1回	25 mg/kg 1日1回	必要なし

Point 🍬

• SPACE (+K) と呼ばれる，院内感染で問題となりやすい菌種をカバーしたいときに活躍する (p.60)

• 理由①：*Pseudomonas* spp.，*Acinetobacter* spp. というセフォタキシムやセフトリアキソンに耐性の菌種へ活性がある。

• 理由②：*Enterobacter* spp. や *Citrobacter* spp.，*K. aerogenes* のようなセフォタキシムなどの使用によって耐性化しやすい AmpC 過剰産生菌感染症 (p.43 参照) の治療に対して使用することができる。

• AmpC 過剰産生菌感染症の治療で最もデータが豊富なのは，カルバペネム系抗菌薬だが，セフェピムがメロペネムと比較して致命率に差がなかった観察研究もあり，カルバペネム系抗菌薬を温存するために筆者はセフェピムを選択している。

• AmpC 産生菌の感受性 CTX R，CFPM S の場合

　AmpC 過剰産生あり→CFPM を選択

• AmpC 産生菌の感受性 CTX S，CFPM S の場合

　AmpC 産生菌だが過剰産生なし→CTX を選択し，注意深くモニタリング

ただし，①菌血症や髄膜炎の場合，②患者状態不良の場合，③増悪時のリスクがある場合 (循環動態が不安定な先天性心疾患，免疫不全者など) のいずれか→CFPM または MEPM を選択

CTX：セフォタキシム　CFPM：セフェピム　MEPM：メロペネム

• ESBL 産生菌による感染症 (尿路感染症を除く) に対してはカルバペネム系薬と比較して転帰が不良という観察研究があるため，使用しない。

• 腸内細菌目細菌の MIC が 4-8 μg/mL の場合，感受性結果は "S" だが菌血症などの重症感染症に対するセフェピム投与は転帰が悪い。そのため，感受性結果が "S" でもセフェピムを選択せずメロペネムなど他の抗菌薬を選択する。

▶ 注意すべき副作用

• 特に腎機能低下患者において脳症を起こすリスクがある。ほとんどが可逆性だが見当識障害や意識障害，ミオクローヌス，けいれんなどが認められる。小児でも報告がある。

• 脳症の副作用がある抗菌薬で他に有名なものがメトロニダゾールである。セフェピム脳症とメトロニダゾール脳症の違いは以下のとおりである。

● セフェピム脳症とメトロニダゾール脳症

	セフェピム脳症	メトロニダゾール脳症
投与開始から症状出現までの日数	4日	14日
症　状	けいれん発作ミオクローヌス	小脳症状 (ふらつき)けいれん発作頭痛，嘔気
検査所見	脳波検査異常 (80%)MRI 検査異常は稀	MRI 検査異常あり

🛑 「あるある」セフェム系抗菌薬のその使い方はアカン！

誤った使い方	推奨される使い方
感冒に経口第3世代セフェム系抗菌薬を処方	基本的にウイルスが原因であるため抗菌薬は不要。細菌感染症に対しても bioavailability が低い薬剤は処方を避ける
S. aureus や GAS が原因のことが多い皮膚軟部組織感染症に第3世代セフェム系抗菌薬を使用	第1世代セフェム系抗菌薬 (セファゾリン，セファレキシン) がより狭域で適切
尿路感染症に対してグラム染色をせずにルーチンでセフェム系抗菌薬を投与	腸球菌 (GPC) だった場合，セフェム系には自然耐性であるため，ペニシリン系 (アンピシリンやアモキシシリン) が適切。大腸菌の頻度は多いが，特に尿路奇形のある患者の場合，可能な限りグラム染色を行う
Enterobacter spp. など，AmpC 過剰産生菌の割合が高い菌による重症感染症 (菌血症) に対して第3世代セフェム系を選択	第3世代セフェム系薬に耐性または治療経過中に耐性化する可能性がある。第4世代セフェム系かカルバペネム系が適切
S. aureus や S. pneumoniae などのグラム陽性菌に対してセフタジジムを使用	グラム陽性菌に対してセフタジジムは選択しない。同じ第3世代であればセフォタキシムかセフトリアキソンを選択
新生児の細菌感染症へセフトリアキソンを使用	ビリルビンに置き換わりアルブミンに結合し，核黄疸のリスクがあるため，使用するならばセフォタキシムを選択
血液腫瘍を基礎疾患に持つ患者の S. viridans (緑色レンサ球菌) 菌血症へのセフェム系抗菌薬投与	セフェピムを含めてセフェム系薬に耐性となっている場合があり，バンコマイシンによる Empirical therapy がより適切

115

カルバペネム系抗菌薬　注射：メロペネム（MEPM）

特徴 言わずと知れた，最後の切り札のひとつ。超広域抗菌薬であるため，必要な菌・感染症に使用し，濫用に注意する。カバーできていない菌を覚えるほうが早い

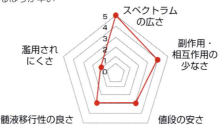

使用が推奨される微生物

多くの腸内細菌目細菌
E. coli, Klebsiella spp.
Proteus spp. Serratia spp.
Enterobacter spp.
Citrobacter spp. など

緑膿菌（P. aeruginosa）

偏性嫌気性菌（腹腔内含む）
Bacteroides fragilis など

特徴的な耐性菌	AmpC過剰産生菌	◎
	ESBL産生菌	◎

※MSSA，レンサ球菌，肺炎球菌なども
スペクトラムには含む

× 使用が推奨されない主な細菌

E. faecium, MRSA
Stenotrophomonas maltophilia
非定型菌（M. pneumoniaeなど）
リケッチア
Clostridioides difficile
カルバペネム耐性の腸内細菌科細菌/
緑膿菌/Acinetobacter spp. など

使用が推奨される臓器・感染症

◎GNRによる小児重症感染症の
Empirical therapy
（院内感染，腹腔内感染症，免疫不全患者のGNR感染症など）

AmpC過剰産生菌，ESBL産生菌などを含め，グラム陰性桿菌のスペクトラムが広い。偏性嫌気性菌もカバーし重症腹腔内感染症や，上記耐性菌の関連を疑う（保菌例など）GNR菌血症などのEmpirical therapyに選択。ただし，S. maltophiliaに注意

◎発熱性好中球減少症

CFPMによるEmpirical therapyで改善しない場合などに変更先として

× 肺炎球菌を対象とした感染症
（市中肺炎や細菌性髄膜炎）

MEPM耐性の場合がある。市中肺炎はABPCやCTXで十分で，髄膜炎のEmpirical therapyはVCMを選択

主な副作用：けいれん，Clostridioides difficile感染症

メロペネム　MEPM：メロペン® IV

🆘 Empirical therapy

- ESBL産生菌，AmpC過剰産生菌，多剤耐性（メロペネムは感性）緑膿菌・Acinetobacter の保菌がわかっている患者の敗血症，髄膜炎が疑われる場合
- 発熱性好中球減少症：発症時ショック，セフェピムで初期治療開始後の状態増悪時など
- 腹腔内感染症（腸管穿孔など）や胆道系感染症：胆道閉鎖症術後急性胆管炎などによるショック
- 髄液グラム染色でGNRを認めた新生児髄膜炎：特に母がESBL産生菌を保菌している場合
- 熱傷後感染症の敗血症性ショック

🎯 Definitive therapy

- ESBL産生菌，AmpC過剰産生菌など他の薬剤が耐性でメロペネム感性のGNR感染症

スペクトラム　超超広域抗菌薬。効かない菌を覚えたほうが早い抗菌薬 part2
カバーできない菌　MRSA，*Enterococcus faecium*，VRE，VRSE，カルバペネマーゼ産生腸内細菌科細菌，多剤耐性緑膿菌，多剤耐性アシネトバクター，*Stenotrophomomas maltophilia*，*Clostridioides difficile*，マイコプラズマなどの非定型菌，リケッチア

用量
通　常 60 mg/kg/day 分3
重　症（髄膜炎など） 120 mg/kg/day 分3，最大 6 g/day

PK/PD
髄液移行性 あり（9-21%）
半減期 新生児 2.7時間，乳児 1.5時間，小児（2-12歳）1時間
排　泄 腎
蛋白結合率 <2%

規 0.25 g（549），0.5 g（569）

添付文書 30-60 mg/kg/day 分 3，重症 120 mg/kg/day，最大 6 g/day
低出生体重児，新生児 安全性は確立していない
副作用 軽度の AST，ALT 上昇

● **腎機能による投与量調節**

GFR (mL/min/1.73 m^2)			PD	HD	CRRT
≧60	30-60	<30			
必要なし	20-40 mg/kg 1 日 2 回	10-20 mg/kg 1 日 1-2 回	10-20 mg/kg 1 日 1 回	透析後 10-20 mg/kg 1 日 1 回	20-40 mg/kg 1 日 2 回

Point

- カルバペネム系抗菌薬は非常に広域であるため，カバーできない菌を覚える。また，肺炎球菌が原因となる感染症（市中肺炎や細菌性髄膜炎など）には使用しにくい。

- 日本における肺炎球菌の感性率は 75％であり，第 3 世代セファロスポリン（髄液検体：87％，非髄液検体：95％）より低い（2023 年時点）。

- イミペネムが利するのは *Nocaridia* spp. や非結核性抗酸菌症に対してである。

- Empiric therapy としてカルバペネム系抗菌薬を開始する場合，筆者は開始前に可能な限り適切な培養検査（血液，尿，術中検体など）を多く採取する。

- それらの培養検査がおおむね 48 時間陰性だった場合，患者の状態に合わせて，感染巣を想定したより狭域な抗菌薬へ変更したり，抗菌薬を中止している。

- 濫用によるカルバペネム耐性率の上昇が懸念されている。そのため，特に ESBL 産生菌，AmpC 過剰産生菌に対してカルバペネム系以外の治療（ESBL に対するセフメタゾールや AmpC に対するセフェピムなど）も検討する。

- カルバペネム耐性腸内細菌目細菌感染症は 5 類感染症であり，7 日以内に届出が必要である（2025 年 4 月から届出基準が変更予定）。小児症例は少ないが成人では尿路感染症，菌血症，気道感染症の順に多い。

- カルバペネム耐性菌に対しては感受性があればニューキノロン系，ST合剤，アミノグリコシド系を選択できるが，万が一それらの抗菌薬にも耐性の場合はコリスチン，ホスホマイシンなどの抗菌薬を選択する必要がある。なお，セフィデロコルなどの新薬は小児では保険適用外（2024年時点）。

▶ 注意すべき副作用

- バルプロ酸ナトリウムの血中濃度を下げるため併用禁忌である。なお，イミペネムはガンシクロビルとの併用によるけいれん出現の報告があり併用注意である。

- 副作用で気をつけるのは，けいれん（メロペネム：0.07％，イミペネム0.4％）。菌交代に伴う *S. maltophilia* や VRE による感染症のリスク，*C. difficile* 感染症である。

「あるある」カルバペネム系抗菌薬のその使い方はアカン！

誤った使い方	推奨される使い方
市中発症の細菌性髄膜炎が疑われたため，Empirical therapy として広域抗菌薬であるメロペネム単剤を選択	日本の第3世代セファロスポリン耐性肺炎球菌のうち半数がカルバペネム耐性であるため，バンコマイシン＋セフォタキシム（BLNAR のカバー）などを選択 ※ただし，新生児の明らかな細菌性髄膜炎グラム染色で GNR を認めた場合などはセフォタキシムの代わりにメロペネムを選択
てんかんの既往がある患者の重症感染症に対して，内服薬を確認せずにメロペネムで治療を開始	メロペネムはバルプロ酸ナトリウムの血中濃度を低下させる
急性膵炎に対する感染症予防目的でのルーチンのカルバペネム系抗菌薬投与	軽症の急性膵炎に対しては不要であり，重症例の場合もガイドラインによって記載は異なるが強くは推奨されていない

マクロライド系抗菌薬

注射・経口：アジスロマイシン (AZM)
経口：クラリスロマイシン (CAM)

特徴 非定型菌や百日咳など β-ラクタム薬でカバーしにくい菌やペニシリンアレルギーの児へ使用できる縁の下の力持ち

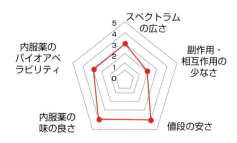

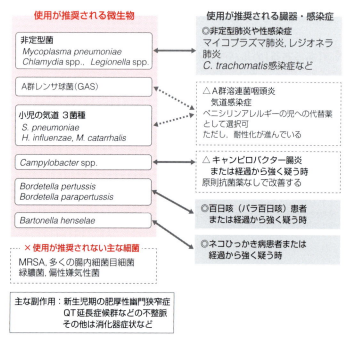

使用が推奨される微生物

非定型菌
Mycoplasma pneumoniae
Chlamydia spp., *Legionella* spp.

A群レンサ球菌(GAS)

小児の気道 3菌種
S. pneumoniae
H. influenzae, M. catarrhalis

Campylobacter spp.

Bordetella pertussis
Bordetella parapertussis

Bartonella henselae

×使用が推奨されない主な細菌
MRSA, 多くの腸内細菌目細菌
緑膿菌, 偏性嫌気性菌

使用が推奨される臓器・感染症

◎非定型肺炎や性感染症
マイコプラズマ肺炎, レジオネラ肺炎
C. trachomatis 感染症など

△A群溶連菌咽頭炎
　気道感染症
ペニシリンアレルギーの児への代替薬として選択可
ただし, 耐性化が進んでいる

△キャンピロバクター腸炎
または経過から強く疑う時
原則抗菌薬なしで改善する

◎百日咳（パラ百日咳）患者
または経過から強く疑う時

◎ネコひっかき病患者または
経過から強く疑う時

主な副作用：新生児期の肥厚性幽門狭窄症
　　　　　　QT延長症候群などの不整脈
　　　　　　その他は消化器症状など

マクロライド系抗菌薬

- ラクトンリングという環状エステルがたくさん連なった抗菌薬であり，14員環のエリスロマイシン，クラリスロマイシンや15員環のアジスロマイシンがある。

- リボソーム50Sサブユニットに作用し，タンパク質合成阻害薬といわれる。覚えることが多いが，ヒビマイシンしてほしい。

- 経口マクロライド系抗菌薬は，経口第3世代セフェム系抗菌薬と同様に小児の外来セッティングでよく処方される抗菌薬である。「AMRアクションプラン2023-2027」でも使用量の減少が目標に掲げられている。

- 小児におけるマクロライド系抗菌薬の使いどころは①マイコプラズマなど非定型肺炎の治療，②ペニシリンアレルギー時の代替薬，③百日咳の治療・予防である。

- CDCが推奨する百日咳曝露後予防の対象者は以下のとおりである。なお，NICUや産科病棟，保育施設に勤務している曝露者も予防内服が推奨されている。ただし，日本では保険適用外であることに注意する。

①家族内に発症から21日以内の百日咳患者がいる無症状の家族全員
②百日咳が重症化するリスクの高い次の患者で，曝露から21日以内の無症状者：乳児，妊娠28週以降の女性，免疫不全患者，中等度以上の喘息患者など

- ウイルス性腸炎にはもちろん不要。細菌性腸炎への使用も限られる。健常者のキャンピロバクター腸炎の症状持続時間を1日短くすることが報告されているが[10]，基本的に自然経過で治癒するためルーチンでは使用しない。

- グラム陽性菌に対して交叉耐性があるため種類ごとに感受性が同じと考えてよい(例：エリスロマイシンが耐性なら，アジスロマイシンも耐性)。

- グラム陽性菌に対する感受性の低さが問題になっている。特に肺炎球菌

の感受性率が低いため，細菌性肺炎への使用は推奨しにくい。

- *Mycoplasma pneumoniae* も，1種類のマクロライド系抗菌薬が耐性の場合は他の抗菌薬もほぼ耐性である。

- *M. pneumoniae* のマクロライド耐性率は流行時期により異なる。2011年は60-80%程度であったが，2020年時点では15-25%程度であった[11-12]。2024年は60%が耐性だった報告がある。

- マクロライド耐性百日咳菌が日本でも報告されている（代替薬はST合剤）。

▶ 注意すべき副作用

- マクロライド系抗菌薬は肝臓のチトクローム P450（CYP3A）に代謝され酵素の阻害反応を起こすため，併用薬に注意が必要である。

- 特に小児では抗血小板薬のワルファリン（PT-INRの延長），免疫抑制剤のシクロスポリン（血中濃度上昇，半減期延長），抗けいれん薬（カルバマゼピンの血中濃度上昇など），抗菌薬（リファンピシンの減弱・増強）が使用されている場合があり注意が必要である。必ず薬を使うときは併用薬をチェックする癖をつけよう。

- 頻度が多いのは消化器症状であり，アジスロマイシンは5-12%[13-14]，クラリスロマイシンでは下痢7%，嘔吐6%，腹痛2%である[15]。

- また，新生児・乳児（特に生後6週以内）への投与で気をつけなくてはならないのが肥厚性幽門狭窄症のリスクが上がること。生後2週以内の投与がよりリスクが高く，アジスロマイシンよりもエリスロマイシンのオッズ比が高い（生後2週以内で8.26 vs 13.3）。クラリスロマイシンは十分に評価されていない。

- 新生児・乳児の百日咳を診断した場合，マクロライド系抗菌薬が一般的に使用されるが，家族へ副作用の説明を行うこと。

- 頻度は少ないが重篤なのはQT延長，心室頻拍。QT延長について，動物実験ではエリスロマイシン＞クラリスロマイシン＞アジスロマイシンの順に頻度が高かった。

| アジスロマイシン | AZM：ジスロマック® **PO**, **IV** |

1

抗菌薬

➕ Empirical therapy

- 百日咳を強く疑う場合：特徴的な咳嗽（スタッカート，ウープ），咽頭刺激による咳嗽誘発，咳込み嘔吐，新生児の無呼吸発作，異常な白血球増加や肺高血圧の症状
- *M. pneumoniae* 肺炎，*C. pneumoniae* 肺炎を強く疑うとき：年長児の肺炎，周囲感染など
- *C. trachomatis* 肺炎を強く疑うとき：結膜炎・鼻炎を先行する生後4-12週に発熱のない肺炎，好酸球上昇＞300/μL など
- ICU に入室するような重症呼吸器感染症で非定型肺炎をカバーしたいとき
- 渡航者下痢症や免疫不全患者の細菌性腸炎を疑う時（静注）
- 性感染症（*C. trachomatis*）を疑う場合：性的活動，性暴力被害児

🎯 Definitive therapy

- マイコプラズマ肺炎，クラミジア肺炎，レジオネラ肺炎などの非定型肺炎
- 百日咳の患者との濃厚接触（同居者，医療従事者など）に対する予防内服（保険適用なし）
- β-ラクタム薬アレルギー患者への A 群溶連菌咽頭炎治療
- ネコひっかき病
- *Campylobacter* 感染症：重症化リスク（生後 3 カ月未満，免疫不全，敗血症または合併症あり，腸閉塞関連基礎疾患）がある。または社会的に早く治療したい場合

スペクトラム

GPC GAS，GBS，GCS，GGS，肺炎球菌，緑色レンサ球菌，黄色ブドウ球菌（MRSA を除く）

⚠ 日本は軒並み耐性率が高く，感受性確認が必要。腸球菌は耐性率が高く，治療には適さない

GPR 非結核性抗酸菌の一部（感受性確認必要）

GNC 淋菌，*M. catarrhalis*

123

スペクトラム	
GNR	*H. influenzae*（BLNAR 含む），*H. ducreyi*，*Bartonella henselae*，百日咳，*Salmonella* spp., *Campylobacter* spp.
その他	*Mycoplasma pneumoniae*, *Mycoplasma genitalium*, *Mycoplasma hominis*, *Chlamydia pneumoniae*, *Chlamydia trachomatis*, *Chlamydia psittaci*, *Legionella pneumophila*, *Ureaplasma urealyticum*

用法・用量	
通常	10 mg/kg/day 分 1，3 日間，最大 500 mg/day
百日咳	1-5 カ月の乳児：10 mg/kg/day，5 日間 ≧6 カ月：10 mg/kg/day×1 日＋5 mg/kg/day，4 日間
ネコひっかき病	10 mg/kg/day×1 日＋5 mg/kg/day，4 日間
クラミジア結膜炎	20 mg/kg/day 分 1，単回投与または 3 日間
レジオネラ肺炎	10 mg/kg/day 分 1，5 日，重症例は 7-10 日 （専門家へ相談推奨）

PK/PD	
髄液移行性	なし
半減期	55 時間
排泄	肝
蛋白結合率	7-51％

規	細粒小児用 10%（155.6/g），cap 小児用 100 mg（108.8），250 mg 錠（158.9），600 mg 錠（505），点滴静注用 500 mg（1954）

添付文書	10 mg/kg/day 分 1，3 日間 最大 500 mg/day
カプセル	15-25 kg：200 mg（2Cap)/day，26-35 kg：300 mg（3Cap)/day，36-45 kg：400 mg（4Cap)/day，46 kg-：500 mg（5Cap)/day
	15 kg 未満には細粒小児用を投与
低出生体重児，新生児	安全性は確立していない

- 腎機能による投与量調節：必要なし
- 肝機能による投与量調節：必要なし

Point

- アジスロマイシンは 1 日 1 回内服で済むことが非常に大きなポイントである。5 日間処方（百日咳など）は保険適用外であることに注意。

- クラリスロマイシンよりも苦味が少ない点も子どもにはうれしい。

- クラミジア感染症などの性感染症にも用いやすい。クラミジア結膜炎には短期間大量投与（20 mg/kg/回）が推奨されている。発展途上国では単回投与が多いが，成書には1日1回3日間という記載もある。
- 小児では頻度は少ないがレジオネラ肺炎の治療薬でもある。成人領域ではフルオロキノロン系が第1選択とされるが，小児では選択しがたい。

クラリスロマイシン　CAM：クラリス® PO

Empirical therapy

- 百日咳を強く疑う場合：特徴的な咳嗽（スタッカート，ウープ），咽頭刺激による咳嗽誘発，咳込み嘔吐，新生児の無呼吸発作，異常な白血球増加や肺高血圧の症状
- *M. pneumoniae* 肺炎，*C. pneumoniae* 肺炎を強く疑うとき：年長児の肺炎，周囲感染など
- *C. trachomatis* 肺炎を強く疑うとき：結膜炎・鼻炎を先行する生後4-12週に発熱のない肺炎，好酸球上昇＞300/μL など

Definitive therapy

- マイコプラズマ肺炎，クラミジア肺炎，レジオネラ肺炎などの非定型肺炎
- 百日咳の患者との濃厚接触（同居者，医療従事者など）に対する予防内服
- β-ラクタム薬アレルギーの患者へのA群溶連菌咽頭炎治療，感染性心内膜炎予防
- *Campylobacter* 感染症：重症化リスク（生後3カ月未満，免疫不全，敗血症または合併症あり，腸閉塞関連　基礎疾患）がある。または社会的に早く治療したい場合
- *H. pylori* の除菌
- 非結核性抗酸菌感染症（*M. avium complex*，*M. abscessus*，*M. chelonae* など）

スペクトラム

大まかにはアジスロマイシンと同様である
筆者は *H. pylori*，非結核性抗酸菌以外の感染症についてはアドヒアランスの関係からアジスロマイシンを処方することが多い

G N R *Helicobacter pylori*

その他 Rapidly Growing *Mycobacterium* (RGM) を含む非結核性抗酸菌 (*M. avium complex*, *M. abscessus*, *M. chelonae* など)

用法・用量

通 常 15 mg/kg/day 分 2 最大 500 mg/day

百日咳 15 mg/kg/day 分 2，7 日間

レジオネラ肺炎 15 mg/kg/day 分 2-3，5-10 日間

後天性免疫不全症候群に伴う播種性 MAC 症 15 mg/kg/day 分 3

***H. pylori* 除菌** 10-20 mg/kg/day 分 2，10-14 日間
AMPC 50 mg/kg/day 分 2，PPI (ランソプラゾール 1.5 mg/kg/日分 2 など) と併用する

ペニシリンアレルギーの患者に対する歯科処置時の感染性心内膜炎予防
15 mg/kg 処置 1 時間前に 1 回投与

PK/PD

髄液移行性 なし

半減期 2-6 時間

排 泄 腎

蛋白結合率 42-50%

規 細粒小児用 10% (85.3/g)，50 mg 錠 (23.4)，200 mg 錠 (30)

添 10-15 mg/kg/day 分 2-3 最大 400 mg/day

低出生体重児，新生児 安全性は確立していない

● **腎機能による投与量調節**

GFR (mL/min/1.73 m²)			PD	HD	CRRT
≧30	10-30	<10			
必要なし	4 mg/kg 1 日 2 回	4 mg/kg 1 日 1 回	4 mg/kg 1 日 1 回	透析後 4 mg/kg 1 日 1 回	データなし

肝機能による投与量調節：必要なし

Point 🦴

• 生体利用率は 50% とそこまで高くはない (経口第 3 世代セフェム系のセフポドキシム プロキセチル：バナン® が 46% でほぼ同等)。

- ドライシロップは原薬の苦みが抑えられ飲みやすいが，去痰剤として処方されることの多いカルボシステインは酸性剤であり，同時に内服するとドライシロップの製剤加工が壊されて非常に苦みが強くなってしまうことに注意が必要。

- *H. pylori* の一次除菌として用いられる（投与量は上記参照）。プロトンポンプ阻害薬（PPI）とアモキシシリンと併用して用いられる。

- 除菌対象は原則 5 歳以上であり，無症状小児の場合は胃がんの家族歴および患者希望があれば治療する。

- 治療期間は 10-14 日間（保険適用は 7 日間）。近年耐性化が問題となっており，一次除菌失敗時にはメトロニダゾールに変更する。

- RGM と呼ばれる非定型抗酸菌感染症は免疫不全患者の皮膚感染症やカ

🛑「あるある」マクロライド系抗菌薬のその使い方はアカン！

誤った使い方	推奨される使い方
感冒に経口マクロライド系抗菌薬を処方	抗菌薬は不要。ウイルス性が多い気管支炎にもよく処方されている
ハイリスク患者以外への急性腸炎へ経口マクロライド系抗菌薬を処方	ウイルス性腸炎にはもちろん不要。細菌性腸炎でも有効性がメタアナリシスで証明されているのはキャンピロバクター腸炎のみである*。マクロライド系抗菌薬の副作用でさらに消化器症状が増悪するリスクもある
マイコプラズマ肺炎に対してクラリスロマイシンで治療開始するも症状が改善しないため，アジスロマイシンへ変更	もし抗菌薬を変更するのであればテトラサイクリン系抗菌薬などを検討する。1 種類のマクロライド系抗菌薬に耐性の場合は他の同系統薬にも耐性である
非定型肺炎（*M. pneumoniae*, *C. pneumoniae*）以外の細菌性肺炎や急性中耳炎へのルーチン使用	小児の細菌性肺炎の主な原因菌である *S. pneumoniae* の耐性率は 80％以上であり，有効でない場合が高くルーチンでは処方しない
ペニシリンアレルギーが疑われる A 群溶連菌咽頭炎の患者に対してしっかりと病歴を確認せずに処方	マクロライド系薬はペニシリンアレルギーの場合の代替薬として重要であるが，「本当にペニシリンアレルギーなのか」という点に注意する（Chapter 3-4 参照）。*S. pyogenes* のマクロライド耐性は約 30％とやや高め
6 カ月未満の乳児百日咳症例にアジスロマイシン 3 日間投与で外来経過観察	生後 6 カ月未満の乳児百日咳症例は入院加療が望ましい（3 カ月未満の乳児は入院必須）。入院したうえで経口抗菌薬投与は問題ないが，保険適用外使用の 5 日間投与が治療としては推奨されている

*A Ternhag et al. Clin Infect Dis 2007：44：696-700. PMID：17278062

テーテル関連血流感染症で問題となるが，その多剤療法のひとつとして使用される。

リンコマイシン系抗菌薬

クリンダマイシン CLDM：ダラシン®，ダラシン®S **IV**，**PO**，**IM**

（ただし添付文書上，筋注は成人のみ）

➕ Empirical therapy

- 壊死性筋膜炎の患者に対して毒素産生抑制目的に β-ラクタム薬などと併用
- β-ラクタム薬アレルギー患者への治療（A 群溶連菌咽頭炎，肺炎，膿胸など）や予防投与（周術期感染予防，歯科治療時感染性心内膜炎予防など）

🎯 Definitive therapy

- クリンダマイシンに感性の MRSA による感染症（特に皮膚軟部組織感染症や骨・関節感染症のオーラルスイッチ）

スペクトラム
イメージは「マクロライド＋嫌気性菌」。しかし，*H. influenzae* の多くが耐性であること，逆に MRSA に対しても感受性があることが異なる（結局 GPC は感受性をみて対応すべき）
嫌気性菌では，特に腹腔内で問題になる *B. fragilis* に対しては半数以上が耐性であり，腹腔内感染症には使えない。また *Mycoplasma* や *Ureaplasma* に対しては基本的に耐性である

用法・用量
通 常 20 mg/kg/day 分 3
予 防 10 mg/kg，1 回
重 症 40 mg/kg/day 分 3-4
最 大 2700 mg/day（静注），1800 mg/day（内服）

PK/PD
髄液移行性 なし
半減期 2.5-3 時間
排 泄 腎
蛋白結合率 94％

規 cap 75 mg（17.6），150 mg（23.8），注射液 300 mg（400），600 mg（582）

添 内服 15 mg/kg/day 分 3–4，重症 20 mg/kg/day
静注 15–25 mg/kg/day 分 3–4，重症 40 mg/kg/day 分 3–4

低出生体重児，新生児 安全性は確立していない。静注薬について，海外においてベンジルアルコールの静脈内大量投与により，中毒症状（あえぎ呼吸，アシドーシス，けいれん等）が低出生体重児に生じた報告がある

• 腎機能による投与量調節：必要なし
• 肝機能による投与量調節：必要なし

Point

• 本薬剤も細菌のリボソーム 50S サブユニットに結合し，蛋白合成を阻害することで抗菌活性を示す。

• 生体利用率は 90％と非常によいが，日本ではカプセル製剤しか内服用がない。そのため，乳幼児では脱カプセルして飲ませる必要があるが，筆舌に尽くせぬほどに，強い苦みが長く持続する最低の味である。

• マクロライドに耐性（エリスロマイシン耐性，クリンダマイシン感性）の場合，クリンダマイシンに誘導耐性となることがある。マクロライド耐性の *S. aureus* や GAS，GBS の感受性結果でクリンダマイシンに感受性があった場合，誘導耐性の有無を確認する必要がある。

• D テストは「クリンダマイシン耐性を誘導する遺伝子が存在しているか」をみる検査である。ぜひ細菌検査室へ足を運びD テストについて聞いてみよう。

• A 群溶連菌による壊死性筋膜炎などに対して，毒素産生抑制目的にアンピシリンやペニシリン G と併用される。

• ただし壊死性筋膜炎の治療で最も重要なのは，毒素産生抑制ではなくデブリドマンであることを忘れてはならない。筆者の師の名言は「土下座してでも外科医にデブリドマンしてもらえ」である。

• MRSA による骨・関節感染症のオーラルスイッチに関して，感性であれば使用できる。ただし上述のとおりエリスロマイシン耐性の場合は要注意！

🛑「あるある」クリンダマイシンのその使い方はアカン！

誤った使い方	推奨される使い方
マイコプラズマ肺炎に対してクリンダマイシンで治療	*M. pneumoniae* はクリンダマイシンに基本的に耐性である。名前が似ているため注意が必要。第1選択薬はあくまでマクロライド系である
クリンダマイシンを乳児に内服させるためになんとなく脱カプセルして細粒にする	脱カプセルしたクリンダマイシンは強い苦みが長く続く非常に苦痛な薬。子どもに飲ませる前に自分で体験して，どれだけつらいかを認識し，重要性を考慮したうえで処方する

▶ 注意すべき副作用

- 急速静注は心停止の報告があり，禁忌である。小児では多くの抗菌薬が急速静注されるが，クリンダマイシン，マクロライド系抗菌薬 (エリスロマイシン，アジスロマイシン) は心停止のリスクがあり急速静注は行わない。

- その他ではバンコマイシンやテイコプラニン (infusion reaction を起こす) も急速静注しない。

- 副作用で重要なのが *C. difficile* 感染症である。セフェム系薬，フルオロキノロン系薬と並び高リスクとなっている。

- 抗菌薬関連下痢症との鑑別が難しいが，発熱や白血球増多などの所見があれば *C. difficile* 感染症を示唆する。

スルホンアミド系抗菌薬　注射・経口：ST合剤（SMX/TMP）

特徴 第3世代セフェム系薬以上のスペクトラムである。実はそこまで副作用も多くなく，価格も安いため外来で使いこなしたい薬のひとつ

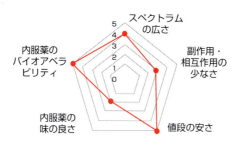

使用が推奨される微生物

グラム陽性球菌
MRSA含む S. aureus
A群レンサ球菌（GAS） など

小児の気道3菌種
S. pneumoniae
H. influenzae（BLNAR含む）
M. catarrhalis

耐性のない多くの腸内細菌目細菌
E. coli
Klebsiella spp., Proteus spp.
Enterobacter spp. など

その他特殊な菌
Stenotrophomonas maltophilia
Pneumocystis jirovecii
Nocardia spp.

---- × 使用が推奨されない主な細菌 ----
腸球菌，緑膿菌
B. fragilisなどの偏性嫌気性菌
非定型菌（M. pneumoniaeなど）など

主な副作用：消化器症状
薬疹（Stevens-Johnson症候群など）
核黄疸（新生児）

使用が推奨される臓器・感染症

◎**MRSAの関与を疑う感染症**
皮膚感染症に使用しやすい（GASもカバーしているため）
移行性が良くMRSA関連の他の感染症にも使用できる。ただし，耐性の場合もあるため注意
慢性肉芽腫症などの予防内服にも使用

○**呼吸器感染症**
基本的にAMPCで十分だが，CTXの内服移行の選択肢のひとつとして検討

◎**尿路感染症**
入院を要さない場合のEmpirical therapyに選択。AmpC産生菌やESBL産生菌の場合も使用可能な場合ありまた予防内服薬としても使用

○**腹腔内感染症**
原因微生物が不明の腹腔内感染症の内服移行でMNZとの併用を検討

◎**その他の推奨される状況**
S. maltophilia感染症
ニューモシスチス肺炎
ノカルジア症 など

スルファメトキサゾール (SMX)/トリメトプリム (TMP) ST合剤 IV, PO

Empirical therapy

- 入院適応のない，尿路感染症患者（グラム染色で GNR を確認していればなおよい）
- 第1世代セフェム系抗菌薬が有効ではなく MRSA が原因と考えられる伝染性膿痂疹，蜂窩織炎
- β-ラクタム系抗菌薬が使えない状況の肺炎・中耳炎・副鼻腔炎
- *Pneumonocystis jirovecii* 肺炎を疑う時（原発性免疫不全患者，1,3-β D グルカン高値，気胸を伴う肺炎など）
- *Stenotorophomonas maltophilia* 感染症を疑う時（集中治療管理やカルバペネム系抗菌薬などの広域抗菌薬を長期使用中の敗血症，*S. maltophilia* 保菌患者の敗血症など）にミノサイクリンなどと併用

Definitive therapy

- 尿路感染症に対するオーラルスイッチ
- MRSA 感染症の外来治療，抗 MRSA 薬からのオーラルスイッチ
- *Pneumonocystis jirovecii* 肺炎
- *Stenotorophomonas maltophilia* 感染症に対する併用薬のひとつ
- ノカルジア症
- マクロライド系抗菌薬に耐性，または使用できない場合の百日咳
- 予防内服：尿路感染症，免疫不全患者に対する黄色ブドウ球菌感染症，*P. jirovecii* 感染症，トキソプラズマ症，百日咳

スペクトラム

かなりスペクトラムは広い。古く安いため世界的に非常に広いシェアがある。したがって耐性獲得している菌も多い。アンチバイオグラム（まずは見てみよう！）および臨床的使用経験が多い疾患に使用する

小児科医が思っているより，使用しやすい。β-ラクタマーゼによる多剤耐性腸内細菌の治療薬のひとつとしても，重要な立ち位置を占める

GPC GAS, GBS, GCS, GGS, 肺炎球菌, 緑色レンサ球菌, 黄色ブドウ球菌（MRSA 含む）
GAS は耐性のことがある。また世界的には肺炎球菌の耐性率が問題となっている

	腸球菌は in vitro で活性を示しても臨床的には有効ではない
スペクトラム	**GPR** *L. monocytogenes*, *Nocardia* spp.
	GNC 髄膜炎菌（髄膜炎には使用不可），*M. catarrhalis*
	GNR *Citrobacter* spp., *Enterobacter* spp., *E. coli*, *K. pneumoniae*, *K. oxytoca*, *P. mirabilis*, *Morganella* spp., *Serratia* spp., *Salmonella* spp., *Shigella* spp., *Stenotrophomonas maltophilia*, *Yersinia enterocolitica*, *Aeromonas* spp., BLNAR，BLPACR 含む，*H. influenzae*, *Bordetella pertussis*

腸内細菌の多くが感受性だが，アンチバイオグラムを確認すること。特に UTI 既往や抗菌薬曝露歴がある場合耐性のリスクとなる

その他 *Pneumocystis jirovecii*

用法・用量

トリメトプリム量として

通 常 8-12 mg/kg/day 分 2

重 症（主に *S. maltophilia* 感染症）20 mg/kg/day 分 3

予 防 UTI：2 mg/kg/day 分 1
慢性肉芽腫症や高 IgE 症候群の黄色ブドウ球菌感染症：5 mg/kg/day 分 1-2
PCP，トキソプラズマ症：5-10 mg/kg/day 分 1-2，3 日/週
百日咳感染者との曝露者の発症予防：8 mg/kg/day 分 2，14 日間

PCP 治療 20 mg/kg/day 分 3-4，21 日間

最 大 320 mg/day

PK/PD

髄液移行性 あり（しかし通常は細菌性髄膜炎に使用しない）

半減期 乳児 3-6 時間，1-10 歳 3.7-5.5 時間，10 歳以上 8.2 時間

排 泄 腎

蛋白結合率 SMX 70%，TMP 44%

規

配合顆粒 1 g 中 SMX 400 mg，TMP 80 mg (78.8/g)

配合錠 1 錠中 SMX 400 mg，TMP 80 mg (69.2)

バクタミニ配合錠 1 錠中 SMX 100 mg，TMP 20 mg (33.7)

注 射 1 アンプル中 SMX 400 mg，TMP 80 mg (455)

添付文書

PCP 治療（TMP として）15-20 mg/kg/day 分 3-4

PCP 予防（TMP として）4-8 mg/kg/day 分 2，毎日 or 週 3 回

低出生体重児，新生児には投与しない（高ビリルビン血症を起こすこ

添 とがある）

乳児，幼児，小児 安全性は確立していない

● **腎機能による投与量調節（TMP として）**

GFR (mL/min/1.73 m²)			PD	HD	CRRT
≧30	15-30	<15			
必要なし	1 日投与量の 50% 分 1-2	1 日投与量の 25% 分 1-2	推奨なし	3-5 mg/kg 1 日 1 回 透析後に 2.5 mg/ kg 追加投与	必要なし

PCP 治療

≧30	15-30	<15	PD	HD	CRRT
必要なし	1 日投与量の 50% 分 2-3	1 日投与量の 25% 分 1-2	推奨なし	5 mg/kg 1 日 2 回 透析後に 2.5 mg/ kg 追加投与	必要なし

Point 💊

- ST 合剤を活用する 1st ステップ，それは「興味を持つこと」である。使いこなせれば本当に便利な抗菌薬であるため，ぜひ添付文書を読み，自施設のアンチバイオグラムを確認してみてほしい（可能なら味見してほしい。細粒は苦い！）

- ST 合剤の錠剤は TMP：SMX が 1：5 の割合で配合されており，血中で最も相乗効果が出るように設計されている。

- なお，多くの教科書では投与量が「トリメトプリム量」で表示されているため注意が必要。1 g のバクタ® にトリメトプリムは 80 mg 入っている。つまりトリメトプリム量 1 mg/kg＝バクタ®0.0125 g/kg である。

- 2021 年 11 月にバクタミニ® 配合錠が発売された。これはバクタ配合錠の 1 錠の有効成分含量を 1/4 にすることで直径を 11 mm→6 mm に小型化し，内服しやすくしたものである。

- 生体利用率は非常に高く 90-100% であり，かつ組織移行性も非常によい。呼吸器，尿路はもちろん，髄液への移行性もよい。

- スペクトラムは非常に広く，使いどころは大腸菌が 80%以上を占める尿路感染症であるが，感受性によっては細菌性肺炎や，黄色ブドウ球菌（日本の MRSA の 99%は感受性あり）やレンサ球菌が主な原因菌の皮

膚軟部組織感染症，リステリア感染症の代替薬としても使用できる。

- MRSA による急性骨髄炎についてはクリンダマイシンのほうが治療効果のエビデンスは豊富だが，カプセルが内服できない小児には ST 合剤も選択肢に挙がる（ただし，適応外使用）。MRSA の皮膚軟部組織感染症に加え，骨関節感染症でも同等の治療成績である。

- 免疫不全患者で問題となる以下の感染症の治療の 1st choice でもある。

- カルバペネム系抗菌薬に耐性である *Stenotrophomonas malto-philia* 感染症（併用薬のひとつ）
- ニューモシスチス肺炎（重症例には点滴投与，軽症例には内服も可能）
- ノカルジア症

- そして ST 合剤のもうひとつの使用意図は感染症予防である（Chapter 2-6 参照）。下記で小児領域でも使用されている。

- 尿路感染症（RIVUR study：ST 合剤少量投与で尿路感染症の予防）
- 原発性免疫不全患者（慢性肉芽腫症や高 IgE 症候群など）：黄色ブドウ球菌感染症の予防
- 化学療法中の患者：ニューモシスチス肺炎とトキソプラズマ症の予防
- マクロライド系抗菌薬がアレルギーなどで使用できない場合：百日咳曝露患者への予防投与（p.274 参照）

▶ 注意すべき副作用

- マクロライド系薬と同様に相互作用に注意が必要な薬のひとつである。一度添付文書に目を通しておこう。

- ST 合剤に副作用が多いという印象を持つ医師はたくさんいるであろう（Stevens-Johnson 症候群など）が，思っているほど多くない。

- 確かに抗菌薬のなかで最も副作用の頻度が高いのが ST 合剤であるが，消化器症状，皮疹は 1-4％程度である。頻繁に使用すればいつか出会う数字であるが，リスクを認識しながらであれば使用は可能であるし，ST 合剤を使いこなせるようになれば感染症治療の幅が広がる。

- ST 合剤は尿細管でのクレアチニン分布を阻害し，血清クレアチニン値が上昇する（10％程度）。ただし，ST 合剤の副作用にも腎機能障害が

あるため，10%以上増加しないかに注意が必要である。

- 新生児ではセフトリアキソンと同様に遊離ビリルビンと競合し，核黄疸のリスクになるため使用できない。教科書的には生後2カ月まで使用を控える。

- このとき少し難しいのが生後2カ月未満も対象となる胆道閉鎖症術後の感染予防であり，ST合剤が推奨されている。生後1カ月以降であれば使用している国内の施設もあるが，代替薬としてセファクロルを使用している施設もある。

なるほど！　知っておくと得する スルホンアミド系抗菌薬の使い方

- 尿路感染症で多いGNR以外にも，肺炎球菌やインフルエンザ菌，*M. catarrhalis* もカバーする（ぜひ自施設のアンチバイオグラムを確認してほしい）。つまり細菌性の呼吸器感染症にも使用が可能であり，スペクトラムからは「セフォタキシムとセフトリアキソンの内服薬.ver」といえなくはない。

- 経口第3世代セフェム系薬と異なり，吸収率も非常によい。セフォタキシムで治療を開始して改善したものの培養結果で原因微生物が検出されず，アモキシシリンやセファレキシンへの内服移行では心もとないときなどは，ST合剤へのオーラルスイッチを選択している。

- ただし *M. pneumoniae* はカバーしないため注意すること。

STOP 「あるある」ST合剤のその使い方はアカン！

誤った使い方	推奨される使い方
E. faecalis の尿路感染症に対して感受性結果がSusceptibleのためST合剤を選択	腸球菌はin vitroには感受性でも，臨床的に治療失敗報告が多く使用しない

アミノグリコシド系抗菌薬

注射：ゲンタマイシン（GM），アミカシン（AMK），トブラマイシン（TOB）

特徴 バンコマイシンが対グラム陽性菌の強い味方であれば，彼らは対グラム陰性菌の強い味方！ 副作用が出現しないようにトラフ値に注意する。βラクタム薬とのシナジー効果も知っておきたい

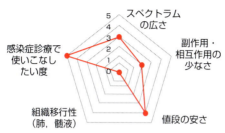

使用が推奨される微生物

多くの腸内細菌目細菌
E. coli, Klebsiella spp.
Proteus spp.
Enterobacter spp.
Citrobacter spp. など

緑膿菌（P. aeruginosa）

特徴的な耐性菌	AmpC過剰産生菌	◯
	ESBL産生菌	◯

シナジー目的（単剤では使用しない）
GBS, L. monocytogenes
S. aureus, 緑色レンサ球菌, 腸球菌

×使用が推奨されない主な細菌

S. pneumoniae, H. influenzae
M. catarrhalis
B. fragilisなどの偏性嫌気性菌
非定型菌（M. pneumoniaeなど）など

主な副作用：腎機能障害
　　　　　　蝸牛障害（難聴）
　　　　　　前庭障害（平衡障害, めまい）
　　　　　　筋弛緩作用

使用が推奨される臓器・感染症

◎尿路感染症
緑膿菌もカバーし，カテーテル関連尿路感染症などの院内感染も良い適応

◯新生児感染症
GBSやリステリア感染症のシナジー目的にABPCと併用
ESBL産生菌による非髄膜炎感染症に対して選択できる。髄液移行は不良であることに注意

◯シナジー効果を目的にβラクタム系薬と併用する
新生児GBS感染症, リステリア髄膜炎, 感染性心内膜炎　など

×肺炎, 細菌性髄膜炎
肺や髄液への移行性は十分ではないため，使用しない

×膿瘍性疾患
酸性環境のため活性が低下する

アミノグリコシド系抗菌薬

- 濃度依存性の殺菌性抗菌薬であり，細菌の 30S リボソームに結合することによって，細菌の蛋白質合成を阻害する。
- 中性環境で活性をもつため，酸性環境である膿瘍性疾患には原則使用しない。
- 以前までは 1 日 3 回投与されることがあったが，Post Antibiotic Effect (PAE) という抗菌薬が血中からなくなっても抗菌能力が維持される現象があること，PK/PD 的観点から濃度依存性抗菌薬であることから 1 日 1 回投与が行われることが多い。
- また両者に副作用・効果の差はなく，コスト面，業務の単純化という観点からも 1 日 1 回投与が使用しやすい。
- トブラマイシン，アミカシンのスペクトラムや副作用はゲンタマイシンに類似しているが，少し異なる部分がある。トブラマイシンは囊胞性線維症患者の緑膿菌性肺炎に対して吸入薬として使用され，アミカシンは抗酸菌に対する多剤との併用療法として使用される。
- アミノグリコシド系抗菌薬全般で尿への移行性が非常に良い一方で，髄液と肺への移行性が限られているため，トブラマイシンの吸入薬を除き，細菌性髄膜炎や肺炎の治療に向かない。
- β-ラクタム薬との相乗効果（シナジー）がさまざまな感染症で報告されており，新生児の GBS 菌血症・髄膜炎，リステリア菌血症・髄膜炎などに用いられる。
- また，人工弁やペニシリン低感受性のレンサ球菌，腸球菌，MRSA が病原体の感染性心内膜炎への併用も推奨されている。
- シナジー効果の機序は細胞壁合成阻害薬である β-ラクタム薬と併用することで，アミノグリコシドの細胞内への取り込みが促進される結果とも考えられているが，実際はよくわからない。

▶ 注意すべき副作用

- アミノグリコシド系抗菌薬の有名な副作用は腎毒性（可逆性），耳毒性（不可逆性）である。毒性域が MIC 値の 5-10 倍程度と安全域が狭い。

- 他に重要なのが神経・筋接合部でのアセチルコリン遊離を遮断することによる筋弛緩作用である。麻酔薬や筋弛緩薬を遷延させ，重症筋無力症患者の症状を増悪させる。

腎毒性

- 病態としては急性尿細管壊死。Fanconi 症候群（代謝性アシドーシス，低 P 血症）の場合もある。多くが非乏尿性急性腎不全の形をとるため注意が必要。

- 1 週間以内の使用ではまれであり，投与開始後 5-7 日目に血清 Cr 値が上昇するが，薬剤投与中止により数日で軽快する[16]。

- ゲンタマイシン＞トブラマイシン＞アミカシンの順に頻度が多い。危険因子は 1 週間以上の投与，腎機能障害，併用薬の存在（バンコマイシン，フロセミドなど），遺伝的素因である。

- トラフ値はゲンタマイシン・トブラマイシン＜1 μg/mL，アミカシン＜4 μg/mL を目指す。

- 1 日 1 回投与は 1 日 3 回投与と比較して腎毒性が少ない。

耳毒性

- アミノグリコシド系抗菌薬の耳毒性には聴力低下（蝸牛障害）と前庭障害がある。特に難聴の多くは不可逆性であり，治療終了後 1-3 週程度遅発性に発症する可能性も指摘されている。頻度は約 2% で成人と比較して少ない。

- 蝸牛障害の頻度はアミカシン＞ゲンタマイシン＞トブラマイシン，前庭障害はゲンタマイシン＞アミカシン＞トブラマイシンの順に高い。

- 1 日 1 回の投与法でも耳毒性の頻度は腎毒性ほど変わらない。

- アミノグリコシド系抗菌薬に対する耳障害が発生しやすい遺伝素因が報

告されている。

- 他のリスクは耳毒性がある他剤 (シスプラチンやループ利尿薬) との併用や既存の腎機能障害である。

ゲンタマイシン GM：ゲンタシン® Ⅳ, IM

➕ Empirical therapy

- 尿路感染症の患者 (特に院内発症) においてグラム染色で GNR を認めた場合
- 新生児敗血症
- 多剤耐性グラム陰性菌が原因の可能性がある敗血症 (β-ラクタム薬などと併用)
- GBS やリステリアによる髄膜炎などの重症感染症が疑われた場合，アンピシリンなどとのシナジー効果目的

🎯 Definitive therapy

- ESBL 産生菌をはじめ β-ラクタム薬耐性のグラム陰性桿菌感染症 (肺炎，髄膜炎，膿瘍には用いない)
- 以下の感染症に関するシナジー効果目的
  ① GBS 敗血症
  ② L. monocytogenes 敗血症
  ③ 黄色ブドウ球菌による人工弁の感染性心内膜炎 (自然弁での MSSA では不要)
  ④ ペニシリン G の MIC≧0.25 のレンサ球菌による感染性心内膜炎
  ⑤ 腸球菌 (ゲンタマイシンの MIC≦500) による感染性心内膜炎

スペクトラム

基本は対 GNR 用の抗菌薬と覚える。腸内細菌には耐性獲得されていない限り，原則感性である。また緑膿菌もカバーしている点が重要である。しかし患者，施設ごとの感受性率を確認する

GNR で効果がない菌で重要なのは *Burkholderia cepacia, Stenotrophomonas maltophilia* である。また嫌気性菌や非結核性抗酸菌に対する活性はない

用法・用量

伝統的な 1 日 3 回投与 (conventional dosing) と 1 日 1 回投与 (once daily dosing) がある

シナジーを考慮した synergy dosing もある

原則 TDM を行うこと (Chapter3-3 を参照)

Once daily dosing 3-7.5 mg/kg/day 分 1

Conventional dosing 6-7.5 mg/kg/day 分 3

Synergy dosing 3-7.5 mg/kg/day 分 3

脳室内投与 1-2 mg/day

PK/PD

髄液移行性 なし

半減期 青年期 1.5±1 時間，小児 2±1 時間，乳児 4±1 時間，新生児 3-6 時間 (出生 7 日間は 3-11.5 時間)

排　泄 腎

蛋白結合率 ＜30％

規 10 mg (116)，40 mg (291)，60 mg (307)

添付文書

2.0-2.5 mg/kg，1 日 2-3 回

低出生体重児，安全性は確立していない。血中濃度の半減期が延長する
新生児　　　恐れがある。投与間隔を延長するなど慎重に投与

低出生体重児　添加剤であるベンジルアルコールの静脈内大量投与による中毒症状 (あえぎ呼吸，アシドーシス，けいれん等) が発現したとの報告がある。慎重に投与

● 腎機能による投与量調節
　（Conventional dose 7.5 mg/kg/day 分 3 投与時）

GFR (mL/min/1.73 m²)			PD	HD	CRRT
≧50	30-50	<30			
必要なし	2.5 mg/kg 1日2回	2.5 mg/kg 1日1回	2 mg/kg トラフみて調節	2 mg/kg トラフみて調節	2.5 mg/kg 1日2回
once daily dose 5 mg/kg/day 分 1 で使用する場合の推奨はなし 筆者は GFR 30-60 では 5 mg/kg，<30 では 2.5 mg/kg 投与した後にトラフを測定し，安全域（1 μg/mL）に下がったことを確認し再投与する					

● TDM の方法

測定タイミング	効果指標	安全性指標
ピーク：2回目投与開始後 1時間 トラフ：2回目投与前 30分以内	ピーク：15-20 μg/mL シナジー：ピーク 3-5 μg/mL	once daily：トラフ <1 μg/mL conventional：トラフ <2 μg/mL

Point 🖊

• 水溶性の高い薬剤であり，腎に排泄されたとき，尿細管内の濃度は血中の 100 倍に達する。尿路感染症の原因微生物である GNR を多くカバーすることから尿路感染症に非常に使用しやすい。

• 筋注も可能な抗菌薬である。どうしても点滴が確保できない児の尿路感染症の治療として検討できる。筋注できる抗菌薬で知っておいたほうがいいのがセフトリアキソンとゲンタマイシンである。

• 髄液移行性は不良である。

• 脳室内投与については小児領域でのエビデンスは十分ではない。2012 年に公開されたコクランレビューでは「新生児に対する脳室内抗菌薬投与は推奨しない」と結論づけているが[17]，このレビューに含まれた RCT は 1980 年代の 1 件のみである。

▶ 注意すべき副作用

• ゲンタマイシンの耳毒性は聴力低下より前庭障害が主であり，めまい，平衡障害，耳鳴りを起こす。使用患者の 2-3％に発生するが新生児や乳児では頻度が少ない。

アミカシン　AMK：アミカシン IV, IM

Empirical therapy

- グラム陰性菌への使用はゲンタマイシンと同様（特にゲンタマイシンの耐性率が高い施設での選択肢）

Definitive therapy

- グラム陰性菌への使用はゲンタマイシンと同様であるが，ゲンタマイシンやトブラマイシンに耐性のグラム陰性菌への使用がより推奨される
- 結核菌やMAC，*M. fortuitum*，*M. chelonae*などの迅速発育菌，*M. marinum*などの抗酸菌に対しての併用療法のうちの1剤

⚠ グラム陽性菌へのシナジー効果目的での使用は行わない

スペクトラム
基本的にゲンタマイシンと同じだが，ゲンタマイシンとトブラマイシンに耐性のGNRでも感受性のことが多い

耐性GNR治療の切り札のひとつとして重要である（だからこそ大事に使う）。ただし，ゲンタマイシンに感性のGNRでは，ゲンタマイシンのほうが高い効果を示す点に注意

結核菌やMAC，*M. fortuitum*，*M. abscessus*，*M. chelonae*などの迅速発育菌は感性であれば選択肢のひとつに挙がりうるが，他の薬剤と併用する場合も多く，必ず専門家に相談する

用法・用量
原則TDMを行うこと（Chapter3-3参照）

Once daily dosing　10-20 mg/kg/day 分1

Conventional dosing　15-22.5 mg/kg/day 分3

脳室内投与　30 mg/day

PK/PD
髄液移行性　なし（炎症があれば最大50％程度）

半減期　青年期1.5±1時間，小児1.6-2.5，新生児7-9時間（出生7日間は4-5時間）

排泄　腎

蛋白結合率　0-11％

規 注射液 100 mg（347），200 mg（610）

添 **小　児** 4-8 mg/kg/day 分 2（点滴静注）

新生児 12 mg/kg/day 分 2

● **腎機能による投与量調節**
　（Conventional dose 22.5 mg/kg/day 分 3 投与時）

GFR (mL/min/1.73 m^2)			PD	HD	CRRT
≧50	30-50	<30			
必要なし	7.5 mg/kg 1 日 2 回	7.5 mg/kg 1 日 1 回	7.5 mg/kg トラフみて調節	7.5 mg/kg トラフみて調節	7.5 mg/kg 1 日 2 回
once daily dose 20 mg/kg/day 分 1 で使用する場合の推奨はなし 筆者は GFR 30-60 では 20 mg/kg，<30 では 10 mg/kg 投与した後にトラフを測定し，安全域（4 μg/mL）に下がったことを確認し再投与する					

● **TDM の方法**

測定タイミング	効果指標	安全性指標
ピーク：2 回目投与開始後 　　　　1 時間 トラフ：2 回目投与前 　　　　30 分以内	ピーク 50-60 μg/mL （成人のデータでは原因菌 の MIC≦4 がわかっていれ ば 41-49 μg/mL）	once daily：トラフ <4 μg/mL conventional：トラフ <10 μg/mL

Point 💊

- ゲンタマイシンに耐性の GNR でも感性のことが多い。実際 JANIS の 2023 年入院検体で検査された腸内細菌科細菌とブドウ糖非発酵菌は，ほぼすべての菌種で 95％以上が感性である。

- そのため，新生児領域の重症感染症では，ESBL 産生大腸菌を含む GNR カバーのため Empiric therapy としてゲンタマイシンではなくアミカシンを選択する施設もある。ぜひ自施設のアンチバイオグラムを確認してみよう。

- 腸球菌に対するペニシリンとの併用によるシナジー効果はない。

トブラマイシン TOB：トブラシン® **IV**, **IM**, **吸入薬**（嚢胞性線維症）

1

抗菌薬

➕ Empirical therapy

- グラム陰性菌への使用はゲンタマイシンと同様（特に他のアミノグリコシドへの耐性菌を保菌している場合に使用）

🎯 Definitive therapy

- 他のアミノグリコシドが耐性の緑膿菌の尿路感染症
- 嚢胞性線維症患者の呼吸器感染症に対する吸入薬
- ⚠ グラム陽性菌へのシナジー効果目的での使用は行わない

ス 基本的にゲンタマイシンと同じ。しかし *P. aeruginosa*, *Acinetobacter* spp. に対する活性がより高く，腎毒性が若干低い

用法・用量 原則 TDM を行うこと（Chapter3-3 参照）
Once daily dosing　3-7.5 mg/kg/day 分 1
Conventional dosing　6-7.5 mg/kg/day 分 3
嚢胞性線維症に対して　10-12 mg/kg/day 分 1（IV），300 mg/回 1 日 2 回（吸入，6 歳以上）

PK/PD **髄液移行性** なし
半減期 乳児 4±1 時間，小児 2±1 時間
排　泄 腎
蛋白結合率 ＜30%

規 注 60 mg（403），90 mg（586），小児用 10 mg（129），吸入液 300 mg（9045）

添 3 mg/kg/day 分 2-3
低出生体重児，新生児 慎重投与

腎機能による投与量調節：ゲンタマイシンと同じ
TDM：ゲンタマイシンと同じ

145

Point

- トブラマイシンはゲンタマイシンと比較して緑膿菌に対する効果が高いという話もあるが，施設によっては血中濃度測定が行えない場合もあり，筆者はあえてトブラマイシンを選択したことはない。

▶ **注意すべき副作用**

- 添付文書には妊婦（新生児に第Ⅷ神経障害があらわれる恐れがある）や6歳未満の小児への安全性は乏しいと記載がある。

- トブラマイシンの耳毒性のリスク：既存の腎機能障害，他の耳毒性薬剤との併用療法，3 mg/kg/day を超える用量での 10 日以上の治療。

**なるほど！　知っておくと得する
アミノグリコシド系抗菌薬の使い方**

- 静注では肺への移行性が悪いアミノグリコシド系抗菌薬であるが，嚢胞性線維症患者の緑膿菌感染症に対してトブラマイシン吸入薬（トービイ®）が保険収載されている。

- 「1 回 300 mg を 12 時間ごとに投与し，28 日間継続し，その後 28 日

🚫「あるある」アミノグリコシド系抗菌薬のその使い方はアカン！

誤った使い方	推奨される使い方
感受性がある GNR（緑膿菌など）による肺炎治療に使用	アミノグリコシド系抗菌薬は肺への移行性が悪く，肺炎の治療には適していない。しかしトブラマイシン吸入は直接的に肺へ抗菌薬を投与するために有効な方法（上述）
新生児感染症でよく使用されるため，大腸菌による細菌性髄膜炎に対して使用	アミノグリコシド系抗菌薬は髄液移行しないため，大腸菌による細菌性髄膜炎の治療にはセフォタキシムやメロペネムを選択
自然弁のメチシリン感受性 Staphylococcus aureus の感染性心内膜炎に対するシナジー効果目的でβ-ラクタム薬にゲンタマイシンを併用	以前は併用が推奨されていたが，American Heart Association 2015 のガイドライン以降は人工弁や MRSA の場合にのみ併用が推奨
術後髄膜炎・脳室炎や新生児髄膜炎に対してルーチンで髄注内投与	ガイドラインでは「静注投与だけでは感染症の反応が乏しい場合に脳室内抗菌薬投与が考慮される」とのみ記載。なお 2012 年のコクランレビューでは新生児への髄注内投与は推奨されていない

間休薬する」ことを 1 サイクルとしてそのサイクルを繰り返す。添付文書には「PARI LC プラスネブライザー及びコンプレッサーを使用する」ように記載されている。

テトラサイクリン系抗菌薬

- リボソームの 30S サブユニットに作用し，蛋白合成を阻害することで作用する。
- 第 1 世代のテトラサイクリンと比べ，第 2 世代のミノサイクリン，ドキシサイクリンは生体利用率が良く食事の影響も受けにくい。そして副作用の頻度も少ない。
- 小児感染症診療において重要なのはミノサイクリン（経口と静注）とドキシサイクリン（経口のみ）である。
- グラム陽性菌，グラム陰性菌，細胞内寄生菌，寄生虫を含め非常に広いスペクトラムを持ちさまざまな抗菌薬の代替薬として活躍できる。そのため抗菌薬適正使用の観点から切り札として使用されるべき（Chapter 1-5 の「抗微生物薬の選びかた」の原則に従う）。
- テトラサイクリン系抗菌薬の小児への処方に関する筆者の考えは以下の通り。

- 他の抗菌薬が第 1 選択となる感染症：年齢に関わらず使用しない
- テトラサイクリン系抗菌薬が第 1 選択の感染症（リケッチア感染症など）や，やむを得ず使用しなくてはならない場合
  経口（錠剤もしくは粉砕）で治療が可能：8 歳未満の場合はドキシサイクリンを選択。8 歳以上の場合はどちらでも可
  静注での治療が必要（敗血症性ショックなど）：年齢によらずミノサイクリンを選択
- 8 歳未満の児に対して使用する場合，副作用のリスクを含め十分に情報提供する（特に 10 日以上の長期使用の場合は注意が必要である）
- ブルセラ症など数週間の治療を要する場合には 8 歳以上に限ること

ミノサイクリン　MINO：ミノマイシン® IV, PO

Empirical therapy

- ダニ咬傷の可能性がある敗血症性ショック（刺し口を認める，山や草むらで遊んだなどの病歴がある，カルバペネム系抗菌薬やバンコマイシンなどの広域抗菌薬を使用しても治療効果がない，などで疑う）
- マクロライド系抗菌薬開始後 48 時間時点で解熱しないマイコプラズマ感染症
- 海外渡航歴などからブルセラ症などの人畜共通感染症を疑う患者
- 中等症以上（片顔に炎症性皮疹が 6 個以上）の尋常性痤瘡
- *S. maltophilia* 感染症を強く疑う場合（ST 合剤などと併用）

Definitive therapy

- 日本紅斑熱やツツガムシ病などのリケッチア感染症，ライム病，回帰熱，Q 熱，ブルセラ症
- マクロライド耐性マイコプラズマ感染症
- MRSA 皮膚感染症で ST 合剤やクリンダマイシンが使用できない患者
- *S. maltophilia* 感染症（ST 合剤などと併用）
- *Vibrio vulnificus* 感染症（セフォタキシムと併用）

スペクトラム

ターゲットが細菌にとどまらない超広域抗菌薬である。めったやたらに使用すべきではなく，第 1 選択で使用することは少ない

ドキシサイクリンとはほぼスペクトラムは同一である。またドキシサイクリン，テトラサイクリン，ミノサイクリンはどれかが耐性であれば基本的にすべて耐性と考えてよい

- **GPC** 黄色ブドウ球菌（MRSA 含む），肺炎球菌（PRSP 含む）。しかし，報告によっては MRSA の耐性率が 50％を超えている
- **GNR** *H. influenzae* や腸内細菌目細菌もカバーするが第 1 選択にはならない。基本的に緑膿菌は耐性。*S. maltophilia* や *A. baumanii* に感受性を示すことがある。臨床的な使用経験は限られているので，使用する場合は専門家へ必ず相談する
- **その他** *M. pneumoniae, M. genitalium, U. urealyticum, C. trachomatis, C. psittaci, C. pneumoniae, T. gondii,*

| ス | *Giardia lamblia*，*Trichomonas vaginalis*，*Leismania* major，*Entamoeba histolytica*，非結核性抗酸菌の一部 |

1
抗菌薬

| 用 | **通　常** 4 mg/kg/day 分 2，最大 200 mg/day |

P K / P D	**髄液移行性** 炎症があれば 16-65%（ドキシサイクリンよりは移行する）
	半減期 15-23 時間
	排　泄 胆汁＞腎
	蛋白結合率 55-96%

| 規 | 顆粒 2%（20/g），錠 50 mg（13.8），cap 50 mg/100 mg（13.8/27.3），点滴静注用 100 mg（195） |

添付文書	2-4 mg/kg/day 分 1-2
	小児等 他の薬剤が使用できないか，無効の場合にのみ適用を考慮すること
	特に歯牙形成期にある 8 歳未満に投与した場合，歯牙の着色・エナメル質形成不全，また，一過性の骨発育不全を起こすことがある

• 腎機能による投与量調節：必要なし
• 肝機能による投与量調節：必要なし

Point 🖋

• 内服薬の生体利用率は 90% 以上と非常に高いが，鉄剤，カルシウム，マグネシウム，アルミニウムの存在下では吸収が障害されるので 1-2 時間程度間隔を空ける。

• テトラサイクリン系抗菌薬が最も効果を発揮するのはツツガムシ病などリケッチア症に対してである。

• リケッチア症は基礎疾患のない直前まで元気な子どもが突然敗血症性ショックで全身不良となりうる疾患である。そしていわゆる「メロペン・バンコ」が無効であり，テトラサイクリン系が第 1 選択である。

• ダニの刺し口が見つかればヨッシャ！ だが，刺し口は頭部や陰部に認めることもあり見逃されうる。

• また重症患者の背部などを観察するのは難しい。山や草むらで遊んだ病

歴や，治療経過からリケッチア症を疑う場合は治療を開始する。
- *V. vulnificus* 感染症は海水との接触や生の魚介類の摂取により発症し，時に壊死性筋膜炎に至る。もちろん外科的デブリドマンが最優先であるが，抗菌薬としてはセフォタキシムに，ミノサイクリンかドキシサイクリンを併用する。

▶ **注意すべき副作用**

- 頻度の多い副作用は消化器症状（5％未満）である。重要な副作用として，8歳未満の小児に使用すると歯牙の着色・エナメル質形成不全，一過性の骨発育不全を起こすことがある。
- 歯牙の着色については不可逆性であり，根本的な治療法はない。低年齢時は淡黄色だが，年齢が上がるにつれて褐色に変化する。
- 長期間投与（数カ月単位）による皮膚の色素沈着が報告されている。
- またテトラサイクリン系の副作用として，薬剤過敏性症候群（DHIS/DRESS）の原因薬剤としても知っておく。
- 可逆性の前庭神経障害によりめまいや耳鳴りなどをきたす。
- 光過敏症はドキシサイクリンと比較して頻度が少ない。

ドキシサイクリン　DOXY：ビブラマイシン®

➕ Empirical therapy

- マクロライド系抗菌薬開始後48時間時点で解熱しないマイコプラズマ感染症（8歳未満も検討可）
- 海外渡航歴などからブルセラ症などの人畜共通感染症を疑う患者
- 中等症以上（片顔に炎症性皮疹が6個以上）の尋常性痤瘡

🎯 Definitive therapy

- 日本紅斑熱やツツガムシ病などのリケッチア感染症，ライム病，回帰熱，Q熱，ブルセラ症
- マクロライド耐性マイコプラズマ感染症（8歳未満も検討可）
- クラミジア性感染症
- *Vibrio vulnificus* 感染症（セフォタキシムと併用）

ス ミノサイクリンとスペクトラムはほぼ同一である。

用 **通 常** 2.2-4.4 mg/kg/day 分2，最大200 mg/day

PK/PD
髄液移行性 15％
半減期 11-13時間
排 泄 胆汁＞腎
蛋白結合率 93-94％

規 錠50 mg（12.5），錠100 mg（22）

添付文書
小児等 他の薬剤が使用できないか，無効の場合にのみ適用を考慮すること

特に歯牙形成期にある8歳未満に投与した場合，歯牙の着色・エナメル質形成不全，また，一過性の骨発育不全を起こすことがある

- 腎機能による投与量調節：必要なし
- 肝機能による投与量調節：必要なし

Point 🖊

- ミノサイクリンと比べても副作用の頻度・程度が少ないことが利点だが，日本では錠剤のみであることが欠点。粉砕して使用する場合は薬剤師と必ず相談する。

- ミノサイクリン同様，生体利用率は90％以上だが鉄剤などで吸収が障害される。

- 髄液移行は多少あり，ライム病の髄膜炎にも使用できる。ただ骨への移行性はない。

- 米国ではダニ媒介性リケッチア症が疑われるすべての年齢の小児に対する最適な治療法として推奨されている。

- 2023年に報告されたシステマティックレビューでも通常量かつ10日間程度の使用であれば，8歳未満でも歯牙染色やエナメル質形成不全などの副作用とは関連がなかった[18]。

- マクロライド耐性マイコプラズマ感染症に対して，トスフロキサシンなどのキノロン系抗菌薬よりも24時間以内に解熱する割合などの治療効果が高い[19]。8歳以上はミノサイクリンでもよく，8歳未満でも内服可能ならドキシサイクリンの処方を検討できる（ただし保険適用外）。

- 『尋常性痤瘡・酒皶治療ガイドライン2023』では炎症性皮疹（急性期の中等症以上）に対して，ミノサイクリンと治療効果は同等だがめまいや色素沈着の副作用の頻度が低いためドキシサイクリンを強く推奨している。

▶ 注意すべき副作用

- 最も多いのは消化器症状である。上述した通り，ミノサイクリンと比較してめまいや色素沈着の副作用の頻度が低い。

- 光過敏症は3%程度に出現し，投薬中止後10-14日で改善する。

「あるある」テトラサイクリン系抗菌薬のその使い方はアカン！

誤った使い方	推奨される使い方
尿培養や痰培養の感受性結果がSusceptibleだったためオーラルスイッチとしてミノサイクリンを選択	テトラサイクリン系抗菌薬は非常に広域な抗菌薬（カルバペネム系にも劣らない）。治療実績のあるより狭域な抗菌薬を選択
マイコプラズマ肺炎の初期選択で耐性菌を疑いミノサイクリンを選択	マイコプラズマ肺炎はそもそもself-limitedな疾患。アジスロマイシンなどのマクロライド系で治療開始し，48-72時間の評価を行った後に変更を検討

ニトロイミダゾール系抗菌薬

注射・経口：メトロニダゾール（MNZ）

特徴 対嫌気性菌の武器。β-ラクタム薬などと併用される。バイオアベラビリティや組織移行性は良好で，*Clostridioides difficile*や原虫など特徴的な活性も持つ，いぶし銀の活躍

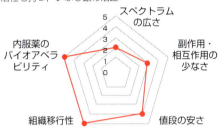

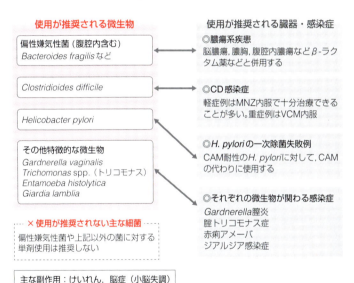

使用が推奨される微生物

偏性嫌気性菌（腹腔内含む）
Bacteroides fragilis など

Clostridioides difficile

Helicobacter pylori

その他特徴的な微生物
Gardnerella vaginalis
Trichomonas spp.（トリコモナス）
Entamoeba histolytica
Giardia lamblia

× 使用が推奨されない主な細菌
偏性嫌気性菌や上記以外の菌に対する単剤使用は推奨しない

主な副作用：けいれん，脳症（小脳失調）

使用が推奨される臓器・感染症

◎膿瘍系疾患
脳膿瘍，膿胸，腹腔内膿瘍などβ-ラクタム薬などと併用する

◎CD感染症
軽症例はMNZ内服で十分治療できることが多い。重症例はVCM内服

◎*H. pylori*の一次除菌失敗例
CAM耐性の*H. pylori*に対して，CAMの代わりに使用する

◎それぞれの微生物が関わる感染症
*Gardnerella*膣炎
膣トリコモナス症
赤痢アメーバ
ジアルジア感染症

メトロニダゾール　MNZ：アネメトロ®，フラジール® IV. PO

Empirical therapy

- 穿孔性虫垂炎，汎発性腹膜炎，腹腔内膿瘍などの腹腔内感染症に対してβ-ラクタム薬と併用
- 脳膿瘍や深頸部膿瘍に対してβ-ラクタム薬と併用（深頸部膿瘍はアンピシリン/スルバクタムで事足りる場合も多い）

Definitive therapy

- クラリスロマイシン耐性により一次除菌に失敗した *H. pylori* の除菌
- 軽症‐中等症の *C. difficile* 感染症
- *Gardnerella* 腟炎，腟トリコモナス症，赤痢アメーバ，ジアルジア感染症

スペクトラム
基本的に *Bacteroides fragilis* を中心とする偏性嫌気性 GNR に対して感受性がある（偏性嫌気性菌であれば，通常は感受性があると覚えてよい）
その他トリコモナスやアメーバ，ジアルジアなど原虫に対する活性もあるのが特徴

用法・用量
内服　15-50 mg/kg/day 分3（通常30 mg/kg/day），最大2250 mg/day
静注　22.5-40 mg/kg/day 分3-4，最大4 g/day
CDI 軽症‐中等症：22.5 mg/kg/day 分3 内服，10日間
重症　30 mg/kg/day 分3 静注，10日間（経口バンコマイシン併用）
細菌性腟症　1 g/day 分1，7日間
トリコモナス症　＜45 kg：45 mg/kg/day 分3，7日間
　　　　　　　≧45 kg：2 g/day 分2，7日間
アメーバ症　35-50 mg/kg/day 分3，7-10日間
ジアルジア症　15 mg/kg/day 分3，5-7日間

PK/
髄液移行性　あり（血中濃度とほぼ変わらない）
半減期　小児6-10時間，新生児24.8±1.6時間（7日未満）-22.5時間（7日以上）

PK/ 排 泄 腎

蛋白結合率 ＜20%

規 点滴静注 500 mg（1188），内服錠 250 mg（36.2），腟錠 250 mg（54.3）

添 低出生体重児，新生児，小児 安全性は確立されていない

● **腎機能による投与量調節**

GFR (mL/min/1.73 m^2)		PD	HD	CRRT
≧10	＜10			
必要なし	4 mg/kg 1日4回	4 mg/kg 1日4回	4 mg/kg 1日4回	必要なし

肝機能による投与量調節：基本的に必要なし
肝硬変，Child-Pugh class C：半量に減量

Point 🖉

• 内服薬の生体利用率は 90％以上と非常に高い。

• クリンダマイシンは *Bacteroides* spp. などの耐性率も高く，内服薬は脱カプセルすると非常に苦い点から，偏性嫌気性菌カバー目的に内服薬を処方するのであれば筆者はメトロニダゾールを選択している。

• 小児感染症領域において偏性嫌気性菌をカバーする静注抗菌薬で特に重要なものは①アンピシリン/スルバクタム，②セフメタゾール，③メトロニダゾール，④ピペラシリン/タゾバクタム，⑤メロペネムである。

• 5 つの抗菌薬のなかでメトロニダゾールは腸内細菌目細菌や緑膿菌をカバーしないため，腸内細菌目細菌をカバーする場合はセフォタキシムやST 合剤（内服薬でも可），緑膿菌をカバーしたい場合はセフェピムなどと併用する。

• 患者毎に検討するが，筆者は嫌気性菌が関与する主な感染症に対して以下の抗菌薬選択を行っている。セフメタゾールとピペラシリン/タゾバクタムの使いドコロは難しいが，セフォタキシム＋メトロニダゾールと異なり 1 剤で済む利点はある。

● 偏性嫌気性菌が関与する主な小児感染症に対する Empirical therapy

脳膿瘍	セフォタキシム＋メトロニダゾール（MRSA の関与が疑われるならばバンコマイシン追加）
深頸部膿瘍	アンピシリン/スルバクタム
膿　胸	嫌気性菌以外の微生物（S. pneumoniae，H. influenzae，レンサ球菌など）の感受性を基にアンピシリン/スルバクタムかセフォタキシム＋メトロニダゾールを選択
状態が安定している腹腔内感染症（膿瘍など）	セフォタキシム＋メトロニダゾール 場合によりセフメタゾール　または　ピペラシリン/タゾバクタム
ショックバイタルの腹腔内感染症	メロペネム

- 想定している菌をカバーしているかを深く考慮して検討する（たとえば Enterobacter spp. はほとんどがセフメタゾール耐性である）。

- 小児領域では血液培養の嫌気ボトルを使用する頻度も少なく，また嫌気培養も提出される頻度が少ない。

- 嫌気培養は輸送容器や培養条件が重要であるため，適切な検査が提出されていない限り「培養結果陰性」＝「偏性嫌気性菌陰性」とは言い切れない点に注意が必要である。

- 重症小児例の C. difficile 腸炎には現状バンコマイシンの内服が推奨されるが，軽症から中等症の場合は薬価の安さと味（バンコマイシンは非常に苦く内服には胃管の使用を推奨する）から筆者は IDSA/SHEA ガイドライン（2017）の推奨通りメトロニダゾールの内服を選択している。

▶ 注意すべき副作用

- 頻度が多いのは嘔気，頭痛，食思不振などである。また，経口で投与したときに金属の味がする場合がある。

- 長期大量投与に関連し，中枢神経障害（メトロニダゾール脳症：小脳失調，歩行障害，けいれん，視力障害など）や末梢神経障害が出現することがある。いずれの神経障害も可逆性であり，中止後数日で改善する（p.115 参照）[20]。

🛑「あるある」メトロニダゾールのその使い方はアカン！

誤った使い方	推奨される使い方
脳膿瘍，深頸部膿瘍，腹腔内膿瘍にメトロニダゾールを単剤で使用する	メトロニダゾールは腸内細菌などをカバーしないため単剤では使用せず，*C. difficile* や原虫による感染症以外にはセファロスポリン系薬などと併用
「*C. difficile* 感染症＝メトロニダゾール内服」というルーチン使用	重症例の場合はバンコマイシン内服を推奨。なお成人で推奨されているフィダキソマイシンは小児においては海外の臨床試験で有効性が証明されたが，2024年12時点で日本の小児での治療経験は少ない

なるほど！ 知っておくと得するメトロニダゾールの使い方

- 腹腔内感染症などに対してセフォタキシム＋メトロニダゾールの静注薬で治療し全身状態が改善した場合，内服移行としてアモキシシリン/クラブラン酸のほか，ST合剤＋メトロニダゾールという方法もある。

- 近年，クラリスロマイシン耐性の *Helicobacter pylori* が増加しており，アモキシシリン＋クラリスロマイシン＋プロトンポンプ阻害薬による一次除菌が失敗した場合にはクラリスロマイシンの代わりにメトロニダゾールを使用する。

小児感染症 エキスパートへの道

新たな CDI 治療薬 フィダキソマイシン

　フィダキソマイシン（ダフクリア®）は *C. difficile* 感染症に対する新しい経口抗菌薬である。*Clostridium* spp. 以外にはほとんど活性を持たず，腸内細菌叢が保たれる利点がある。メタアナリシスによりバンコマイシンと比較して治療維持率が高く，再発率が低いことが示されている。

　成人領域では日本のガイドラインでも重症例や再発例の 1st choice に記載されているが，2024年12月時点で小児適応はない。なお，日本の *C. difficile* は米国や欧州で多くみられる強毒株とは異なるため，重症例や死亡例は少ないとされる（とはいえ，もちろん重症例もいる）。ちなみに薬価は 200 mg/錠製剤で 4012.8 円。

グリコペプチド系抗菌薬　注射・経口：バンコマイシン（VCM）

特徴 対グラム陽性菌の強い味方。耐性菌のカバーが必要な場合やデバイス関連感染症のEmpirical therapyに用いる

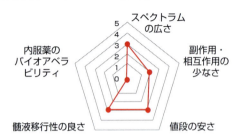

使用が推奨される微生物

- *Clostridioides difficile* (CD)
- ペニシリン耐性 *S. pneumoniae* (PRSP)
- 腸球菌 (*E. faecium*)
- セフェム耐性 *Streptococcus* spp.
  メチシリン耐性ブドウ球菌 (MRSA, MRCNS)
- CD以外のグラム陽性桿菌
  Corynebacterium spp.
  Bacillus spp.
  Cutibacterium acnes（アクネ菌）など
  ※培養陽性でも、多くはコンタミネーションと考える菌

×使用が推奨されない主な細菌

ほぼすべてのグラム陰性菌
*B. fragilis*などの偏性嫌気性菌
非定型菌（*M. pneumoniae*など）など

主な副作用：腎機能障害
第Ⅷ神経障害（耳鳴り，めまい，聴力低下）
Vancomycin infusion reaction

使用が推奨される臓器・感染症

◎重症CD感染症
軽症例はMNZの内服で十分である。重症例は，バイオアベラビリティが不良であることを活かしてVCMの内服が使用される

◎乳児期以降の細菌性髄膜炎のEmpirical therapy
CTX（またはMEPM）と併用

◎それぞれの菌種が関わる感染症
E. faecium：尿路感染症など
セフェム耐性*Streptococcus*属：化学療法に伴う粘膜障害がある患者の菌血症
MRSA, MRCNS：皮膚軟部組織・骨関節感染症，感染性心内膜炎，術後感染症など

◎デバイス関連感染症のEmpirical therapy
・カテーテル関連血流感染症
・VPシャント感染（抗緑膿菌薬と併用）など

バンコマイシン VCM：塩酸バンコマイシン **IV**, **PO**

🏥 Empirical therapy

- 中心静脈カテーテルが留置されている患者で状態が重篤，または フォーカス不明でカテーテル関連血流感染症が想定される場合
- 尿のグラム染色で GPC chain を認める患者で状態が重篤，または *E. faecium* の尿路感染症の既往がある場合
- 壊死性筋膜炎 (たいがいショック，カルバペネム系＋クリンダマイシンと併用)
- 関節炎などの骨軟部組織感染症において MRSA が原因微生物として 想定される場合 (MRSA 保菌例，頻回な医療曝露など)
- 市中発症細菌性髄膜炎 (セフォタキシムまたはメロペネムと併用)
- VP シャント挿入患者の髄膜炎 (緑膿菌もカバーする場合はセフェピムやセフタジジムと併用)
- 無脾症患者の敗血症 (セフォタキシムと併用)
- 発熱性好中球減少症で初期治療に反応しない場合に追加
- β-ラクタム薬への重篤なアレルギーがある患者における，GPC を 想定する感染症
- β-ラクタム薬への重篤なアレルギーがある患者における，予防的周 術期抗菌薬

🎯 Definitive therapy

- MRSA や MRCNS による感染症 (髄膜炎，菌血症，感染性心内膜炎， 骨髄炎，関節炎，皮下膿瘍，肺炎など)
- β-ラクタム薬耐性のレンサ球菌による菌血症・髄膜炎・感染性心内膜炎
- PRSP (かつセフォタキシム非感性) 髄膜炎
- アンピシリン耐性の腸球菌の感染症 (尿路感染症，菌血症，感染性心 内膜炎など)
- GPR (*Bacillus* spp.，*Corynebacterium* spp.，*Clostridium jekeium* など) による菌血症，髄膜炎
- *Clostridioides difficile* 腸炎の重症例 (指標は①WBC≧15,000/μL， ②クレアチニン≧1.5 またはベースから 50%以上上昇，③ICU 入室， ④ショックまたは中毒性巨大結腸症)

スペクトラム

MRSA や PRSP などの耐性菌を含む GPC に対する活性がある

効かない GPC はほとんどなく臨床的に重要なのは VRSA，VISA，VRE

その他の GPR に対しても活性があり Listeria monocytogenes, Actinomyces spp., C. difficile, C. perfringens, Corynebacterium spp., Bacillus spp. など幅広くカバーされる。Corynebacterium spp. や Bacillus spp. はコンタミで多い菌種であるが，中心静脈カテーテルが挿入された患者や免疫不全の患者では原因微生物となるため患者背景が重要な菌種である

用法・用量

通　常 60 mg/kg/day 分 4 静注 (日本の MRSA 治療ガイドライン：1-6 歳のみ 80 mg/kg/day 分 4 を推奨)

13歳以上 45 mg/kg/day 分 3 静注，最大 2 g/day

CDI 40 mg/kg/day 分 4 内服，10 日間，最大 2 g/day

＊最重症時メトロニダゾール静注に，500 mg/生食 100 mL 溶解液注腸，8 時間毎を追加

PK/PD

髄液移行性 あり (報告によりさまざまだが炎症があれば血中濃度の20%)

半減期 学童期以降 2.2-3 時間，乳児 (-4 歳) 4 時間，新生児 6-10 時間

排　泄 腎

蛋白結合率 ＜55%

規 散剤 0.5 g (906.8)，点滴静注用 0.5 g (710)
なお点滴静注用 1 g は後発品のみ (1505)

添 乳児・小児 40 mg/kg/day 分 2-4，新生児 (＜7 日) 20-30 mg/kg/day 分 2，新生児 (≧7 日) 30-45 mg/kg/day 分 3

内服は適用なし。低出生体重児，新生児：慎重投与

● **腎機能による投与量調節**

GFR (mL/min/1.73 m²)				PD	HD	CRRT
≧50	30-50	10-30	＜10			
必要なし	10 mg/kg 1 日 2 回	10 mg/kg 1 日 1 回	10 mg/kg トラフみて調節	10 mg/kg トラフみて調節	10 mg/kg トラフみて調節	10 mg/kg 1 日 1-2 回 トラフみて調節

● TDM の方法と目標値

測定タイミング	目標濃度（μg/mL）
トラフ：4 回目投与前 30 分以内	10-15
PK/PD パラメータは AUC/MIC≧400 であり，その代替指標がトラフ値である。解析ソフトがあれば AUC/MIC も計算するとなおよい。重症例に対する目標トラフ値 15-20μg/mL は推奨されなくなった	

Point

- 細胞壁合成阻害薬だが，β-ラクタム薬と異なりペニシリン結合蛋白には結合せず，細胞壁を構成するペプチドグリカン前駆体の D-alanyl-D-alanine に特異的に結合して作用を示す。

- 非常に分子量が大きい薬剤で，消化管吸収はほぼゼロ。逆にいえば，だからこそ *C. difficile* 感染症の治療薬は内服で行える。

- ただしバンコマイシンの内服薬はとてつもなく苦いため，胃管（胃管を挿入するのも苦痛ではあるが）から投与することを検討する。

- MRSA 保菌患者に対する先天性心疾患の手術などは，周術期にバンコマイシンを使用することがある。血中濃度を最大化するために術前 2 時間前くらいから 1 時間かけて投与する。β-ラクタム薬に重篤なアレルギーがある患者に対しても同様である。

- 特に小児領域で重要なのは細菌性髄膜炎の Empirical therapy であり，PRSP（かつセフォタキシム耐性）をカバーするためにセフォタキシム（もうひとつの細菌性髄膜炎の主要菌である *H. influenzae* カバー）などと本剤を併用する。日本ではペニシリン G，セフォタキシム，メロペネムの感性率（髄液検体，2023 年）が 49%，83%，75% と低く，バンコマイシンは 100% であるためである。

- バンコマイシンの髄液移行性は炎症がない場合は低い。炎症がある場合は報告によってさまざまだが，おおむね 20%（80% という報告もあり）である。

- MRSA による髄膜炎や脳膿瘍で長期投与が必要になった場合は治療経過に留意し，十分な血中濃度が保たれているなかで症状が増悪する場合などはより髄液移行性のよいリネゾリドなどへの変更を検討する。

- 感染症法ではバンコマイシン耐性 *S. aureus*（VRSA）感染症とバンコマイシン耐性腸球菌（VRE）感染症が 5 類感染症の届出疾患（7 日以内に届出）である。

- VRSA 感染症は届出疾患となってから国内での報告はない。一方で VRE 感染症は近年増加傾向であり，動向に注意が必要である。

▶ 注意すべき副作用

- バンコマイシンの有名な副作用である腎機能障害の病態は，急性尿細管壊死（乏尿性，急激な Cre 上昇）と急性間質性腎炎（非乏尿性）のいずれもある。小児での頻度は 5-10％程度。治療開始 4-17 日間程度で発症する。

- リスクはトラフ高値，7 日間以上の使用，肥満，重症例，慢性腎臓病の基礎疾患，他の腎障害をきたす薬剤との併用である。

- ピペラシリン/タゾバクタムとの併用による急性腎障害については p.88 参照

- めまいや耳鳴り，聴力低下などの第Ⅷ神経障害はまれかつ可逆性であるが注意。第Ⅷ神経障害のリスクは腎機能障害や聴覚障害の既往，他の聴覚障害をきたす薬剤との併用である[21]。

- Vancomycin infusion reaction（最近ではレッドマン症候群やレッドパーソン症候群とはいわなくなった）といって，急速に血中濃度が上昇したときに全身の皮膚の紅潮がみられる副作用が起きることがある。

- 一見するとアナフィラキシーや IgE 関連のⅠ型アレルギー反応のようにみえるが，バンコマイシンそのものが持つヒスタミンの遊離作用による症状である。投与速度を落としたり，抗ヒスタミン薬を併用することでコントロールできることが多い。

- バンコマイシンの過量投与にも注意が必要である。バンコマイシンの規格が 500 mg 製剤しかない一方で，新生児や乳児に使用する場合，50 mg/回と製剤の 1/10 に満たなくなる。

- 投与量の誤りが発生しないように希釈濃度を統一するとよい。100 mL に希釈（5 mg/mL）するようにすると，過量投与はほぼなくなる。心不

全など水分負荷に耐えられない患者など例外を除いて，希釈方法を病院で統一する。

- 2021年頃より，これまでのトラフ値をガイドとした薬物血中モニタリング（TDM）ではなく，時間濃度曲線下面積（AUC）をガイドとした投与設計が推奨されている。AUC 400-600 μg・h/mL を達成することで MRSA 感染症の治療失敗率が低下し，腎障害のリスクも低下する。

- 日本化学療法学会のホームページでダウンロードが可能な TDM ソフトウェアも 2022 年 12 月に小児への対応も可能となった。バンコマイシンの副作用は 30%程度に認められるが，TDM を適切に行うことで，そのリスクを下げられる（Chapter3-3 p.300 参照）。

🛑「あるある」バンコマイシンのその使い方はアカン！

誤った使い方	推奨される使い方
β-ラクタム系抗菌薬などと同様に血中濃度を効率的に上昇させるためにワンショットで投与	急速なワンショット静注や短時間での点滴静注を行うと vancomycin infusion reaction や血圧低下などの副作用が発現することがある。バンコマイシンは 60 分以上かけて，テイコプラニンは 30 分以上かけて点滴静注
中心静脈カテーテルが留置されている患者がショック状態となり，MRSA に加え緑膿菌カバーを考え，ピペラシリン/タゾバクタム＋バンコマイシンで治療を開始	バンコマイシンにピペラシリン/タゾバクタムを併用すると急性腎障害を引き起こすという報告が多くある。緑膿菌を MRSA に加えカバーするときはセフェピムやセフタジジムなどを選択
MRSA の感受性結果がバンコマイシン S であったため MIC の値を確認せずに治療継続	CLSI ではバンコマイシン MIC＝2 でも感受性結果は Susceptible であるが，この場合 AUC/MIC≧400 を達成することが難しく治療が失敗するという報告がある。専門医へ相談し，継続または抗菌薬変更の検討を行うことを推奨

なるほど！ 知っておくと得するバンコマイシンの使い方

- 血液腫瘍に対する化学療法中の患者などの免疫不全の患者が関連するグラム陽性菌感染症にはバンコマイシンが活躍する。

- カテーテル血流感染症で問題となる *Bacillus* spp. や *Corynebacterium* spp. はいずれもバンコマイシンが有効である。

- また *Streptococcus mitis* などの viridans streptococci（緑色レンサ球菌）による菌血症の治療にもバンコマイシンが有効である。これらの菌は一般的にβ-ラクタム薬が有効だが，小児血液腫瘍患者の感染症においてはβ-ラクタム耐性である場合があり，20％が耐性だった報告もある[22]。

テイコプラニン　TEIC：タゴシッド® Ⅳ

Empirical therapy

- バンコマイシンと同様

Definitive therapy

- バンコマイシンと同様。ただし *C. difficile* 感染症に使用することはない

ス　バンコマイシンとほぼ同一と考えてよい

小児感染症　エキスパートへの道

バンコマイシン耐性腸球菌（VRE）感染症の拡大と注意点

　近年，日本ではバンコマイシン耐性腸球菌（VRE）感染症の拡大が問題となっている。2019 年までは年間 60-80 例程度であった VRE 感染症の患者数は，2020 年には特定の地域（大阪府，静岡県，広島県など）を中心に 135 例と増加した。

　2023 年 4 月に公開された AMR 対策アクションプラン（2023-2027）では VRE 感染症の患者数が年間 80 例以下となることを目標に掲げている。2023 年時点では小児の症例は少ないが，いずれ問題になる可能性が高い。特に VRE は保菌症例のうち 30 日以内に 8％が感染症を発症するといわれているため [PMID：36731484]，保菌時点から接触予防策を実施することが重要である。

ス 腸球菌の中でときどき遭遇する *E. gallinarum* と *E. casseliflavus* は
バンコマイシンが効きにくいが，テイコプラニンには感受性がある

用法・用量 **通 常**

年齢	負荷投与量	維持投与量
12歳以上または成人*	6 mg/kg/回 12時間毎 計3回投与 （重症患者は 12 mg/ kg/回 計5回投与）	6 mg/kg/day 分1 （重症患者は 12 mg/ kg/回）
生後2カ月以上 12歳未満	10 mg/kg/回 12時間毎 計3回投与	10 mg/kg/day 分1
生後2カ月未満	16 mg/kg/回 1回投与	8 mg/kg/day 分1

＊Kucer では「12歳以上は成人と同量」と記載
（抗菌薬 TDM 臨床実践ガイドライン 2022 および Kucer より作成）

PK/PD **髄液移行性** ほぼなし

半減期 50-60 時間

排 泄 腎

蛋白結合率 90%

規 注射用 200 mg (2168)

なお，注射用 400 mg は後発品のみ (2598)

• 腎機能による投与量調節：小児の腎機能障害患者や透析患者に対する投
与設計の十分なエビデンスはない。細かい頻度で腎機能と血中濃度を測
定して TDM を実施する

● **TDM の方法**

測定タイミング	小児 (μg/mL)	参考：成人 (μg/mL)
トラフ：4日目の投与前30分以内	10以上	通常：15-30 重症：20-40

バンコマイシンは4回目の投与前だが，テイコプラニンは4日目の投与前であることに
注意（誤植ではない）
抗菌薬 TDM 臨床実践ガイドライン 2022 には「小児では 15 μg/mL 以上を目標とした
検討が少ないため 10 μg/mL 以上とする」と記載があるが，上限の記載がない。成人
の目標値も踏まえると，30 μg/mL でも問題ない可能性があるが，15-20 μg/mL 程
度を上限にするのが妥当かもしれない

Point

- バンコマイシンとほぼ同等のスペクトラムの標的 (Target) に対して細胞壁合成阻害により殺菌的 (Bactericidal) に作用する。そこから「Targo cid」と命名された (らしい)。

- バンコマイシンに薬疹や薬剤熱を認めた患者にも使用できることが多い。ただし交差反応が 10-25% という報告もある。

- 海外には経口薬があり，バンコマイシン同様に生体利用率が悪いため海外では *C. difficile* 感染症に使用されるが，日本では採用されていない。

- バンコマイシンとの大きな違いは，中枢神経感染症には使えないこと (髄液移行性が非常に悪い)。

- 小児への使用時は TDM による投与設計が推奨されている。成人ではトラフ値を 15 μg/mL 以上に設定しているが，日本の TDM ガイドライン 2022 では 10 μg/mL を目指している。

- MRSA 感染症に対しバンコマイシンと同等の効果を発揮する。MRSA より研究は少ないが，*E. faecium* 感染症に対しても同等である報告が増えてきている。

▶ 注意すべき副作用

- バンコマイシンと比較すると腎機能障害のリスクが低い (リスク比 0.66)。infusion reaction も頻度は少ないが，テイコプラニンでも起こる (リスク比 0.21)。

- また耳毒性があり，バンコマイシン同様に他に聴覚障害をきたす薬剤 (ループ利尿薬，シスプラチンなど) との併用がリスクである。

- その他の副作用としては白血球減少や血小板減少の報告がある。

オキサゾリジノン系抗菌薬

リネゾリド　LZD：ザイボックス® IV, PO

Empirical therapy

- バンコマイシンの重篤なアレルギーをもつ患者で，抗MRSA薬を使用したい場面
- VRE，VISA/VRSA保菌者の敗血症や検体のグラム染色でグラム陽性球菌を認めた感染症

Definitive therapy

- VCMに耐性のグラム陽性球菌感染症
- バンコマイシンの薬剤熱・皮疹などが疑われた場合の代替薬
- β-ラクタムに耐性のグラム陽性菌による細菌性髄膜炎において，髄液移行性の理由から十分な治療が得られないと考えられた時
- 重症ノカルジア症（肺炎，播種，中枢神経感染症）
- 迅速発育性抗酸菌に対する多剤併用療法や多剤耐性結核菌の治療（必ず専門家に相談）

スペクトラム
ほぼすべてのGPCに対して感受性があり，対GPC最終兵器（だから大事に使おう）
Bacillus spp.や*Listeria monocytogenes*などGPRに対する活性もある。基本的にGNC, GNRに対する活性はない
その他抗酸菌，*Nocardia*に対する活性もある

用量
<12歳　30 mg/kg/day 分3，最大1800 mg/day
≧12歳　1200 mg/day 分2

PK/
髄液移行性　非常に良好（炎症があれば80％，なくても70％）
半減期　思春期4.1時間，乳児1.8-2.9時間，新生児（7日以内）5.6時間，新生児（7日以降）1.5時間
排泄　腎
蛋白結合率　31％

規　注射液600 mg（9864），錠600 mg（6691.1）

> **添付文書**
> ≧12歳：1200 mg/day 分2，＜12歳：30 mg/kg/day 分3，1回最大投与量：600 mg
> 早産新生児は生後7日目まで投与間隔を12時間ごとにすることを考慮

- 腎機能による投与量調節：基本的に必要なし
- 肝機能による投与量調節：基本的に必要なし。成人では肝硬変患者に使用すると血小板減少のリスクが上がる

  VRE：Vancomycin resistant Enterococci，VISA：Vancomycin intermediate *S. aureus*，VRSA：Vancomycin resistant *S. aureus*

Point

- リボソーム50Sサブユニットに結合して，蛋白合成を阻害する。

- 小児の臨床研究は決して多くはない。臨床的な治療成績は基本的にバンコマイシンと同等である。

- 生体利用率はほぼ100%ととてもよく，髄液移行性も70-80%と非常によい。特に炎症が落ちつきバンコマイシンの髄液移行性が期待できない場合の代替薬として使用しやすい。

> - 例：MRSAによる細菌性髄膜炎への治療が長期となり，バンコマイシンの髄液移行性が期待できない場合

- 値段は高い。注射薬は600 mgあたり約9,800円，ジェネリックでも6,400円程度する。1日あたり3万円程度，2週間治療すると……40万円以上かかる（ジェネリックでも25万円）。他の代替薬を差し置いて，そのお金を出す価値があるか？ といつも心に問いかける。

▶ 注意すべき副作用

- 頻度が多いのは頭痛（7%），下痢（6%）であるが[23]，有名なのは血球減少であり，抗菌薬変更の最も大きい理由になるため重要。

- 血小板減少が最も多く，基本的に投与期間が長いほう（≧28日）が起こりやすいが，短期間治療（＜7日）でも起こりうることは知っておく[24]。また腎機能障害があると，より起こりやすい。

- 点滴製剤は600 mg（300 mL製剤）であり，輸液量が多いことに注意が

必要である。リネゾリドは腎機能での調節が不要であるため腎機能障害の患者にも使いやすい一方で，輸液負荷になるため水分管理に注意する。

環状リポペプチド系抗菌薬

ダプトマイシン DAP：キュビシン®

Empirical therapy

- バンコマイシンの重篤なアレルギーをもつ患者で，Empirical therapy で抗 MRSA 薬を使用したい場面：敗血症，感染性心内膜炎，深在性皮膚感染症，外傷・熱傷および手術創等の二次感染，びらん・潰瘍の二次感染
- VRE，VISA/VRSA 保菌者の敗血症や検体のグラム染色でグラム陽性球菌を認めた感染症（ただし肺炎や髄膜炎には用いないこと）

Definitive therapy

- バンコマイシンの薬剤熱・皮疹などが疑われた場合の代替薬
- バンコマイシンに耐性のグラム陽性球菌感染症（ただし肺炎や髄膜炎には用いないこと）

スペクトラム
GPC 全般をカバーする。in vitro では *Stapylococcus* spp., *Streptococcus* spp., *Enterococcus* spp. に加え *Clostridium* spp. などの偏性嫌気性 GPC もカバーするが，MRSA（および VISA，VRSA）や VRE の治療以外に用いることは少ない

耐性菌の出現リスクを考慮し，バンコマイシンで治療が困難な症例や副作用でバンコマイシンを避けざるを得ない場合などに限定する

用法・用量
敗血症
12 歳以上 7 mg/kg/day 分 1，7 歳以上 12 歳未満 9 mg/kg/day 分 1
1 歳以上 7 歳未満　12 mg/kg/day 分 1
深在性皮膚感染症，外傷・熱傷及び手術創等の二次感染，びらん・潰瘍の二次感染
12 歳以上 5 mg/kg/day 分 1，7 歳以上 12 歳未満 7 mg/kg/day 分 1
2 歳以上 7 歳未満　9 mg/kg/day 分 1，1 歳以上 2 歳未満 10 mg/kg/day 分 1

PK/PD	髄液移行性	ほぼなし。動物実験（炎症あり）で5%以下。細菌性髄膜炎には使用しない
	半減期	8-9時間
	排泄	腎
	蛋白結合率	90-93%

規 点滴静注用 350 mg（9015）

添 1歳未満の小児患者への投与は推奨されない。1歳未満の小児患者を対象とした有効性及び安全性を指標とした臨床試験は実施していない

● **腎機能による投与量調節**

GFR (mL/min/1.73 m²)			PD	HD	CRRT
≧30	15-30	<15			
2歳未満					
必要なし	10 mg/kg 48時間毎	6 mg/kg 48時間毎	10 mg/kg 48時間毎	10 mg/kg 48時間毎 透析後	8 mg/kg 48時間毎
2-7歳					
必要なし	9 mg/kg 48時間毎	7 mg/kg 48時間毎	9 mg/kg 48時間毎	9 mg/kg 48時間毎 透析後	8 mg/kg 48時間毎
7-12歳					
必要なし	7 mg/kg 48時間毎	7 mg/kg 48時間毎	7 mg/kg 48時間毎	7 mg/kg 48時間毎 透析後	8 mg/kg 48時間毎
12歳以上					
必要なし	5 mg/kg 48時間毎	5 mg/kg 48時間毎	5 mg/kg 48時間毎	5 mg/kg 48時間毎 透析後	8 mg/kg 48時間毎

Point

- グラム陽性菌の細胞膜に結合することで膜電位の脱分極を引き起こし，カリウムイオンを流出させる。蛋白質・DNA・RNAの合成を阻害し，殺菌的作用を示す。

- これまで日本において小児での使用が承認されていなかったが，2022年6月に1歳以上の小児での使用が承認された。1歳未満での使用は原則避ける。

- ただし国内小児での使用経験は乏しいため安易な使用は避ける。耐性菌

の出現を避けるためにもバンコマイシンで治療が困難，または副作用の問題でバンコマイシンを避けざるを得ない場合に選択する。

- 1 日 1 回投与でよいことが大きな利点である。

- 肺のサーファクタントで不活化されるため，肺炎に対する治療薬としては選択しないこと。

- 小児では代謝が早く，2-6 歳の患者において 8-10 mg/kg の投与量で成人に対する 4-6 mg/kg の血中濃度に相当する[25]。年齢によって投与量が異なる点に注意が必要である。

▶ 注意すべき副作用

- 比較的副作用の少ない抗菌薬である。頻度が多いものとしては便秘が 7％，嘔気が 6％，頭痛が 5％（成人データ）。その他に CK 上昇を伴うミオパチーと神経障害，好酸球性肺炎も有名な副作用である。

- ダプトマイシンが使用された小児患者 794 名のレビューでは横紋筋融解症は 0.7％，好酸球性肺炎は 0.1％に認めた[25]。

- 投与期間中，週 1 回以上は CK 値をモニタリングし，CK≧1,000U/L（または基準上限 5 倍）＋有症状の患者，CK≧2,000U/L（または基準上限の約 10 倍）の患者には，投与を中止する。投与を中止すれば CK および症状も改善する。

- ダプトマイシン投与開始後 10 日〜4 週間の期間で新たに呼吸困難，発熱，肺野浸潤影を認めた場合は，好酸球性肺炎を鑑別に挙げる。

ニューキノロン系抗菌薬

注射・内服：シプロフロキサシン（CPFX）
内服：トスフロキサシン（TFLX）

特徴 一般診療で使用する機会は多くないはず。トスフロキサシンは小児に禁忌でないニューキノロンのひとつだが，濫用しないこと！

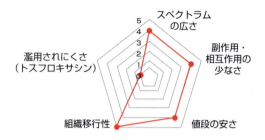

使用が推奨される微生物

非定型菌
Mycoplasma pneumoniae
Chlamydia spp., *Legionella* spp.

多くの腸内細菌目細菌
E. coli, Klebsiella spp.
Proteus spp.
Enterobacter spp.
Citrobacter spp. など

緑膿菌（*P. aeruginosa*）

特徴的な耐性菌	AmpC過剰産生菌	○
	ESBL産生菌	○

その他特殊な微生物
炭疽菌，結核菌など

---- × 使用が推奨されない主な細菌 ----
MRSA, *L. monocytogenes**
Clostridioides difficile
B. fragilis などの偏性嫌気性菌

＊in vitroでの活性はあるが臨床経験が少ない

使用が推奨される臓器・感染症

△非定型菌による感染症
小児の場合，マクロライド系抗菌薬が第1選択薬であるため，経過不良の場合やマクロライド耐性である場合に使用を検討

△尿路感染症
小児の場合，市中・院内発症含め，より狭域の抗菌薬で対応可能な場合がほとんど

○β-ラクタム薬耐性のGNR感染症
カルバペネム耐性菌含め，βラクタム耐性のGNR感染症に対してCPFXの使用を検討

※小児では症例が少ないとはいえ，キノロン系抗菌薬は結核をマスクしてしまうことにも注意が必要

主な副作用：不整脈(QT延長)，末梢神経障害
　　　　　　アキレス腱断裂
　　　　　　軟骨成長障害（動物実験レベル）

ニューキノロン系抗菌薬

- キノロン系抗菌薬は二本鎖 DNA の切断に関わる DNA ジャイレースとトポイソメラーゼⅣに作用し，細菌の DNA 複製を直接阻害することで殺菌的に作用する濃度依存性抗菌薬である。

- キノロン系抗菌薬は小児では一般的に"禁忌薬"である。日本の添付文書では下記は無条件で禁忌薬となっている。

> モキシフロキサシン内服，プルリフロキサシン内服，オフロキサシン内服，ロメフロキサシン内服，ガレノキサシン内服，シタフロキサシン内服，パズフロキサシン静注

- 一方で下記の薬剤は条件付きで適応がある。

> - シプロフロキサシン内服：炭疽のみ
> - シプロフロキサシン静注：複雑性膀胱炎，腎盂腎炎，嚢胞性線維症，炭疽のみ
> - レボフロキサシン静注・内服：炭疽などの重篤な疾患に限り

- 小児で禁忌薬でないキノロンは，トスフロキサシン内服（オゼックス®），ノルフロキサシン内服（バクシダール®）の 2 剤である。

- 小児でキノロンが禁忌となった背景は，①軟骨成長障害，②一過性の関節痛などが動物実験で指摘されているためである。しかし関節痛の報告はあってもまれで，軟骨成長障害はヒトでは臨床的に確認されていない。

- 副作用として QT 延長，大動脈瘤・大動脈解離，末梢神経障害などがある。また，NSAIDs との併用によるけいれん誘発も注意する。

- また，耐性獲得も問題で，結核にも有効である非常に広域な抗菌薬であるため，濫用は薬剤耐性化につながる。実際，JANIS データによると日本の大腸菌は外来検体の 30％，入院検体の 40％がレボフロキサシン耐性であり，Empirical therapy で使用すると治療が失敗する可能性もある。

- 特に小児でキノロン系抗菌薬で禁忌になっていない（しかし，臨床データが少ない）トスフロキサシン，ノルフロキサシンの安易な処方は極力控えるべきである。

- マグネシウム製剤，カルシウム製剤などと一緒に内服すると，キレートが形成され消化管からの吸収が減弱するため2時間以上空ける。シプロフロキサシンの添付文書には，空腹時に牛乳と同時に内服すると吸収が減弱するとも記載がある。

- 米国小児科学会による推奨（2016年）も踏まえて，キノロンの使用が妥当と判断される場面は2つ。

① 経口抗菌薬しか選択肢になく，他の有効かつ安全な抗菌薬がない場合
② 緑膿菌や抗酸菌で他に有効な静注・経口抗菌薬がない場合

- マクロライド耐性マイコプラズマ肺炎も治療選択となりうる（特にテトラサイクリン系抗菌薬が使用しにくい8歳未満）。

- 近年核酸増幅検査でマクロライド耐性 *M. pneumoniae* を検出できる。ただちに検査が実施できない場合でも，2011年のようにマクロライド耐性 *M. pneumoniae* が80-90％と大流行した場合には Empirical therapy として選択薬となりうる。ただ，そのためにも普段から濫用しないこと。

- レジオネラ肺炎に対する治療薬のひとつだが，小児の場合はアジスロマイシンでの治療が可能である（p.125参照）。

シプロフロキサシン　CPFX：シプロキサン® IV, PO

➕ Empirical therapy

- カルバペネム耐性菌など広域β-ラクタム薬耐性菌を保菌している患者の敗血症

Definitive therapy

- 重症レジオネラ肺炎
- カルバペネム耐性菌など広域β-ラクタム薬耐性菌による感染症
- 髄膜炎菌感染症患者との接触者への予防投与（保険適用外。耐性化が進んでいることもあり，小児ではリファンピシン内服またはセフトリアキソン静注または筋注がよい）
- 炭疽菌感染症

スペクトラム

GPC に対しての活性は基本的にない。GNC，GNR に対しては非常に活性がよい。腸内細菌，緑膿菌を含むブドウ糖非発酵菌に対しても感受性があれば使用可能で，アミノグリコシドと並ぶ非β-ラクタム系の対 GNR 用武器である。だから大事に使用する

C. pneumoniae，*M. pneumoniae*，*L. pneumophila* など異型肺炎の原因菌に対する活性がある。また *C. trachomatis*，*U. urealyticum*，*M. hominis* などに対する活性もある

結核や非結核性抗酸菌に対する活性はあるが，MAC に対しては弱い

B. fragilis は耐性であり，このスペクトラムを広げたのがガチフロキサシンやモキシフロキサシンである

用法・用量

通 常（内服）20 mg/kg/day 分 2

重 症（内服）30-40 mg/kg/day 分 2，最大 1500 mg/day

重 症（静注）20-30 mg/kg/day 分 2-3，最大 1200 mg/day

PK/PD

髄液移行性 あり（炎症があれば 14-37%）

半減期 小児 4-5 時間

排 泄 腎

蛋白結合率 20-40%

規

注 200 mg（1774），400 mg（1892），錠 100 mg（27），200 mg（32.9）

添付文書

内 服 炭疽 30 mg/kg/day 分 2，最大 800 mg/day

静 注 腎盂腎炎，複雑性膀胱炎 18-30 mg/kg/day 分 3，炭疽 20 mg/kg/day 分 2，嚢胞性線維症 30 mg/kg/day 分 3，最大 400 mg/回

関節障害が発現するおそれがあるので，慎重に判断

低出生体重児，新生児，乳児 安全性は確立していない

● 腎機能による投与量調節

GFR (mL/min/1.73 m^2)			PD	HD	CRRT
≧30	10-30	<10			
必要なし	10-15 mg/kg 18時間毎	10-15 mg/kg 1日1回	10-15 mg/kg 1日1回	透析後 10-15 mg/kg 1日1回	10-15 mg/ kg 1日2回

肝機能による投与量調節：必要なし

Point 🥤

• 内服薬があり，1日1回のレボフロキサシンには劣るとはいえ，生体利用率が高く使いやすい。そのため，特に成人で安易に使用される傾向がある。

• その結果，腸内細菌や淋菌などの耐性率が非常に高い地域がある。まさに"Use it, and lose it."を体現した抗菌薬である。

• 保険適用外の感染症に使用する場合は，基本的に施設ごとの倫理委員会で承認された同意書をとったほうがよい。

▶ 注意すべき副作用

• テオフィリン, ワルファリン, シクロスポリン, メトトレキサートなどさまざまな薬剤との相互作用が報告されている。使う前には必ず添付文書を確認すること。

トスフロキサシン ＞ TFLX：オゼックス® PO

➕ Empirical therapy

• マクロライド系抗菌薬で治療開始後 24-48 時間で解熱しないマイコプラズマ肺炎 (特に 8 歳未満)
• マクロライド耐性 *M. pneumonia* が流行している地域でマイコプラズマ肺炎を強く疑う場合 (特に 8 歳未満)

Definitive therapy

- マクロライド耐性 *M. pneumoniae* を検出した患者（特に 8 歳未満）

スペクトラム 添付文書上は，*Staphylococcus* spp., *Streptococcus* spp., *S. pneumoniae*, *Enterococcus* spp., *N. gonorrhoeae*, *M. catarrhalis*, *H. influenzae*, 腸内細菌目細菌，炭疽菌，*P. aeruginosa* などのブドウ糖非発酵菌，嫌気性菌（*Peptostreptococcus* spp., *Bacteroides* spp., *Prevotella* spp.), *Cutibacterium acnes*, *C. trachomatis*, *M. pneumoniae*

用 12 mg/kg/day 分 2

PK/PD
髄液移行性 不明

半減期 4 時間

排 泄 腎

蛋白結合率 37%

規 細粒 15% 1 g（314.3），小児用 60 mg（99），錠 75 mg（39.1），150 mg（51.2）

添付文書
内 服 12 mg/kg/day 分 2（最大 360 mg/day）

幼児，小児 関節症状を有する患者は臨床試験から除外されている

低出生体重児，新生児，乳児 対象とした臨床試験は実施していない

- 腎機能・肝機能による投与量調節：明確な情報なく不明

Point

- 抗菌薬の成書には「生体利用率は高いが，臨床研究は日本語のものに限られている」という記載があるのみである。

- 添付文書には「本剤の使用にあたっては，耐性菌の発現等を防ぐため，原則として感受性を確認し，疾病の治療上必要な最小限の期間の投与にとどめること」と書いてある。

- 使いドコロとしては，下記のケースが考えられる。

177

- マクロライド耐性またはマクロライド系抗菌薬に反応が悪いマイコプラズマ肺炎に対する治療薬：8歳未満の場合テトラサイクリン系抗菌薬が使用しにくいため
- その他の抗菌薬が耐性でトスフロキサシンの感受性が良好である菌（緑膿菌など）による感染症
  - ▲ 通常使用するGNRの感受性パネルでは確認できないため検査部に依頼する必要がある

「あるある」ニューキノロン系抗菌薬のその使い方はアカン！

誤った使い方	推奨される使い方
感冒にトスフロキサシンなどのニューキノロン系抗菌薬を処方	言うまでもなく，ウイルス感染症への抗菌薬処方は御法度！その他の一般的な細菌性気道感染症はアモキシシリンで十分
下部尿路感染症と診断し，グラム陰性菌カバー目的にトスフロキサシンを処方	頻度として最も多い大腸菌は30-40%キノロン耐性である。抗菌薬適正使用の観点からも市中発症の初発尿路感染症であれば第1世代セフェム系薬やST合剤などの選択が望ましい
マイコプラズマ肺炎と診断し，トスフロキサシンを処方	8歳未満のマクロライド耐性マイコプラズマ肺炎の場合に選択が推奨されているが，Empirical therapyとしては選択しない。あくまで第1選択薬はマクロライド系である

ホスホマイシン系抗菌薬

ホスホマイシン FOM：ホスミシン® Ⅳ, PO

Empirical therapy

- 使用する機会はほとんどない

Definitive therapy

- 一般的な薬剤が有効でないまたは使用できない場合の急性膀胱炎
- ペニシリン系，セフェム系，カルバペネム系などの一般的な抗菌薬に耐性であり，ホスホマイシンに感性の細菌感染症（高用量の必要あり）

ス さまざまグラム陽性菌，グラム陰性菌。β-ラクタム薬など他の抗菌薬と交叉耐性を示さないため，多剤耐性菌への最終兵器のひとつとして考慮できる

Point

- 日本の内服薬はホスホマイシンカルシウム水和物であり，生体利用率は12％。海外で用いられているホスホマイシントロメタモールの42％と比較してとても低い。

- すなわち，海外の教科書や文献における内服薬の対象疾患や推奨量をそのまま鵜呑みにしてはいけない。

- そもそも小児科一般診療で使用する機会はほぼない。

- 腸管出血性大腸菌による溶血性尿毒症症候群（HUS）の予防に対する使用に関しては，まだ明確な指針が決められていない。

- β-ラクタム薬やST合剤などの抗菌薬はHUSのリスクになる。ホスホマイシンは下痢発症後2-3日以内に投与した場合にHUS発症を回避できる可能性があるというレビューもあるが[26]，日本からの論文が多く，筆者はHUS予防目的にホスホマイシンを使用したことはない。

- 大事なことはいかに早期に腸管出血性大腸菌感染症らしさを見積もるか，である。

▶ 注意すべき副作用

- 頻度が多いものとして下痢（9％），腟炎（5-6％），嘔気（4％），頭痛（4％），めまい（1-2％）がある。

「あるある」ホスホマイシンのその使い方はアカン！

誤った使い方	推奨される使い方
急性下痢症に対して微生物の診断なしにホスホマイシンの内服薬を処方	急性下痢症へのルーチンでのホスホマイシン処方は不要。多くはウイルス性であり，細菌性腸炎であっても免疫不全などが背景にない限り抗菌薬処方は不要。他の疾患に抗菌薬を要する場合でも日本のホスホマイシンは生体利用率が低いため使いにくい

その他｜抗結核薬

- 抗結核薬は第1選択薬であるリファンピシン，リファブチン，イソニアジド，ピラジナミド，ストレプトマイシン，エタンブトールのほか，第2選択薬や多剤耐性結核菌用の抗結核薬を含めるとさまざまな種類がある。

- 小児活動性結核の治療は必ず専門家に相談すること。参考資料としては2021年に公開された「小児結核診療のてびき（結核予防会結核研究所）」があるが，もう一度言おう，小児結核の治療は必ず専門家に相談しよう。

小児感染症エキスパートへの道

抗菌薬供給制限にどのように対応するか？

2023年から2024年にかけて，アモキシシリンやアモキシシリン/クラブラン酸など小児診療でキーとなる内服抗菌薬の供給が相次いで制限され，われわれは頭を抱え続けている。

では，この現状にどう対応すればすればいいのか。複雑な事情が絡み合っている「供給」については国の動きを待ちつつ，以下を意識する。

① 抗菌薬が必要な感染症なのかどうかを見極め，不要な処方を減らす
② A群溶連菌性咽頭炎＝アモキシシリンなどの1対1対応ではなく，臓器，原因菌と抗菌薬との関係から代替薬を考える
③ 患者のHappyを目指す

そう。結局は感染症診療の原則がすべてなのだ。時にはbioavailabilityが低いとされる第3世代セフェム系薬などを処方せざるを得ないときもあるだろう。ただ，患者のHappyを目指すためには必要なこともあるということを忘れないようにしたい。

なお，代替薬については2023年8月に日本感染症教育研究会（IDATEN）が公開している資料「アモキシシリンならびにアモキシシリン/クラブラン酸の不足に関する提言」が参考になる。

- 本書では抗結核薬以外の利用も行われるリファンピシンと，一般診療でも経験する潜在性結核感染症（latent tuberculosis infection；LTBI）に使用する場合があるイソニアジドについて概説する。
- 日本で経験する小児LTBIの多くは，渡航者健診やBCGワクチン接種後のコッホ現象で見つかる。
- コッホ現象はBCGワクチン接種後数日以内に接種部位の発赤・腫脹を認める反応であり，その後ツベルクリン反応陽性を経て，LTBIと診断する。

リファマイシン

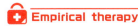

RFP：リファジン® **IV**, **PO**

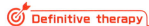 Empirical therapy

- 特になし

Definitive therapy

⚠ LTBIの治療および曝露後予防内服以外では必ず他剤と併用する

- 第3世代セフェム耐性PRSPによる細菌性髄膜炎
- 人工物関連のブドウ球菌感染症（人工弁＋MRSA感染性心内膜炎など）
- LTBI, 活動性結核, 非結核性抗酸菌感染症
- 慢性肉芽腫症などの原発性免疫不全症患者における播種性BCG感染症
- 侵襲性髄膜炎菌感染症患者との接触後発症予防
- Hib感染症患者との接触後発症予防

スペクトラム

一般的には抗結核菌用と覚える

イソニアジドの次に抗結核菌力が強い。ともに結核治療のキードラッグである。その他の抗酸菌に対する感受性は必ず確認する

BCG 菌 (*M. bovis*) や *M. kansasii, M. leprae* に対する感受性は基本あり。迅速発育型 (*M. fortutum, M. chelonae, M. abscessus* など) は通常耐性と考える

同時に一般細菌である *S. aureus* などのブドウ球菌 (MRSA, MRCNS を含む), A 群溶連菌, 肺炎球菌, *H. influenzae*, 髄膜炎菌, *L. mono-cytogenes, B. fragilis, L. pneumophila* なども感受性がある

その他 *H. pylori*, 炭疽菌, *C. difficile*, トキソプラズマも感受性がある。しかし臨床的なデータは限られている

用法・用量

活動性結核 (髄膜炎を除く)*
≦40 kg：10-20 mg/kg/day 分 1
>40 kg：10 mg/kg/day 分 1
＊DOT：direct observed therapy, 必ず併用療法

結核性髄膜炎 20-30 mg/kg/day 分 1 (髄液移行性を考慮)

LTBI 15-20 mg/kg/day 分 1 (単剤治療ならば 4 カ月), 最大 600 mg/day

感染性心内膜炎 (MRSA, 人工弁) 20 mg/kg/day 分 3, 最大 900 mg/day

予防投与 Hib：20 mg/kg/day 分 1, 4 日間
　　　　髄膜炎菌：20 mg/kg/day 分 2, 2 日間, 最大 1200 mg/day

PK/PD

髄液移行性 あり (炎症があれば血清の 25％)

半減期 3-4 時間 (肝機能で延長)

排泄 消化管, 腎

蛋白結合率 80％

生体利用率 90-95％

規 cap 150 mg (15.2)

添 小児適応なし

- 腎機能による投与量調整：必要なし
- 肝機能異常による投与量調整：必要なし

Point

- リファンピシンは細菌の DNA 依存性 RNA ポリメラーゼに作用し，RNA 合成を阻害することにより殺菌的に作用する。

- また，rifampicin＝rifampin であることを知ろう。米国では rifampin（リファンピン），その他の国では rifampicin（リファンピシン）と呼ぶ。教科書を読むときに必要な知識である。

- 臨床的に知っておくべき内容は下記の 4 点である。

①LTBI の治療，特定の疾患の曝露後予防内服以外では単剤で使用しない

- 結核菌は単剤で治療するとすぐに耐性化してしまう。

- 単剤で治療するのは原則 LTBI 治療および曝露後予防内服（「小児感染症エキスパートへの道」参照）のみ。

- 2020 年に CDC が掲載したガイドライン[27]で HIV 陰性 LTBI 患者に対する 4 カ月間のリファンピシン単剤治療の安全性，有効性が確立されている。

- 日本の「小児結核診療のてびき」ではイソニアジド 6-9 カ月間の治療が 1st に記載されているが，筆者は家族に説明したうえでリファンピシン 4 カ月間の治療を行っている。

②抗酸菌以外では人工物が関連しているブドウ球菌感染症への治療に併用される

- リファンピシンはバイオフィルムを透過し，バイオフィルム内で良好な活性を示す。

- ブドウ球菌が原因で，人工物が関連している感染性心内膜炎にはゲンタマイシンと共に併用される。併用期間は治療期間と同期間。

- その他，MRSA が原因の中枢神経感染症や骨・関節感染症（特に人工物関連）に対する併用も考慮されるが，必ずエキスパートに相談のうえ使用すること。

③相互作用の数が半端ない

- CYP450 で代謝されるため，相互作用のある薬の数がめちゃくちゃ多

い。併用禁忌だけでも数え切れず，併用注意薬までになると絶対に覚えきれない。必ず他に使用中の薬を確認すること！

- 特に小児領域では抗てんかん薬（フェニトイン，カルバマゼピン等⇒作用減弱），代謝性医薬品（シクロスポリン，タクロリムス⇒作用減弱），ワルファリン（作用減弱）に注意する。ボリコナゾールは併用禁忌である。

④副作用にも気をつけよう

- 副作用その1は，"恐怖！ オレンジに染まる涙，尿，汗"である。これは知らないとビビるし，患者との関係性も絶対悪化するので，事前に必ず伝えておくべき。コンタクトレンズや服がオレンジに染まってしまう。

小児感染症 エキスパートへの道

君はリファンピシンの予防内服を処方したことがあるか？

リファンピシンを予防内服として処方する機会に出会うことは今後一度もないかもしれない。というのも予防内服が薦められているは以下の2疾患であり，侵襲性Hib感染症も定期予防接種により頻度が著明に減少したためである。

ただ，いつ出会うかわからないのが感染症。ここでは予防内服が推奨される患者を紹介する。用量・投与期間についてはChapter2-6を参照。

侵襲性髄膜炎菌感染症（IMD） [MMWR March 22, 2013/62(RR02)；23-24]

- IMD患者との濃厚接触者（患者の発症7日前から適切な抗菌薬治療開始後24時間後までに至近距離で長時間接触した人，患者の口腔分泌物に直接曝露した人など）
- IMD患者と接触した免疫不全の背景（補体欠損症，エクリズマブなどの免疫抑制剤使用中，無脾症など）がある人

侵襲性Hib感染症 [PMID：24572654]

- 患者と同居で①～③のいずれかを満たすきょうだいがいる場合，家族全員
  ①年齢相応のHibワクチン接種が完了していない4歳以下の児
  ②初回接種3回が済んでいない生後12カ月未満の児
  ③免疫不全の背景疾患をもつ18歳未満の児
- 60日以内に侵襲性Hib感染症例が2例以上発生した施設の全児童と保育士

- その他では肝機能異常が重要である。特に治療開始数週間目に多い。ルーチンの採血フォローは必要ないが，重症結核治療中や肝炎症状（だるいなど）あれば採血して評価する。
- 小児では肝炎症状がわかりにくいため，筆者はイソニアジドと併用（イソニアジドの代謝を促進し，肝毒性を有する代謝物の産生を増加）する場合や，長期治療中はチェックしている。

イソニアジド INH：ネオイスコチン® PO

 Empirical therapy

- 特になし

 Definitive therapy

⚠ 必ず他剤と併用する
- LTBI，活動性結核
- 慢性肉芽種症などの原発性免疫不全症患者における播種性BCG感染症

スペクトラム

リファンピシンと同様，結核治療のキードラッグである。その他，BCG菌（*M. bovis*）への感受性は基本的に良好である

他の非結核性抗酸菌は結核菌と比較して耐性であることが多い。*M. kansasii* 感染症の治療薬のひとつとして選択されてきたが，近年はマクロライド系に代わってきている

迅速発育型抗酸菌は通常耐性であり，感受性検査も実施されない

用法・用量

活動性結核（髄膜炎を除く）*
≦40 kg：10–15 mg/kg/day 分1
＞40 kg：5 mg/kg/day 分1
＊DOT：direct observed therapy，必ず併用療法

LTBI 10–15 mg/kg/day 分1（単剤治療ならば6カ月），最大 300 mg/day

PK/PD
髄液移行性 あり（ほぼ100%）
半減期 1-5時間
排泄 消化管，腎
蛋白結合率 10-15%
生体利用率 60%

規 ネオイスコチン原末1g（13），ネオイスコチン錠100mg（5.8），注射100mg（94）

添 小児等を対象にした臨床試験は実施していない

- 腎機能による投与量調整：必要なし
- 肝機能異常による投与量調整：必要なし（肝機能のフォロー要）

Point

- 生体利用率は90-100%。組織移行性も良好であり，髄液移行性はほぼ100%である。殺菌的に作用する。

▶ **注意すべき副作用**

- 代表的な副作用は肝機能障害とビタミン B_6 欠乏による末梢神経障害である。

- 肝機能障害は成人では20%にみられるが，小児では0.1～1%とまれで可逆性である[28]。肝・胆道疾患の依存症がある症例やリファンピシンなどの他の抗結核薬との併用症例（活動性結核など）以外ではルーチンの肝機能チェックは不要。

- 肝機能障害出現時も正常値の5倍までは継続可能（有症状時は3倍まで）。

- ただし，劇症肝炎も非常にまれに発生するため，内服中は2週間から1カ月毎に黄疸や肝腫大などの理学所見，嘔気・嘔吐，食欲低下などの症状がないかを確認する。検査の前に診察することがなにより重要。

- ビタミン B_6 欠乏による末梢神経障害に関して，全例での補充は不要である。筆者は完全母乳栄養児や栄養状態が不良の小児に対しては補充し

ている (ピリドキシン塩酸塩散 5-10 mg/day 分 1)。

• 食品との相互作用にも気をつける必要がある。

①ヒスチジンを多く含有する魚 (マグロ，ブリ，ハマチなど)：ヒスタ
ミン中毒
②チラミンを多く含有する食品 (チーズなど)：血圧上昇・動悸

〔参考文献〕
1) T Nishijima et al. Emerg Infect Dis 2020；26：1192-200. PMID：32441638
2) R Bax. Int J Antimicrob Agents 2007；30：S118-21. PMID：17983732
3) JA Eldredge et al. I J Antimicrob Chemother 2024；79：589-94. PMID：38297994
4) M Zhang et al. Ann Pharmacother 2024；58：1034-44. PMID：38279799
5) CY Liu et al. Antimicrob Agents Chemother 2008；52：3161-8. PMID：18625771
6) ME Wang et al. Pediatrics 2020；145：e20191608. PMID：31953316
7) GH Park et al. Int J Environ Res Public Health 2019；16：3937. PMID：31623191
8) C Prosty et al. Clin Infect Dis 2024：ciae379. PMID：39041860
9) PD Tamma et al. Clin Infect Dis 2024：ciae403. PMID：39108079
10) A Ternhag et al. Clin Infect Dis 2007；44：696-700. PMID：17278062
11) Y Nakamura et al. J Infect Chemother 2021；27：271-6. PMID：33500118
12) T Kenri et al. Front Microbiol 2023；14：1202357. PMID：37405159
13) DS Friedman et al. Infect Control Hosp Epidemiol 2004；25：967-73. PMID：
15566032
14) G Treadway et al. J Antimicrob Chemother 1996；37：143-9. PMID：8818855
15) JC Craft et al. Pediatr Infect Dis J 1993；12：S142-7. PMID：8295816
16) RE Campbell et al. Kidney Int Rep 2023；8：2211-25. PMID：38025228
17) SS Shah et al. Cochrane Database Syst Rev 2012；2012：CD004496. PMID：
22786491
18) D Ravindra et al. Pediatrics 2023；152：e2023061350. PMID：37264510
19) T Okada et al. Clin Infect Dis 2012；55：1642-9. PMID：22972867
20) A Kuriyama et al. Clin Neuropharmacol 2011；34：241-7. PMID：21996645
21) FR Bruniera et al. Eur Rev Med Pharmacol Sci 2015；19：694-700. PMID：
25753888
22) 永澤 俊ほか. 小児感染免疫 2020；32：102-8
23) Kucer, p.1317
24) Y Hanai et al. J Infect Chemother 2016；22：536-42. PMID：27321773
25) SM Abdel-Rahman et al. Pediatr Infect Dis J 2011；30：712-4. PMID：21317681
26) L Kakoullis et al. J Infect 2019；79：75-94. PMID：31150744
27) TR Sterling et al. MMWR Recomm Rep 2020；69：1-11. PMID：32053584
28) SH Chang et al. J Pediatric Infect Dis Soc 2014；3：221-7. PMID：26625385

Chapter 2 抗微生物薬のトリセツ

2 抗真菌薬

まずはココだけ読んでほしい！

- 抗真菌薬の選びかたや Definitive therapy のストラテジーは抗菌薬と同じである。何はともあれ「感染症診療の原則」に基づいている
- 真菌の同定には時間を要するため, 1,3-βDグルカンなどの値を参考にしなくてはならない場合も多い。ただし, CRP 同様に検査結果の数値だけで治療の開始・終了を決定するわけではない

真菌の分類と主な抗真菌薬の関係

- 抗真菌薬を理解するうえで, 真菌を大まかに分類する必要があるかどうかといわれると, ぶっちゃけあまりない。しかし, 入り口にはよいので簡単に説明する。
- 真菌は真核生物で, いわゆるカビである。臨床的に重要な真菌の数はある程度限られている。
- 下表のように分類し, それぞれに対して有効な抗真菌薬を確認する。
- その後に例外として効かない菌を整理する。判断ができなければ専門家に確認すること。

● 真菌の分類

分類	知っておくべき菌
酵母様真菌	*Candida* spp., *Cryptococcus* spp.
糸状菌	*Aspergillus* spp., *Fusarium* spp., 接合菌
二形性菌	*Coccidioides* spp. *Histoplasma* spp.

● 主な抗真菌薬と効く真菌，効かない真菌

菌　種	AMPH-B	FLCZ	ITCZ	VRCZ	5-FC	MCFG
C.albicans	+	＋＋	+	＋＋	+	＋＋
C.tropicalis	+	＋＋	+	＋＋	+	＋＋
C.parapsilosis	＋＋	＋＋	+	＋＋	+	+
C.glabrata	+	−	−	+	+	±
C.krusei	+	−	−	+	+	＋＋
C.lusitaniae	−	＋＋	+	＋＋	+	+
C.gulliermondii	+	+	+	+	+	±
C.auris	±	−	±	±	±	＋＋
Cryptococcus spp.	＋＋	＋＋	+	+	＋＋	−
A.fumigatus	+	−	+	＋＋	−	+
A.terreus	−	−	+	＋＋	−	+
A.calidoustus	＋＋	−	−	−	−	＋＋
Fusarium spp.	+	−	−	＋＋	−	−
Mucor spp.*	＋＋	−	±	−	−	−
Rhizopus spp.*	＋＋	−	−	−	−	−

その他特徴	AMPH-B	FLCZ	ITCZ	VRCZ	5-FC	MCFG
IV/PO	IVのみ	IV/PO	IV/PO	IV/PO	POのみ	IVのみ
中枢神経移行	良くない[†]	良い	悪い	良い	良い	良くない
TDMの必要性 濃度 µg/mL	なし	なし	あり トラフ 1-2 (4-7日目, 保険適用外)	あり トラフ 1以上 4未満 (2-5日目)	あり ピーク 40-80 (3-5回目, 保険適用外)	なし
副作用	Infusion reaction, 腎毒性 (リ ポ化では 肝毒性)	肝毒性, QT延長, 頭痛, 消 化器症状	肝毒性, QT延長, 心機能低 下	肝毒性, QT延長, 中枢神経 異常, 視 野障害, 光線過敏	好中球減 少, 肝毒 性, 消化 器症状	消化器症 状, 頭痛, 肝毒性 (頻度は少 ない)

＋＋：よく効く，＋：通常効く，±：場合による，−：通常効かない
AMPH-B：アムホテリシンB，FLCZ：フルコナゾール，ITCZ：イトラコナゾール，VRCZ：ボリコナゾール，5-FC：フルシトシン，MCFG：ミカファンギン
Mucor spp., *Rhyzopus* spp. は接合菌
[†]新生児は良い。また真菌性髄膜炎は脳実質に波及することが多く，臨床的に使用可能
(REDBOOK2024-2027より一部改変)

酵母様真菌

- グラム陽性に染色され，GPC に比べて非常に大きい形態をしている。*Candida* spp. は分離頻度が最も多く耐性菌の頻度も少ないアルビカンス（*C. albicans*）か，非アルビカンス（*C. tropicalis*, *C. parapsilosis*, *C. krusei*, *C. glabrata*, *C. gulliermondii*, *C. lusitaniae* など）に分ける。

- そのため，アルビカンスか，非アルビカンスかを鑑別することが重要になる。通常カンジダ用培地でコロニーの発色をみて鑑別する施設が多い。しかし判定に 48 時間程度要するのが難点である。迅速に判断したければ，発芽管形成試験（germ tube test）を行う。

- この試験ではコロニーから釣菌した菌液をヒト血清に混ぜ，2 時間程度培養した後に顕微鏡を覗いて，豆苗から芽が出るように発芽管を出すかどうか確認する。

- 発芽管を認めればほぼ *C. albicans*。ただし *C. dubliniensis* も形成することやすべての *C. albicans* が陽性となるわけではないことに注意。

- *C. auris* は多剤耐性傾向が高く，侵襲性感染症を起こすと致命率が高い。

- また院内感染の制御が困難であり，国際的に問題となっている。近年諸外国において急速な感染例の拡大がみられており，日本でも 2023 年に初めて菌血症の症例が報告された[1]。

糸状菌

- 読んで字のごとく糸状の菌である。*Aspergillus* spp. が頻度も臨床的な重要度も最も高い。

- 糸状菌の同定はコロニー外観，色，発育速度（早い：3-5 日，中等度：6-10 日，遅い：10 日以上）というマクロの視点と，菌体の着色，形態学的特徴（分岐の角度や隔壁の有無），分生子の形，特殊器官や生殖器官の有無というミクロの視点で行う。

二形性菌

- 環境によって，酵母/糸状菌形態を示す真菌である。日本では遭遇する頻度は少なく基本的に輸入真菌症である。
- *Coccidioides* spp. は米国カリフォルニア州，アリゾナ州が最も多い（米国の南西部の土壌に多く存在。Valley fever とも呼ぶ）。
- *Histoplasma* spp. は日本を除き世界的に認められる。米国ではミシシッピ川流域に多い。

リスク・臨床経過に沿った抗真菌薬の使い分け

- 微生物診断ありきの抗微生物薬使用が原則であるが，真菌感染症の微生物診断には時間を要する場合がある。一方で早期に治療を開始したい免疫不全患者の場合が多い。
- 実臨床では患者のリスク・経過に加え，1,3-βDグルカンやガラクトマンナン抗原の数値変化で治療を検討しなくてはならない場合もある。もちろん，CRP 同様に検査結果の数値だけで治療の開始・終了を決定するわけではない。
- たとえば 1,3-βDグルカンはセルロース素材の透析膜を用いた血液透析，血液製剤（アルブミン製剤, IVIg 製剤, 新鮮凍結血漿）の使用, 緑膿菌血症などで偽陽性を示す。

真菌感染症を疑う患者のリスクと経過

ハイリスク患者
- 免疫不全者：血液腫瘍患者，幹細胞移植後，免疫抑制剤使用患者など。
- バリアの破綻：熱傷，中心静脈カテーテル留置など。
- 重症患者：ICU/NICU 入院患者，中心静脈栄養患者，広域抗菌薬投与

患者など。

患者の経過

- 抗菌薬に反応しないハイリスク患者：化学療法後，幹細胞移植後など。

- カテーテル血流感染症：特にグラム染色で真菌感染症を疑う。

- 特徴的な感染巣：眼内炎，肝膿瘍など。

● Empirical therapy，Definitive therapy，予防内服の整理

Empirical therapy としての使用	
①グラム染色などから侵襲性カンジダ感染症を疑う場合	
アゾール系薬の予防内服なし （アルビカンスを想定）	FLCZ
アゾール系薬の予防内服中 （非アルビカンスを想定）	MCFG（または CPFG）または L-AMB
②病理検査や血清学的検査で 侵襲性アスペルギルス感染 症を疑う場合	VRCZ
③微生物の想定が困難である が真菌感染症を疑う場合	MCFG（または CPFG） 副作用が最も少ない MCFG が使用しやすいが中枢神経 と硝子体への移行性が不良であることに注意
④微生物の想定が困難である が真菌感染症を疑う場合 （重症）	L-AMB 重症で"外したくない"場合は最もカバー範囲が広い L-AMB を副作用度外視で選択。多くの Candida spp. や Aspergillus spp. に加え Mucor spp. などもカバー する。もちろんカバーできない真菌もいることを忘れ ずに（C. lusitaniae，A. terreus，Fusarium spp. な ど）。重症度により併用治療も検討する
Definitive therapy としての使用	
・原則は抗菌薬と同様である 　①感染臓器への移行性が良いものを使用する（髄液移行性はもちろん，侵襲性カンジ 　　ダ感染症は眼内への移行もポイント） 　②可能な限り狭域のものを使用する 　③成書などで治療実績のあるものを使用する ・皮膚感染症などの表層感染症は軟膏やクリームなどの局所抗真菌薬も使用可	
予防内服としての使用	
・小児での保険適用：FLCZ，VRCZ。いずれも内服薬も静注薬もある ・保険適用外であるが，PSCZ はムーコル症に対する有効性も期待できることから海外 　では 13 歳以上の小児に推奨されている	

FLCZ：フルコナゾール　MCFG：ミカファンギン　CPFG：カスポファンギン　L-AMB：ア
ムホテリシン B リポソーム　VRCZ：ボリコナゾール　PSCZ：ポサコナゾール

2

抗真菌薬

小児感染症
エキスパートへの道

抗真菌薬のイメージ

　抗真菌薬は種類が多く，さらに使用する頻度が少ないためにイメージがつきにくい。筆者は抗真菌薬を抗菌薬でたとえてイメージしているため紹介する。あくまで筆者のイメージであるため悪しからず……。

フルコナゾール
・相互作用により注意が必要なアンピシリン：対 *Candida* spp. で狭域

ボリコナゾール
・相互作用により注意が必要なセフタジジム：*Candida* spp. 含め他の真菌もカバーするが，原則対 *Aspergillus* spp.）

ミカファンギン（カスポファンギン）
・移行性に注意が必要なセフォタキシム：*Candida* spp. と *Aspergillus* spp. とメイン2菌種をカバー。
・カバーできない真菌も明確。副作用も少なく，Empirical therapy での使用しやすさ No.1。ただし明らかに侵襲性アスペルギルス感染症を疑う場合，単剤使用は推奨されない。

アムホテリシンB
・副作用により注意が必要なメロペネム：スペクトラムが広く，効かない真菌を覚えるとよい。

193

アゾール系抗真菌薬

フルコナゾール FLCZ：ジフルカン®，プロジフ® **IV**，**PO**

➕ Empirical therapy

- 粘膜カンジダ症を疑った場合
- アゾール系の予防内服をしていない患者で侵襲性カンジダ感染症を疑った場合

🎯 Definitive therapy

- *C. albicans* 感染症，感受性のカンジダ感染症（鵞口瘡，食道炎，菌血症，眼内炎，感染性心内膜炎，尿路感染症など）
- HSCT/化学療法に伴う好中球減少時の予防
- ＜1000ｇの児のカンジダ感染症予防
- クリプトコッカス髄膜炎でアムホテリシンＢが使用できない場合，同疾患の後療法
- トリコスポロン感染症

スペクトラム
Candida spp. に対する抗真菌薬。*C. albicans* の第1選択である。*Cryptococcus* spp. にも活性がある。その他，*Trichosporon* spp.，二形性菌にも感受性がある

効かないCandida spp. *C. glabrata*，*C. krusei*，*C. auris*

効かない真菌 *Aspergillus* spp.，*Fusarium* spp.，接合菌

用法・用量

HSCTに伴う予防投与量 6mg/kg/day 分1

鵞口瘡 1歳未満で難治性の場合や哺乳不良がある場合：3mg/kg/day 分1，7-14日間

食道カンジダ 6-12mg/kg/day 分1，14-21日間

カンジダ腟炎 150mg/day 分1内服，1日間

カンジダ重症感染症 12mg/kg/day 分1

クリプトコッカス感染症（中枢神経） アムホテリシンＢリポソームとフルシトシンによる2週間の治療後，12mg/kg/day 分1，最低8週間。維持療法6mg/kg/day 分1，6-12カ月

用量 クリプトコッカス感染症（播種，肺感染症） 初回 12 mg/kg/day 分 1，以降 6 mg/kg/day 分 1，10-12 週間。維持療法：6 mg/kg/day 分 1，6-12 カ月

最　大 800 mg/day

PK/PD

髄液移行性 あり（50-90％，炎症があれば≧80％）

その他の移行性 前房水（80％以上），硝子体（70％以上），尿（66-76％），腟分泌液（82％）

半減期 9 カ月 −15 歳 19.5-25 時間，新生児 46.6-73.6 時間

排　泄 腎

蛋白結合率 11-12％

生体利用率 77-90％

規 ジフルカン：静注 50 mg（1193），100 mg（1520），200 mg（2598）cap 50 mg（103.3），100 mg（158.3），DS 350 mg（72.2），1400 mg（352.4）

添付文書 カンジダ症：3 mg/kg/day 分 1，クリプトコッカス症：3-6 mg/kg/day 分 1，重症・難治性真菌感染症：12 mg/kg/day まで増量可，造血幹細胞移植患者における深在性真菌症の予防：12 mg/kg/day 分 1 適宜減量，最大 400 mg/day

新生児 ≦生後 14 日：72 時間毎投与，≧生後 15 日：48 時間毎投与，血中濃度半減期が延長することから投与間隔に留意

● **腎機能による投与量調節**

GFR (mL/min/1.73 m²)			PD	HD	CRRT
≧60	30-60	<30			
必要なし	1.5-6 mg/kg（通常量 50％）1 日 1 回	1.5-6 mg/kg（通常量 50％）48 時間毎	1.5-6 mg/kg（通常量 50％）48 時間毎	H 後 3-12 mg/kg 非 H 日 1.5-6 mg/kg 48 時間毎	1.5-6 mg/kg（通常量 50％）1 日 1 回

肝機能による投与量調節：必要なし

Point

• 生体利用率は高い（77-90％）。また 1 日 1 回投与でよいのが利点である。

• 組織移行性も非常によく，髄液だけでなく前房水，硝子体，尿にも移行し，特に眼内炎へ使用ができることがキャンディン系抗真菌薬との大きな違いである。

- 原則，対 *Candida* spp. の抗真菌薬であり，*Aspergillus* spp. などの糸状菌には効かない。*C. albicans* の多くはフルコナゾール感受性良好である。

- 一方非アルビカンスは菌種によって異なり，*C. parapsilosis, C. tropicalis* は感受性が良好であることが多いが，*C. glabrata, C. krusei* は耐性である。

- なお日本における菌血症患者の *Candida* spp. の頻度は，*C. albicans* 40%，*C. parapsilosis* 20%，*C. glabrata* 20% であり，特に *C. parapsilosis* はバイオフィルム形成能が高く，中心静脈カテーテル血流感染症で多くみられる。

- 真菌による感染性心内膜炎は原則抗真菌薬単独ではなく手術との併用である。

- 第 1 選択はリポソーム型のアムホテリシンと 5- フルオロシトシンの併用であるが，第 2 選択薬としてアムホテリシンの代替薬としてフルコナゾール含むアゾール系真菌薬も記載がある（日本のガイドラインはボリコナゾールのみ記載している）。

▶ 注意すべき副作用

- アゾール系全体にいえることだが，CYP450 を介して代謝され，CYP3A に対する強い阻害作用を有するため相互作用のある薬剤が多い。

- 相互作用のある薬剤はビンクリスチン，カルシニューリン阻害薬やマクロライド，リファンピシン，ワーファリンなど，非常に多岐にわたる。そのため処方のたびに確認する必要がある。

- 真菌薬のなかでは副作用の頻度は少ない。最も多い副作用は消化器症状（8%）。

- 肝機能上昇（投与開始後 2-3 カ月以内）が 5% に認められ，1% の患者が副作用により薬剤変更が余儀なくされる[2-3]。

- 添付文書にはその他心室頻拍，QT 延長などの不整脈（頻度不明）の記載がある。

イトラコナゾール ▶ ITCZ：イトリゾール® **PO**

2

抗真菌薬

➕ Empirical therapy

- 足白癬，爪白癬，癜風などの皮膚真菌感染症

🎯 Definitive therapy

- コクシジオイデス症，ブラストマイセス症，ヒストプラズマ症，スポロトリコーシス
- 慢性肉芽腫症患者に対する真菌感染症の予防薬

スペクトラム

Candida spp.，*Cryptococcus* spp. 二形性菌や皮膚真菌症の原因菌にも感受性あり

アゾール系薬剤は交叉耐性を示すことが多いため，フルコナゾールが効かない真菌の場合はイトラコナゾールも効かない場合が多い

Aspergillus spp. も感受性はあるがボリコナゾールに劣る

効かない*Candida* spp. *C. glabrata*，*C. krusei*

効かない真菌 *Fusarium* spp.，接合菌

用量

通 常 10 mg/kg/day 分 2，最大 400 mg/day

爪白癬・足白癬 5 mg/kg/day 分 1

予 防 5 mg/kg/day 分 1-2

PK/PD

髄液移行性 ほぼなし（2-9%）

半減期 6 カ月 -12 歳 36 時間

排 泄 腎，消化管

蛋白結合率 99.8%

生体利用率 55%

規 cap 50 mg（134.7），内用液 1%（37.2/mL）

添付文書

小児に対する安全性は確立されていない

カプセルのみ 重症感染症で治療上の有益性が危険性を上回ると判断される場合にのみ使用

197

- 腎機能による投与量調節：成人では通常投与量でよいというデータがある。小児でもそれを踏襲する構えもある一方で，注意して使用すべき。投与量調節が必要という意見もある

- 肝機能による投与量調節：必要なし

Point 🔖

- 最初に開発された経口アゾール系抗菌薬。胃の pH により吸収が影響されやすく生体利用率は 55％である。

- 内用液は空腹時の服用がよい（血中濃度が最大 30％上昇する）が，カプセル・錠剤は食直後に内服しなくてはならないため注意する。

- 制酸剤と併用することで吸収が低下し，コーラなどの炭酸飲料で胃酸分泌が亢進し吸収が増加する。

- 組織移行性は不良であり，髄液，硝子体，尿にはほとんど移行しない（フルコナゾールであれば移行する）。肺や皮膚などへの移行性は良好である。

- 患者間での血中濃度に差があるため TDM が推奨されるが，日本では保険適用外。

- 前述したとおりコクシジオイデス症，ブラストマイセス症，ヒストプラズマ症は日本では通常みられない輸入真菌症である。

- スポロトリコーシスは土壌や植物に腐生する *Sporothrix schenckii* が外傷などを介して皮膚内に侵襲して発症する。農作業従事者や小児の傷口を介して感染する。HIV などの免疫不全状態だと播種性感染を起こす。

- したがって，治療で使用するとすれば足白癬・爪白癬（いわゆる水虫），癜風である。特に *Malassezia furfur* が原因の癜風で範囲が広い場合は，内服で治療する。

- 慢性肉芽腫症は食細胞機能異常を原因とする原発性免疫不全症のひとつであり，侵襲性感染症をきたす真菌類として *Aspergillus* spp.（特に *A. fumigatus* と *A. nidulans*）が重要である。

- 細菌感染症の予防内服は ST 合剤であるが，真菌感染症の予防内服としてエビデンスがあるのはイトラコナゾールである。

- ただし近年ではイトラコナゾール耐性 *Aspergillus* spp. の増加に伴いボリコナゾールやポサコナゾールを予防内服することも増えてきている。

▶ **注意すべき副作用**

- フルコナゾールよりもさらに相互作用のある薬が多い。添付文書上も併用禁忌薬が多く記載されている。
- 特に抗不整脈薬との併用は禁忌が多いので確認すること。その他スタチン系脂質異常症治療薬も併用禁忌である。

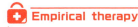

VRCZ：ブイフェンド® IV, PO

Empirical therapy

- 免疫不全者で侵襲性アスペルギルス症を強く疑った場合

Definitive therapy

- 侵襲性アスペルギルス症
- フルコナゾール耐性のカンジダ感染症（眼内炎，感染性心内膜炎など）
- *Fusarium* 感染症，*Scedosporium* 感染症

スペクトラム

広いスペクトラムを有するが，基本的に *Aspergillus* spp. 用と考えてよい。とはいえ，*A. calidoustus* や *A. lentulus* など頻度は低いが，感受性が低い菌がいることは知っておく

その他，*Fusarium* spp. にもよい効果がある点が特徴的である

接合菌には使えない。ボリコナゾール使用による接合菌のブレイクスルー感染が問題になっている

また *Candida* spp. に対しても一般的に感受性があるが，フルコナゾールに勝る点は *C. krusei* に感受性であることくらいである

効かない *Candida* spp. *C. glabrata*

効かない真菌 接合菌

用 2-11歳（<50 kg の場合も含む）初回 18 mg/kg/day 分2，以降 16 mg/kg/day 分2（経口薬は 18 mg/kg/day 分2, 最大 700 mg/day）

用法・用量

注：12歳未満が錠剤を服用した場合，吸収率が低下する可能性があるため，内用液を服用すること

≧12歳（かつ≧50 kg）初回 12 mg/kg/day 分 2，以降 8 mg/kg/day 分 2（経口薬は 400 mg/day 分 2）

PK/PD

髄液移行性 あり（-50%）

半減期 投与量依存的

排泄 肝代謝（注射剤の溶解剤である β-シクロデキストリンは腎排泄）

蛋白結合率 58%

生体利用率 45-64%

規

静注 200 mg（6010），DS 2800 mg（696.8），錠 50 mg（368.2），錠 200 mg（1238.6）

添付文書

低出生体重児，新生児，2歳未満 安全性は確立していない

注射剤から開始。患者の状態に応じて錠剤・ドライシロップに切り替えることができるが，投与開始から1週間未満で変更した際の有効性・安全性は検討されていないため慎重に判断

用量の増減は必要最小限にとどめる。原則として投与開始後・増量後，少なくとも3日間は増量しないこと

光線過敏性反応・皮膚扁平上皮癌が発現した報告もあるため，帽子等の使用により日光の照射を避ける

成人と比べ肝酵素上昇の発現頻度が高い。観察を十分に行うこと

● **腎機能による投与量調節**

・経口：基本的に必要なし。透析患者においても同様。CRRT の場合は膜や透析率により変わるため，トラフを確認

・静注：GFR<50 mL/min/1.73 m^2 ではシクロデキストリンの蓄積が起きうるため，経口での投与を推奨

● **肝機能による投与量調節**

・軽度から中等度（Child-Pugh Class A-B）：通常の Loading 以降，50%減量

・重度（Child-Pugh Class C）：本剤しかないとき以外は基本的に使用しない

● TDMの方法（TDMガイドライン2022より）

測定タイミング	効果指標	安全性指標
トラフ：2-5日目（重症真菌感染症患者では2-3日目が推奨）	トラフ≧1 μg/mL	トラフ<3-4 μg/mL（成人は<4 μg/mL）

Point

- 生体利用率は45-64％とそこそこ（最大80％）。成人（96％）より悪いのが特徴であり，同量での経口移行で血中濃度が低下する場合があるため注意を要する。

- 尿への移行が悪いため尿路感染症には使用できない。

- 侵襲性アスペルギルス症の第1選択薬である。副作用や相互作用が少なく使用しやすいキャンディン系はアスペルギルス系もカバーするが，明らかに侵襲性アスペルギルス症を疑う場合はボリコナゾールを優先する。

- *C. krusei*による眼内炎に対する全身投与はボリコナゾールを選択できる。

▶ 注意すべき副作用

- 他のアゾール系同様，代謝にCYP450を介するため相互作用のチェックを行う。

- トラフ濃度が4-5 μg/mLを超えると肝障害のリスクが増えるためTDMでの投与量設計が必要である。CYP2C19には遺伝子多型が存在し，個人差が大きく，日本人の20％は代謝が遅いpoor metabolizerである。

- 一方，小児では代謝が速い。要はTDMを実施しないとわからない。

- ただし，霧視（blurred vision）などの視覚症状（可逆性）の多くは治療開始1週間以内に発症するため，TDMによる予防効果は得られにくい[4]。

- 腎機能が悪い患者では早期に経口移行を検討する。理由は注射製剤には溶解剤としてβ-シクロデキストリンを含有しており，腎障害患者では蓄積によりさらに腎機能が増悪する恐れがあるためである。

- 光過敏症は7-12％に出現し，特に長期使用患者には留意する必要がある。添付文書のとおり扁平上皮癌などとの関連性も指摘されており，長

期使用中には長袖や帽子などで日光を避ける。

- 長期使用中の ALP 急増や四肢痛を認めた場合には骨膜炎を疑う[5]。

🛑「あるある」アゾール系抗真菌薬のこの使い方はアカン！

誤った使い方	推奨される使い方
1,3-βDグルカンが正常上限値を超えたため，相互作用を十分に確認せずに治療を開始	必ず添付文書を確認し相互作用のある薬がないかチェック。特に抗真菌薬を使用する患者はタクロリムスやシクロスポリンをなどの免疫抑制剤を使用していることが多く，アゾール系はこれらの薬剤の血中濃度を上昇させる。また1,3-βDグルカンは偽陽性もあることに注意
イトラコナゾールの内服薬はすべて食後に内服	イトラコナゾールは剤形で内服タイミングが異なる。内用液は空腹時，カプセル・錠剤は食間または食直後

小児感染症 エキスパートへの道

ホスフルコナゾール（プロジフ®）とポサコナゾール（ノクサフィル®）

ホスフルコナゾールはフルコナゾールのリン酸化プロドラッグである。体内で加水分解され，フルコナゾールとして働くため，治療方法，投与量などはフルコナゾールと同様に扱う。何が違うかというとフルコナゾールに比べて溶解性が非常に高い点である。静注投与に伴う水分負荷が 1/40 まで少なくでき，新生児や，心疾患がある児など水分制限がある場合に使いやすい。

ちなみに値段は静注 100 mg（3317 円），静注 200 mg（6079 円）であり，小児での保険適用は未承認である（2024 年 12 月時点）。

ポサコナゾールは 2020 年に「造血幹細胞移植患者における深在性真菌症の予防」の保険適用が成人において承認されたアゾール系抗真菌薬であるが，海外のガイドラインでは 13 歳以上の小児と成人同種移植患者の真菌感染予防に推奨されている。アゾール系薬の中で唯一ムーコル症（ムコール症）へ適応を有していることが特徴である。

TDM は不要だが，副作用として頻度が多いのは消化器症状，ALT増加（5％以上）であり，その他偽性アルドステロン症による低カリウム血症（4.7％），QT 延長（1.4％），血球減少など多岐にわたる。

また，点滴製剤は溶解液であるシクロデキストリンの蓄積による腎機能障害と，末梢静脈ラインからの投与による血栓性静脈炎に注意する。日本では小児への臨床試験が行われておらず，本薬も小児での保険適用は未承認である（2024 年 12 月時点）。

キャンディン系抗真菌薬

ミカファンギン MCFG：ファンガード® IV

➕ Empirical therapy

- 長引く発熱性好中球減少症
- 免疫不全患者などアゾール系の予防内服をしている患者で侵襲性カンジダ感染症を疑う時
- 低出生体重児や広域抗菌薬曝露中でカンジダ感染症のリスクが高い患者の敗血症

◎ Definitive therapy

- フルコナゾール耐性のカンジダ感染症（眼内炎，中枢神経感染症，尿路感染症を除く）
- ボリコナゾールが禁忌の患者の侵襲性アスペルギルス症

スペクトラム

Candida spp. と *Aspergillus* spp. というふたつのメイン菌種を幅広くカバーする

最近問題になっている多剤耐性 *Candida* である *C. auris* に対して，現状推奨されている唯一の抗真菌薬である。しかし感受性のある *Candida* でも治療中の耐性化が報告されている

効かない（ことがある）*Candida* spp. *C. parapsilosis*，*C. guilliermondii*

効かない酵母様真菌 *Cryptococcus* spp.，*Trichosporon* spp.

効かない糸状菌 *Fusarium* spp. 接合菌

用法・用量

新生児（＜1000 g）10-15 mg/kg/day 分1

新生児（≧1000 g）7-12 mg/kg/day 分1

＊新生児は 10 mg/kg/day くらいで覚えておいてよい

小児 2-6 mg/kg/day 分1

＊小児は原則 2-3 mg/kg/day，場合によって 6 mg/kg/day まで増やす，と覚える

侵襲性アスペルギルス症（サルベージ治療）2-6 mg/kg/day 分1

| **用** | **予　防** 1 mg/kg/day 分 1 |
| | **最　大** 150 mg/day（ヨーロッパでは治療反応性が悪ければ最大 200 mg/day まで増量可能） |

PK/PD	**髄液移行性** なし
	半減期 4 カ月 -16 歳 12.5±4.6 時間，新生児 7-8 時間
	排　泄 消化管
	蛋白結合率 96.7%

| **規** | 点滴用 25 mg (1907)，50 mg (2976)，75 mg (4575) |

添付文書	アスペルギルス症：1-3 mg/kg/day 分 1，カンジダ症：1 mg/kg/day 分 1，重症・難治性：6 mg/kg/day まで増量可，予防：1 mg/kg/day 分 1，1 時間以上かけて点滴静注
	成人に比べ肝機能障害の頻度が高いため，十分配慮すること
	低出生体重児，新生児 使用経験は少ない

- 腎機能による投与量調節：必要なし

- 肝機能による投与量調節：必要なし

Point 💊

- 生体利用率が悪く，静注薬しか存在しない。

- また眼，髄液，尿への移行性が悪く，眼内炎，中枢神経感染症，尿路感染症には使用しない。

- *Candida* spp. と *Aspergillus* spp. に対する抗真菌薬と覚える。しかし，臨床データが乏しいため，侵襲性アスペルギルス症の初期治療には用いない[6]（p.201）。

- 日本で使用できるキャンディン系はミカファンギンとカスポファンギンであるが，臨床的に差はほとんどない（投与設計のみ異なる）。

- カスポファンギン（カンサイダス®）は国際的にはミカファンギンよりも使用経験がある薬剤である。薬品名から大阪府や兵庫県で処方されがちと思うかもしれないが，筆者は兵庫にいたときからミカファンギンで困ったことはない。

- ミカファンギンとの違いは初日にローディングを行うことで速やかに血

中濃度を上げられる一方で，ミカファンギンと比べて薬物相互作用が多い点である．病院にはいずれか1種類があれば問題ない．

▶ 注意すべき副作用

- アゾール系ほどではないがCYP3A4を弱く阻害する．添付文書によるとシロリムスの血中濃度を上げる．その他，成書にはシクロスポリン，ニフェジピン，イトラコナゾールの血中濃度も上昇することが記載されている．

- 抗真菌薬にしては安全性が比較的高く，副作用により治療中止せざるを得ない例は3％未満である．また，薬剤相互作用もアゾール系薬と比較して少ない．

- 肝機能・腎機能で投与量を調整する必要はなく1日1回投与でいいことから不適正使用されがちであるため注意する．感受性結果が判明次第ステップダウンする．

- 副作用は少ないがヒスタミン遊離作用があることが知られており，アナフィラキシー様の症状を呈することがある．急速静注がリスクを高める可能性があるため，添付文書とおり1時間以上かけて投与する．

「あるある」キャンディン系抗真菌薬のこの使い方はアカン！

誤った使い方	推奨される使い方
カンジダ菌血症の患者に対して，眼底診察を行わずに感受性結果判明までミカファンギンを継続する	カンジダ菌血症の20％に合併するという報告*もある眼内炎に対して，ミカファンギンは移行性が悪く有効ではないため，必ず眼底診察または眼科診察依頼を行う．その他，中枢神経，尿路への移行性も悪いことにも注意

*H Kato et al. Infection 2018；46：635-40. PMID：29959658

ポリエン系抗真菌薬

アムホテリシンBデオキシコール酸 AMPH-B：ファンギゾン® IV, PO

🆘 Empirical therapy

- アムホテリシンBリポソームが使用できない場合のEmpirical therapyの代替薬

Definitive therapy

- 非アルビカンスのカンジダ尿路感染症
- アムホテリシン B リポソームが使用できない場合の Definitive therapy の代替薬

スペクトラム

最もスペクトラムが広い抗真菌薬であり，*Candida* spp., *Cryptococcus* spp., *Aspergillus* spp., 接合菌に効果がある。やはり効かない菌を覚えることが重要

効かない *Candida* spp. *C. lusitaniae*

効かない糸状菌 *Fusarium* spp. *A. terreus*

用法・用量

静 注 0.25-0.5 mg/kg/day 分 1 で開始し，1.5 mg/kg/day まで 0.25 mg/kg/day ずつ漸増（重症者では 0.5 mg/kg/day ずつ漸増してもよい），2-4 時間かけて投与（RED BOOK より）

内 服 0.5-1 mL/回，2-4 回/day

最 大 1.5 mg/kg/day

PK/PD

髄液移行性 新生児はよく 40-90%（小児，成人では低く 2-4%）

半減期 4 カ月 -14 歳 18.8±6.6 時間，未熟児 14.8 時間

排 泄 腎

蛋白結合率 90%

生体利用率 ほぼなし

規 シロップ 100 mg/mL (54.6/mL) 注射 50 mg (1023)

添 シロップ 0.5-1 mL 1 日 2-4 回

静 注 低出生体重児，新生児，小児の安全性は確立していない

- 腎機能・肝機能による投与量調節：血中濃度は腎機能，肝機能に影響を受けないため，基本的に必要なし。本剤による腎機能悪化が疑われた場合は 50%投与量で隔日投与

Point

- 安全性が高く使用しやすいアムホテリシン B リポソーム (L-AMB) を選択することが実際多いので，古典的なアムホテリシン B デオキシコール酸（AMPH-B）の使用場面は減っている。

- コストの問題で L-AMB が使用できない場合の選択肢だが，日本では供給不足などにならなければ L-AMB を選択でよい。

- 生体利用率はほぼないため，内服薬は消化管粘膜カンジダの治療に限られる。

- その他の使いどころとしては，非 *C. albicans* のカンジダ尿路感染症 (L-AMB の尿中移行性が悪いため)。なお *C. albicans* の尿路感染症はフルコナゾールで治療可能。

- 髄液移行性はほとんどないが，真菌性髄膜炎は脳実質に波及することが多く，また臨床的実績があるため中枢神経真菌感染症の治療に用いることが可能である (クリプトコッカス髄膜炎など)。

▶ 注意すべき副作用

- 経口薬は消化管で吸収されないため，全身性の副作用に留意する必要はない。数％に皮疹や消化器症状をきたす程度。

- 注射製剤を使用するなら，Infusion reaction (発熱，悪寒・戦慄，筋痛，関節痛，嘔気・嘔吐，頭痛など) と腎毒性は覚悟して使うべき薬剤である。

- Infusion reaction は 25％ に出現する。薬剤に反応した単球から TNF-αなどのサイトカインが放出されることにより，投与後 1-3 時間で起きる。これを防ぐため投与開始 30-60 分前に前投薬 (例：アセトアミノフェン 10-15 mg/kg＋ヒドロコルチゾン 0.5-1 mg/kg[7]) が行われることがあるが，有効性の評価に関するデータは少ない。新生児期は Infusion reaction は起こりにくい[8]。

- クレアチニン値も上昇しやすく，30％の患者で認められるが，水分負荷と，腎毒性のある薬剤の併用を避けることによって頻度および重症度を下げることが可能。一般的には可逆的で投与を中止すれば腎機能は回復する。

- また低カリウム血症，低マグネシウム血症は 10％強に起きる。低カリウム血症は低マグネシウム血症が改善するまで持続的に起こるので注意。

アムホテリシンBリポソーム　L-AMB：アムビゾーム® IV

➕ Empirical therapy

- 微生物の想定が困難であるが"外してはいけない"真菌感染症を疑う場合：重症例，免疫不全患者の真菌感染症疑い，超低出生体重児の先天性皮膚カンジダ症など
- ボリコナゾール使用中の侵襲性真菌感染症疑い患者

🎯 Definitive therapy

- その他の薬剤が耐性の侵襲性カンジダ感染症
- その他の薬剤が耐性の侵襲性アスペルギルス症
- クリプトコッカス髄膜炎（5-フルシトシンと併用）
- 感受性の接合菌感染症，リーシュマニア症

ス AMPH-Bと同じ

用量
- **通常** 3 mg/kg/day 分1，1-2時間以上かけて投与
- **重症** 3-5 mg/kg/day 分1，最大10 mg/kg/day 分1

PK/PD
- **髄液移行性** あり（詳細データなし）
- **半減期** 7-10時間（成人データのみ）
- **排泄** 腎
- **蛋白結合率** 95%（インタビューフォームより）

規 点滴 50 mg（11471）

添 低出生体重児，新生児 安全性は確立していない

- 腎機能・肝機能による投与量調節：必要なし

Point 💊

- 正確な機序はわからないが，アムホテリシンBデオキシコール酸（AMPH-B）の副作用（特に腎毒性）を軽減したのがリポ化製剤である

（人の細胞膜コレステロールに作用しにくくなったとか，腎への排泄が遅くなったとか）。

- 一方で腎への移行性が悪くなったため，尿路感染症には使用できない。
- 薬価は AMPH-B と比較して約 10 倍の高価な薬剤である。

▶ 注意すべき副作用

- 腎毒性のある薬剤との併用は腎障害のリスク因子である。
- 副作用は AMPH-B よりも軽くなっただけで，起きうる。腎機能障害（クレアチニン上昇）は 18％，低カリウム血症は 25％，低マグネシウム血症は 15％と決して少なくない。
- またビリルビンやアルカリホスファターゼ，肝逸脱酵素は上昇しやすく（21％）[9]，高リン血症にもなりやすい。
- AMPH-B 同様，infusion-reaction（20％程度）[10]にも注意する。90％の患者が投与後 5 分以内に発症する点が相違点である[11]。
- 添付文書には「本剤の添加剤に大豆由来の成分が含まれる」とあり，大豆アレルギーのある患者に投与する場合は注意を要する。また，白血球輸注中または直後の投与は急性肺機能障害の報告があり禁忌である。

「あるある」ポリエン系抗真菌薬のこの使い方はアカン！

誤った使い方	推奨される使い方
定期的な電解質フォローを行わずにポリエン系抗真菌薬を継続的に使用する	高頻度で低カリウム血症と低マグネシウム血症を起こす。特にマグネシウムは意識しないと検査しないし，低マグネシウム血症を改善しないと低カリウム血症が改善しないため注意が必要

5- フルオロシトシン

フルシトシン ▶ 5-FC：アンコチル® **PO**

✚ Empirical therapy

- 髄膜炎患者で墨汁染色かグラム染色でクリプトコッカス様の所見が認められた場合（アムホテリシンBリポソームと併用）

🎯 Definitive therapy

- クリプトコッカス髄膜炎（アムホテリシンBリポソームと併用）
- カンジダ心内膜炎・眼内炎・血管炎・髄膜炎など，アスペルギルス心内膜炎（すべてアムホテリシンBリポソームと併用）

スペクトラム
基本的に *Candida* spp., *Cryptococcus* spp. 以外には無効である（*Saccharomyces cerevisiae*, *Rhodotorula* spp. に有効であるが覚えなくてよい）

効かない *Candida* spp. *C. krusei*

効かない糸状菌 *Aspergillus* spp.

用法・用量
基本的にはアムホテリシンBリポソームかフルコナゾールと併用する
- 通 常 100 mg/kg/day 分 4

アスペルギルス感染性心内膜炎 150 mg/kg/day 分 4

カンジダ感染症 通常 100 mg/kg/day 分 4

人工物のある感染性心内膜炎のみ（乳児以外）150 mg/kg/day 分 4

クリプトコッカス髄膜炎・播種性感染症 100 mg/kg/day 分 4，2 週間以上

PK/PD
髄液移行性 あり（71-85％）

半減期 乳児 7.4 時間，新生児 4-36 時間

排 泄 腎（95％）

蛋白結合率 3-4％

規 500 mg 錠（472.4）

添 低出生体重児，新生児，小児 安全性は確立していない

● 腎機能による投与量調節

GFR (mL/min/1.73 m²)				PD	HD	CRRT
≧50	30–50	10–30	<10			
必要なし	25–37.5 mg/kg 1日3回	25–37.5 mg/kg 1日2回	25–37.5 mg/kg 1日1回	25–37.5 mg/kg 1日1回	25–37.5 mg/kg 1日1回	25–37.5 mg/kg 1日3回

肝機能による投与量調節：必要なし

Point

• 生体利用率は 78–89％とよい。

• ほとんど腎排泄であるため，腎機能による調節は単純に eGFR とパラレルに行う。

• 内服 2 時間後のピーク値を測定するように推奨されているが，日本では，コマーシャルベースで測定できないため，現実的でない（保険未収載で，海外委託は可能だが，結果が出るまで 2–3 週間かかる）。

• 新生児のカンジダ性髄膜炎には推奨されていない。

• 耐性誘導しやすいため，基本的に単剤では使用しない。

• Candida spp., Aspergillus spp. に対して，アムホテリシン B リポソームとの併用でシナジー効果がある。

• Cryptococcus neoformans に対してアムホテリシン B リポソーム，フルコナゾール，ボリコナゾールとの併用でシナジー効果がある。

▶ 注意すべき副作用

• 血球減少のリスクがあり，トラフ値＞100 μg/mL がリスクだが，血中濃度測定は難しいため適宜白血球数や血小板数をフォローする。

• アムホテリシン B リポソームと併用すると骨髄抑制作用が増強される。

「あるある」5-フルオロシトシンのこの使い方はアカン！

誤った使い方	推奨される使い方
薬剤の相互作用を考慮し，5-フルオロシトシン単剤で治療	耐性を誘導しやすいため，原則，他の抗真菌薬と併用する（例：クリプトコッカス髄膜炎に対してアムホテリシン B リポソームと併用）

表層真菌感染症に対する治療

- ここで表層真菌感染症に対する治療をまとめる。Chapter2-5「局所抗微生物薬の使い方」も参考にしてほしい。

頭部白癬 (Tinea capitis)

原因菌：	*Trichophyton tonsurans*, *Trichophyton violaceum*, *Microsporum* spp.
治 療：	フルコナゾール内服 6 mg/kg/day 3-6 週間，テルビナフィン内服 4-6 週間 (投与量は下記参照)

- 毛嚢に感染しているため，全身投与が必要。

- テルビナフィンの経口薬は日本では錠剤 (125 mg) のみ。60.3 円/錠。

- テルビナフィンの投与量について，成書には 3-6 mg/kg/day 分 1 (粉砕可) とある。添付文書には成人量 (125 mg/day 分 1 食後内服) のみ記載がある。

- UpToDate® では 10-20 kg の場合：62.5 mg/day 分 1，20 kg 以上：125 mg/day 分 1 (なお UpToDate® では 40 kg 以上は 250 mg/day だが，添付文書の成人量に合わせた)

- テルビナフィンはアリルアミン系抗真菌薬であり，CYP450 によって代謝されるため相互作用のある薬剤がないか必ず確認する。副作用は肝機能異常に注意する。

爪白癬 (Tinea unguium/Onychomycosis)，足白癬 (Tinea pedis)

原因菌：	*Trichophyton rubrum*, *Trichophyton mentagrophytes*, *Epidermophyton floccosum*

治　療

爪白癬	テルビナフィン内服（投与量は上記）3-6 カ月，またはイトラコナゾール内服 5 mg/kg/day 分 1 パルス療法（1 週間投与後 3 週間休薬）を 3 サイクル
足白癬	テルビナフィン 1 日 1 回塗布，またはミコナゾール 1 日 2-3 回塗布*
足白癬（免疫不全者または難治例）	テルビナフィン内服（投与量は上記），またはイトラコナゾール内服 5 mg/kg/day 分 1，2-4 週間（ただし経過によって調整する）

＊成書によると 2-4 週間で改善するとされるが，日本のガイドラインでは趾間型では 2 カ月，汗疱型では 3 カ月，角化型では 6 カ月と記載がある

- いわゆる水虫。基本的に思春期以降。スイミング，ジムなどがリスク。免疫不全，21 トリソミーも注意。
- 特に第 3 趾と第 4 趾の間に出やすい。足の裏に融合し，けば立った外見になると Moccasin foot と呼ぶ。
- 足白癬から爪床の上を這って基部に向かって増殖するのが爪白癬である。
- 皮膚カンジダ感染症の治療薬であるナイスタチンは，糸状菌感染症には効果がない。

体部白癬（Tinea corporis）

原因菌：*Trichophyton tonsurans*，*Trichophyton rubrum*，*Trichophyton mentagrophytes*：*Microsporum canis*，*Epidermophyton floccosum*

治　療：局所感染症：局所療法（テルビナフィン 1 日 1 回塗布，ミコナゾール 1 日 2-3 回塗布など）2-4 週間。難治例ではテルビナフィン内服（投与量は上記）4-6 週間

- 円状や環状になるため輪癬（ringworm）とも呼ばれる。境界は明瞭。

股部白癬（Tinea cruris）

原因菌：*Epidermophyton floccosum*，*Trichophyton* spp

治　療：体部白癬と同様

- いんきんたむし。陰部にできる白癬症である。小児では少ない。免疫不全，21 トリソミーは注意。円形や環状にできるため輪癬（ringworm）とも呼ばれる。

癜風・マラセチア毛包炎

原因菌: *Malassezia* spp.

治　療: 局所感染症はミコナゾール 1 日 2-3 回塗布 2 週間など

- 全身感染症ならフルコナゾール週 1 回内服を 2-4 週間。テルビナフィンの経口薬の有効性は示されていないため注意。

- 脂肪大好き。オリーブオイルを添加して培養する菌。脂漏性皮膚炎の原因にもなる。カテーテル関連血流感染症の原因になることがある。

- 皮脂の生成が少ない小児では頻度が少なく，思春期以降に発症することが多い。

- 癜風は胸部，背部から肩にかけて円形または類円形の淡褐色斑 (黒なまずといわれる) や白色斑を呈する。ほとんどは無症状であるが，ときに痒みを伴う。

- マラセチア毛包炎はざ瘡 (ニキビ) と見た目は似ているが，瘙痒感を伴い，赤みが強く表面に少し光沢がある。また面皰は認めない点が鑑別ポイント。

スポロトリコーシス

原因菌: *Sporothrix schenckii*

局所感染の治療: イトラコナゾール (すべての所見が改善してから 2-4 週間で通常 3-6 カ月)

播種性感染症の治療: アムホテリシン B リポソームの静注で開始，軽快後にイトラコナゾール経口薬へスイッチ (最低 12 カ月)

- 実は日本にいる二形性菌である。土壌，植物に多くいる。

- 皮膚と皮膚外の感染症を起こす。皮膚の場合は軽い創から入ってリンパ行性に拡がり，リンパ節腫脹や，ときに線状の潰瘍を形成するパターンと，接種された皮膚症状として集簇した丘疹 (ときに潰瘍) パターンとして出る。

- 免疫不全では播種性となる。

〔参考文献〕
1) Y Ohashi et al. J Infect Chemother 2023；29：713-7. PMID：37001753
2) V Novelli et al. Antimicrob Agents Chemother 1999；43：1955-60. PMID:10428919
3) O Egunsola et al. Eur J Clin Pharmacol 2013；69：1211-21. PMID：23325436
4) R Zheng et al. Front Pediatr 2021；9：655327. PMID：33968855
5) AJ Guarascio et al. World J Transplant 2021；11：356-71. PMID：34631468
6) TF Patterson et al. Clin Infect Dis 2016；63：e1-e60. PMID：27365388
7) TJ Walsh et al. Adv Pediatr Infect Dis 1996；11：187-290. PMID：8718464
8) AR Kingo et al. Pediatr Infect Dis J 1997；16：1002-3. PMID：9380454
9) GP Patel et al. J Med Toxicol 2011；7：12-5. PMID：21057910
10) JR Wingard et al. Clin Infect Dis 2000；31：1155-63. PMID：11073745
11) MM Roden et al. Clin Infect Dis 2003；36：1213-20. PMID：12746764

Chapter 2 抗微生物薬のトリセツ

3 抗ウイルス薬

> **まずはココだけ読んでほしい！**
>
> - 通常の診療で実践するうえで，ウイルスの分類（DNAウイルスとRNAウイルス）の知識はあまり必要なく，おおよそ薬とウイルスの1対1対応が成立する
> - 特にインフルエンザや水痘は「確定診断＝治療開始」というわけではないことに注意する。それぞれの治療適応をしっかり意識しよう

- 本項では小児感染症診療で使用する頻度が高い抗インフルエンザ薬，抗ヘルペスウイルス薬，抗サイトメガロウイルス薬についてまとめた。
- また，新型コロナウイルス感染症に対する治療薬としてレムデシビルを紹介する。
- エンベロープ（脂質二重層膜）を持つウイルスか持たないウイルスかはアルコールによる消毒が有効かどうかに関わるため感染対策上重要である。

> - エンベロープあり（アルコール消毒<u>有</u>効）：インフルエンザウイルス，コロナウイルスなど
> - エンベロープなし（アルコール消毒<u>無</u>効であり流水手洗いが必要）：エンテロウイルス，アデノウイルス，ノロウイルス，ロタウイルスなど

抗インフルエンザ薬

- 毎年11月ごろ日本小児科学会からインフルエンザ治療・予防指針が発表されるため目を通しておくとよい。
- <u>インフルエンザ治療の原則は対症療法</u>であり，重症化リスクのない外来患者に対して，抗インフルエンザ薬は不要である。アセトアミノフェンなどの解熱剤を使用する。

- 小児に対して抗インフルエンザ薬を使用するのは，インフルエンザを強く疑う患者で下記の場合である。インフルエンザと診断＝抗ウイルス薬処方ではない。

- なお，迅速抗原検査陽性はあくまで「検査陽性」であるだけで，必ず事前確率から検査後確率を評価する（インフルエンザ非流行期かつ接触歴もない場合は偽陽性の可能性もある。詳細は Chapter3-1 へ）。

> **治療適応**：≧2,500 g かつ生後 2 週以降
> ※体重 2,500g 未満の児または生後 2 週未満の新生児は使用経験が得られていないため投与する場合は副作用の症状の発現に十分注意する

治療が推奨される患者

- 入院患者
- 重症化リスクのあるインフルエンザ患者
- インフルエンザ曝露後，症状があって重症化リスクのある患者

インフルエンザ重症化リスクの患者

- 5 歳未満（特に 2 歳未満）または 65 歳以上
- BMI≧40 kg/m^2 の肥満
- 基礎疾患を有する患者：心疾患（先天性心疾患など），慢性肺疾患（嚢胞性線維症，喘息含む），内分泌・代謝疾患（糖尿病含む），腎疾患，肝疾患，血液疾患，慢性神経筋疾患（脳性麻痺，発達遅滞含む），免疫不全（造血幹細胞移植後など），19 歳未満でアスピリンやサリチル酸使用中で Reye 症候群の危険性がある患者
- 長期療養施設入所中の患者

- また，上記のリスクがなくても治療をする場合もある。たとえば，リスクがある児の同胞や親，同居者がインフルエンザに罹患した場合は治療することを検討してもよいと筆者は考える。

- 抗インフルエンザ薬は多種類あるが，使用経験と治療実績が最もあるのはオセルタミビル（タミフル®）とザナミビル（リレンザ®）である。

- 抗インフルエンザ薬の投与タイミングは発症から 48 時間以内が基本である。

- 曝露後の抗ウイルス薬予防投与は原則推奨されない。添付文書上は，

「65歳以上，または次のいずれかの基礎疾患を持つ者〔慢性呼吸器疾患，慢性心疾患，代謝性疾患（糖尿病等），腎機能障害〕を対象」としているが適応外使用である。

- IDSAガイドラインではインフルエンザワクチン接種禁忌かつ生後3カ月以上の重症化リスクのある児への処方を検討できると記載している[1]。

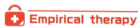

オセルタミビル タミフル® PO

➕ Empirical therapy

- 流行状況，接触歴，症状からインフルエンザウイルス感染症を強く疑い，かつ抗ウイルス薬投与が推奨される重症化リスクがある場合

🎯 Definitive therapy

- 迅速抗原検査やPCR検査などでインフルエンザウイルスが検出され，かつ抗ウイルス薬投与が推奨される重症化リスクがある場合
- 条件を満たす患者に対する予防投与（保険適用外）

ス インフルエンザウイルスA，B

用法・用量
通 常 新生児，乳児：6 mg/kg/day 分2，5日間
　　　　小　児：4 mg/kg/day 分2，5日間，最大150 mg/day
予 防 2 mg/kg/day 分1，10日間

PK/PD
髄液移行性 なし
半減期 1-3時間
排 泄 腎
蛋白結合率 42%
生体利用率 75%

規 cap 75 mg (205.8)，DS 3% (132/g)

添付文書 ドライシロップのみ

新生児・乳児 6 mg/kg/day 分 2，5 日間

小 児 4 mg/kg/day 分 2，5 日間，最大 150 mg/day

低出生体重児，新生児，1 歳未満 安全性は確立していない

● **腎機能による投与量調節（新生児，乳児はそれぞれ 50％量）**

GFR (mL/min/1.73 m²)			PD	HD	CRRT
≧60	30-60	<30			
必要なし	2 mg/kg 1 日 1 回	1 mg/kg 1 日 1 回	データなし	H 後 0.5 mg/kg	1 mg/kg 1 日 1 回

肝機能による投与量調節：必要なし

Point

- 最も使用経験や治療実績がある抗インフルエンザ薬のひとつ。コクランシステマティックレビュー（2014 年）[2]やメタアナリシス（2018 年）[3]の結果によると，小児は 17.6-29 時間の症状緩和ができる。ただし喘息の患者には効果がなかった。

- 重症インフルエンザ患者の入院期間を短縮する。早期治療が転帰の改善と関連しているため，可能な限り症状出現後 48 時間以内には投与する。

- 予防投与は日本では保険適用外であり，原則推奨されない。

▶ **注意すべき副作用**

- 主な副作用は嘔気と嘔吐（10％），下痢（7％）であり，内服後 2 日以内に起きることが多い。

- 投与後の異常行動が注目され，以前は 10 代への処方が差し控えられていた。しかし，その後も他の抗インフルエンザ薬使用患者や抗インフルエンザ薬未使用患者でも異常行動がみられたため，2018 年に 10 代への投与を認める通知が出された。

- 重要なのはインフルエンザ患者と家族に対して，異常行動のリスクと安全性の担保を確保するように指導することである。

ザナミビル リレンザ® 吸入

➕ Empirical therapy

- 流行状況，接触歴，症状からインフルエンザウイルス感染症を強く疑い，かつ抗ウイルス薬投与が推奨される重症化リスクがある場合

🎯 Definitive therapy

- 迅速抗原検査やPCR検査などでインフルエンザウイルスが検出され，かつ抗ウイルス薬投与が推奨される重症化リスクがある場合
- 条件を満たす患者に対する予防投与（保険適用外）

用法・用量
通　常 10 mg/day（5 mg ブリスターを2ブリスター）分1，5日間
予　防 10 mg/day（5 mg ブリスターを2ブリスター）分1，10日間
専用の吸入器（ディスクヘラー）に入れて吸入する
※粉のまま内服しない

PK/PD
髄液移行性 なし
半減期 2-3 時間
排　泄 ほとんど吸収されず糞中に排泄される
蛋白結合率 14％以下
生体利用率 2％

規 ブリスター（120.6）

添付文書
通　常 10 mg/day（5 mg ブリスターを2ブリスター）分1，5日間
予　防 10 mg/day（5 mg ブリスターを2ブリスター）分1，10日間
小　児 本剤を適切に吸入投与できると判断された場合にのみ投与すること

低出生体重児，新生児，乳児または4歳以下の幼児 対象とした臨床試験は実施していない

重要な基本的注意 抗インフルエンザウイルス薬の服用の有無・種類にかかわらず異常行動の報告があり，自宅療養時は少なくとも発熱から2日間，転落等の事故防止対策を講じるよう説明する

• 腎機能・肝機能による投与量調節：基本的に必要なし

Point

• オセルタミビルとともに治療実績のある抗インフルエンザ薬であり，ノイラミニダーゼを特異的に阻害することで効果を発揮する吸入薬である。

• 深く吸ったり，息を止めるなどのテクニックが必要であるため，多くの場合は6歳以上に使用される。

▶ 注意すべき副作用

• 小児を対象とした臨床試験における副作用の頻度は2-3%であり，口内炎，顔面浮腫，瘙痒感，下痢，嘔気・嘔吐（いずれも1%未満）などであった。

• 投与後に気管支れん縮の報告があり，喘息などの基礎疾患がある小児には推奨されない。

• 添加物として乳蛋白を含む乳糖水和物を使用しているため，乳製品に対してアレルギー症状をきたした既往歴がある患者に投与する場合は十分に注意する。なお同じ吸入薬のラニナミビルは乳糖水和物を使用していない。

🛑 「あるある」抗インフルエンザウイルス薬のその使い方はアカン！

誤った使い方	推奨される使い方
インフルエンザ迅速検査陽性の患者全員に治療実績を踏まえず，かつ副作用について話さずに抗インフルエンザ薬を処方	インフルエンザは自然経過で軽快するウイルス感染症。治療適応は重症化リスクのある患児（前述）である。そして最も治療実績がある薬剤はオセルタミビルとザナミビルである。言わずもがな薬を処方する場合は副作用について説明する

なるほど！　知っておくと得する 抗インフルエンザ薬の使い方

• 重症インフルエンザ感染症の治療実績が豊富なのはオセルタミビルである。集中治療を要する重症患者でも腸管がある程度機能しているならば，静注薬であるペラミビルよりも胃管からのオセルタミビル投与を優先する。

小児感染症 エキスパートへの道

オセルタミビルとザナミビル以外の 抗インフルエンザ薬の特徴

ペラミビル（ラピアクタ®）

　2009年のインフルエンザ大流行を引き起こしたA（H1N1）pdm09分離株の一部の変異株（1-4％）はオセルタミビルへの感受性が低下している。そのためザナミビルを吸入ができない重症例に対してはペラミビル10 mg/kg/day，連日5日間投与が検討されるが，そもそも入院時にその株かどうかの判断は困難であるし頻度からもEmpirical therapyはオセルタミビル（胃管から投与）で問題ない。

ラニナミビル（イナビル®）

　1回の吸入で治療が終了するためよく処方されるが，日本のみで認可されている。日本で行われたRCTではオセルタミビルと比較して症状緩和までの時間が同等であったが［PMID：20368393］，海外で行われた第Ⅱ相臨床試験では，インフルエンザ症状改善までの時間がプラセボと変わらず海外での販売は中止となった［PMID：20936975］。

バロキサビル マルボキシル（ゾフルーザ®）

　2018年2月に製造販売承認を受けたエンドヌクレアーゼ阻害薬であり，ウイルスのmRNA合成を阻害する。小児（特に6歳未満）のA型インフルエンザ治療中に変異ウイルスが検出されやすい点が欠点だが，1回投与でよく，オセルタミビル投与群より入院頻度が低いことやB型インフルエンザに対して有熱期間が短いなどの報告がある。エビデンスも徐々に蓄積されてきており，小児科学会の2024/2025インフルエンザ治療・予防指針でも12歳以上（特にB型）には使用が推奨された。

抗ヘルペスウイルス薬

- 免疫正常小児の水痘に対する治療効果は、水疱の数を減らすくらいで、ルーチンでの処方は推奨されない。
- 米国小児科学会は以下の水痘の重症化リスクが高い患者に対して経口アシクロビルまたはバラシクロビル治療を検討することを推奨している[4]。
- また、最大の治療効果を得るためには発疹出現後24時間以内に内服をする必要がある。

水痘重症化リスクの患者
- 12歳以上の健常児
- 慢性の皮膚疾患または肺疾患のある児
- 長期にサリチル酸を内服している児
- 免疫不全患者

- 単純ヘルペスウイルス (HSV) も水痘・帯状疱疹ウイルス (VZV) もアシクロビルに耐性であればバラシクロビルにも耐性である。
- シドホビル (本邦未承認) やホスカルネットへの感受性は残る。

アシクロビル　ACV：ゾビラックス® IV, PO

 Empirical therapy

- 病歴（家族のHSV感染症罹患歴、健診未受診妊婦からの出生）、症状（皮膚剥離・水疱形成、肝機能障害、出血傾向、全身状態不良など）から、新生児HSV感染症を疑うとき
- 片側性けいれんや髄液細胞数増加などHSV脳炎を疑うとき

🎯 Definitive therapy

- HSV 感染症：新生児 HSV 感染症，HSV 脳炎，性器ヘルペスなど
- HSV 脳炎後の予防投与（エキスパートオピニオン）
- 免疫不全者の水痘，帯状疱疹（原則静注投与）
- 骨髄移植後など免疫不全者に対する HSV・VZV 再活性化抑制目的の予防投与

ス HSV-1，HSV-2，VZV に対して用いる
同じヘルペスウイルス属でも EBV，CMV，HHV-6 など他のウイルスには臨床上は使用しない

用法・用量

HSV 感染症

新生児ヘルペス感染症（≧2 kg，≦4 カ月） 静注 60 mg/kg/day 分 3，播種型・中枢神経型：21 日間，皮膚眼粘膜型：14 日間，抑制療法：900 mg/m^2/day 分 3，内服，6 カ月間

HSV 脳炎 4 カ月 -12 歳：30-45 mg/kg/day 分 3，静注，14-21 日間

　　　　　≧12 歳：30 mg/kg/day 分 3，静注 14-21 日間

HSV 播種性感染症（免疫不全者） 30 mg/kg/day 分 3，静注，7-14 日間

HSV 網膜壊死 急性期：30-45 mg/kg/day 分 3，静注，10-14 日間

　　　　　維持療法：80 mg/kg/day 分 4，内服，4-6 週間

ヘルペス口内炎 80 mg/kg/day 分 4，内服，5-7 日間

性器ヘルペス 初発＜12 歳：80 mg/kg/day 分 4，内服，7-10日間

　　　　　初発≧12 歳：1000 mg/day 分 5，内服，7-10 日間

　　　　　再発＜12 歳：60 mg/kg/day 分 3，内服，5 日間

　　　　　再発≧12 歳：1600 mg/day 分 2，内服，5 日間

　　　　　再発抑制：20 mg/kg/day 分 2，内服

免疫不全者の予防（HSV 抗体陽性）

HSCT 急性期（＜30 日） 500-750 mg/m^2/day 分 2-3，静注

　　　　　　　　　60-90 mg/kg/day 分 2-3，内服

HSCT 慢性期（＜1 年） 60-90 mg/kg/day 分 2-3，内服

その他 15 mg/kg/day 分 3，静注

　　　　1000 mg/day 分 5，内服

用法・用量

VZV 感染症

水　痘　外来 80 mg/kg/day 分 4，内服，5 日間

入院 30 mg/kg/day 分 3，静注，7-14 日間

免疫不全 30 mg/kg/day 分 3，静注，7-10 日間

曝露後予防 80 mg/kg/day 分 4，内服，曝露 7 日目から 7 日間

帯状疱疹

≧12 歳：内服 4000 mg/day 分 5 5-7 日間

免疫不全：静注 30 mg/kg/day 分 3　7-10 日間

PK/PD

生体利用率 15-20%

髄液移行性 あり（13-50%）　※前房水濃度は血中濃度の 40%程度

半減期 3 カ月 -12 歳 2.36＋1 時間，新生児・乳児 3.8±1.2 時間

排　泄 腎

蛋白結合率 9-33%

規

点滴静注 250 mg（378），錠 200 mg（19.3），400 mg（34.3），顆粒 40%（80.2/g）

添付文書

静　注 15 mg/kg/day 分 3，最大 60 mg/kg/day，新生児ヘルペスウイルス感染症：30 mg/kg/day 分 3，最大 60 mg/kg/day

経　口 80 mg/kg/day 分 4，最大量：800 mg/day（帯状疱疹のみ：最大 3200 mg/day）

低出生体重児・新生児 安全性は確立していない

● **腎機能による投与量調節（HSV 脳炎を想定）**

GFR (mL/min/1.73 m²)				PD	HD	CRRT
≧50	25-50	10-25	<10			
必要なし	10-20 mg/kg 1 日 2 回	10-20 mg/kg 1 日 2 回	5-10 mg/kg 1 日 1 回	5-10 mg/kg 1 日 1 回	5-10 mg/kg 1 日 1 回 H 後同量	10 mg/kg 1 日 2 回

肝機能による投与量調節：必要なし

Point

・ウイルス量が多い状況や慢性的な低用量投与時に耐性 HSV が起きうる。

・健常人ではアシクロビル耐性 HSV は 1%未満であるが，2 週間以上治療された免疫不全者では 10-20%になる[5-6]。一方で耐性 VZV はまれ[7]。

- 生体利用率が低く（15-20％），内服薬は1日4回の内服を要する。
- アシクロビルの髄液移行性は13-50％であるが，ヘルペスウイルスは眼感染症にも関連するため，角膜や前房水への移行性も重要である。前房水中の濃度は血中濃度の40％程度である（点眼薬や眼軟膏については Chapter2-5）。
- 新生児単純ヘルペス感染症の児に6カ月間の経口アシクロビル（900 mg/m^2/day 分3）を内服することで，1歳時点の Bayley 乳幼児発達検査の平均値が有意に高かった報告がある[8]。

▶ **注意すべき副作用**

- 頻度が多いのは内服薬では活気低下・倦怠感（12％）。静注薬では静脈炎（9％）。特に静注薬の溶液はアルカリ性であるため，血管炎になりやすい。有名なのは血球減少（＜1％），中枢神経症状（0.2％）である。
- 結晶析出型の急性腎不全を引き起こすため，静注時には十分な希釈（1バイアルを生食100 mL以上）を行い，ゆっくり投与する（1時間以上かけて）必要がある。

バラシクロビル　VACV：バルトレックス® PO

 Empirical therapy

- 水痘重症化リスクがある患者（p.223）で曝露歴や発疹から水痘が疑われた場合

🎯 **Definitive therapy**

- HSV感染症：口唇ヘルペス，歯肉口内炎，性器ヘルペスなど
- 免疫正常者の水痘（ルーチンでは不要），帯状疱疹
- 免疫不全者の水痘，帯状疱疹の静注薬からのオーラルスイッチ
- 骨髄移植後など免疫不全者のHSV・VZV再活性化抑制目的の予防投与

ス アシクロビルと同じ

用法・用量

内服のみのため重症 HSV 感染症には使用しない

HSV 感染症

口唇ヘルペス ≧12 歳 4000 mg/day 分 2，1 日間

歯肉口内炎 40 mg/kg/day 分 2，5-7 日間，最大 1000 mg/day

性器ヘルペス（最大 2000 mg/day）

初　回：40 mg/kg/day 分 2，7-10 日間

再　発：＜50 kg；40 mg/kg/day 分 2，5-10 日間

　　　　≧50 kg；1000 mg/day 分 2，5 日間

再発抑制：20 mg/kg/day 分 1，最大 1000 mg/day

免疫不全者（HSCT 後）予防

急性期 ＜40 kg；500 mg/day 分 2

　　　 ≧40 kg；500 mg/回，1 日 1-2 回

移植後 1 年 ＜40 kg；500 mg/day 分 2

　　　　　 ≧40 kg；500 mg/回，1 日 1-2 回

VZV 感染症

水　痘 免疫正常者の治療：通常ルーチンには必要なし。60 mg/kg/day 分 3，最大 1000 mg/day，5 日間

曝露後予防 ＜40 kg；1500 mg/day 分 3
（免疫不全者）≧40 kg；3000 mg/day 分 3，曝露後 22 日間継続

PK/PD

生体利用率 55%

髄液移行性 あり

半減期 小児 1.3-2.5 時間

排　泄 腎

蛋白結合率 14-18%

規 錠 500 mg（170.2），顆粒 50%（210.9）

添付文書

経口（顆粒）

単純疱疹・HSCT 中の予防投与 ＜10 kg：75 mg/kg/day 分 3，
（移植前 7 日 - 後 35 日まで）　≧10 kg：50 mg/kg/day 分 2，
　　　　　　　　　　　　　　　　最大 1000 mg/day

添付文書

帯状疱疹・水痘（5 日間） 75 mg/kg/day 分 3，最大 3000 mg/day

経口（錠剤）

HSV 感染症（≧40 kg） 1000 mg/day 分 2, 5 日間，初発は10日間まで可

性器ヘルペス再発抑制（≧40 kg） 500 mg/day 分 1, HIV 感染症の患者は 1000 mg/day 分 2

VZV 感染症（≧40 kg） 3000 mg/day 分 3，7 日間

水　痘 5 日間使用し，改善がみられないか悪化する場合は他の治療に切り替える

低出生体重児，新生児，乳児 安全性は確立していない

● **腎機能による投与量調節**

GFR (mL/min/1.73 m^2)			PD	HD	CRRT
≧60	30-60	<30			
必要なし	必要なし	20 mg/kg 1 日 1 回	10 mg/kg 1 日 1 回	10 mg/kg 1 日 1 回	20 mg/kg 1 日 1 回

肝機能による投与量調節：必要なし

Point

・アシクロビルのプロドラッグであり，bioavailability が 15-20％から 55％へと改善した。

・そのため，アシクロビルは 1 日 4 回内服が必要であるが，バラシクロビルは 1 日 2-3 回の内服でよい。

▶ **注意すべき副作用**

・頻度が多いのは頭痛，嘔気・嘔吐，倦怠感。まれに血小板減少や汎血球減少を起こすのはアシクロビルと同様である。

「あるある」抗ヘルペスウイルス薬のその使い方はアカン！

誤った使い方	推奨される使い方
免疫正常小児の水痘患者に対してルーチンで抗ヘルペスウイルス薬を処方	原則，重症化リスクが高い患者に対してのみ治療

抗サイトメガロウイルス薬

ガンシクロビル　GCV：デノシン® IV

 Empirical therapy

- Empirical に使用する機会は少ない

 Definitive therapy

- サイトメガロウイルス（CMV）感染症（先天性 CMV 感染症についてはバルガンシクロビル内服困難例）
- 造血幹細胞移植（HSCT）/固形臓器移植患者の先制治療
- HSCT 中の予防投与

ス
DNA ウイルス，特にヘルペスウイルスに対するスペクトラムを有し，その中でも，CMV に対する効果が最も高い
HHV6-8 に対しても高い効果を誇る

用法・用量
先天性 CMV 感染症　12 mg/kg/day 分 2，6 カ月間（ただしバルガンシクロビル内服困難例に限る）

CMV 感染症
　中枢神経感染症　10 mg/kg/day 分 2（ホスカルネット併用）
　播種性/網膜炎　導入：10-15 mg/kg/day 分 2，14-21 日間
　　　　　　　　　維持：5 mg/kg/day 分 1
HSCT/固形臓器移植患者の先制治療　10 mg/kg/day 分 2
HSCT 中の予防投与　10 mg/kg/day 分 2，1-2 週間，
　　　　　　　　　以降 5 mg/kg/day 分 1
その他 CMV 感染症　導入：10 mg/kg/day 分 2，14-21 日
　　　　　　　　　　維持：5 mg/kg/day 分 1

PK/PD
髄液移行性　あり 24-70％（眼内移行性もよい）
半減期　小児 2.4±0.7 時間，新生児 2.4 時間
排泄　腎
蛋白結合率　1-2％

規 点滴静注 500 mg（10503）

添付文書 小児には慎重投与（新生児はなし），安全性は確立していない
初期：10 mg/kg/day 分 2，維持：5 mg/kg/day 分 1
先天性・新生児 CMV 感染症を効能・効果としていない
長期投与による発がん性・生殖毒性の可能性があることを慎重に考慮

● **腎機能による投与量調節**
小児のデータはなく，成人の推奨（以下）から類推する

導入（通常 10 mg/kg/day 分 2）			
CrCl (mL/min)			
50-70	25-50	10-25	<10
2.5 mg/kg 1 日 2 回	2.5 mg/kg 1 日 1 回	1.25 mg/kg 1 日 1 回	1.25 mg/kg 週 3 回

維持（通常 5 mg/kg/day 分 1）					
CrCl (mL/min)			CrCl<10 または PD	HD	CRRT
50-70	25-50	10-25			
2.5 mg/kg 1 日 1 回	1.25 mg/kg 1 日 1 回	0.625 mg/kg 1 日 1 回	0.625 mg/kg 週 3 回	0.625 mg/kg H 後同量	1.25 mg/kg 1 日 1 回

肝機能による投与量調節：必要なし

Point

• 免疫正常者の CMV 感染症（いわゆる伝染性単核球症）は，自然軽快するため治療は不要である。

• 一般診療で治療を要するサイトメガロウイルス感染症に出会うことは少ないが，造血幹細胞移植後などの血液疾患の患者や細胞性免疫不全の患者ではしばしば出会う。

• 造血幹細胞移植患者や臓器移植患者では CMV 抗原血症検査によるモニタリングを行い，一定量以上で CMV 抗原陽性細胞が検出された場合に抗ウイルス薬の投与を開始する。これを先制治療（preemptive therapy）という。

• 一般社団法人日本造血・免疫細胞療法学会が公開している『造血細胞移植ガイドライン ウイルス感染症の予防と治療 サイトメガロウイルス感染症（第 5 版）』は日本語で読みやすい。

• 免疫不全者のガンシクロビル長期投与に伴う CMV の耐性化が報告され

ており，数％に上る。特に固形臓器移植患者のレシピエント未感染，ドナー既感染パターンでは4％と最も多く認められる[9]。
- 先天性CMV感染症においてもガンシクロビル長期治療中に耐性化した報告が徐々に増えてきている（日本からも！[10]）。今後の動向に注目したい。

▶ 注意すべき副作用

- イミペネムとの併用によるけいれんの報告がある。
- 高濃度（30-700 μg/mL）以上では非感染細胞にも影響を与えるが，特に骨髄由来細胞にはより低濃度（＜0.7 μg/mL）でも影響が出る。
- CMVの抑制には0.02-3.4 μg/mLが必要である。そのため，通常治療でも骨髄抑制（好中球・血小板減少）は非常によく遭遇し，2週間投与する患者の1/3-1/2で出現する。
- この副作用は可逆性であり，好中球数＜500/μL，血小板＜25,000/μLに低下した場合は，回復するまで休薬する。
- 本剤は強アルカリ性（pH11）であり，強い血管炎や静脈炎が出現することがある。

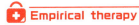

バルガンシクロビル　VGCV：バリキサ® PO

➕ Empirical therapy

- Empiricalに使用する機会は少ない

🎯 Definitive therapy

- CMV感染症（特に先天性CMV感染症は2023年3月に保険収載）
- HSCT中の予防投与

ス ガンシクロビルと同じ（ガンシクロビルのプロドラッグ）

用法・用量

先天性 CMV 感染症[11]

在胎週数≧32 週，≧1.8 kg：32 mg/kg/day 分 2，6 カ月間 (2023 年 3 月に保険収載)

移植患者の CMV 感染症予防ないし先制攻撃的治療

固形臓器移植，7×体表面積×eGFR 分 1

CMV 感染症（免疫抑制者の初期治療はガンシクロビル静注が望ましい，後療法および維持療法として）7×体表面積 (m^2) ×eGFR (mL/min/1.73m^2) 分 1

PK/PD

髄液移行性 あり（眼内移行性もあり）

半減期 4 カ月 −2 歳 2.8-4.5 時間，2-12 歳 2.8-3.8 時間

排泄 腎

蛋白結合率 1-2%

生体利用率 60%

規 錠 450 mg (2223.9)，DS 5000 mg (475.9)

添付文書

投与量：7×体表面積 (m^2) ×eGFR (mL/min/1.73 m^2) 分 1，eGFR≧150 では 150 を用いる。最大投与量 900 mg/day

副作用を考慮し必要に応じて投与量を調節。長期投与による発がん性・生殖毒性の可能性があることを慎重に考慮

低出生体重児の有効性・安全性を指標とした臨床試験は実施していない

- 腎機能による投与量調節：16 歳未満では通常の投与量自体が腎機能に合わせている。
- 肝機能による投与量調節：必要なし

Point

- 生体利用率は 60%程度である。

- バルガンシクロビル 16 mg/kg 経口投与は，ガンシクロビル 6 mg/kg 静脈内投与に相当する。

- 2023 年 3 月に先天性 CMV 感染症への適応が承認された。あわせて『先天性サイトメガロウイルス感染症診療ガイドライン 2023』が公開され，治療適応や投与量，フォローアップの方法などが記載されているため参考にしてほしい。生後 2 カ月以内での治療開始が推奨される。

- また日本の研究班から報告された『バルガンシクロビル治療の適正使用

の手引き』も参考になる。

▶ 注意すべき副作用

- 本剤の代謝物のガンシクロビルと同様にイミペネムとの併用によるけいれんの報告がある。
- 副作用としては好中球減少症，血小板減少症，貧血などの骨髄抑制が問題になる。その他には肝機能異常などがある。
- 先天性 CMV 感染症治療中に 20％弱で好中球減少を認める。特に好中球＜500/μL となった場合は治療を中止し，＞750/μL に回復してから再開する[11]。
- またエキスパートオピニオンでは血小板＜50,000/μL やヘモグロビン＜8 g/dL となった場合にもいったん休薬することが推奨されている[12]。
- ドライシロップが発売されていなかった 2018 年 12 月以前は錠剤を粉砕投与していたが，催奇形性があり，調剤時の薬剤師への曝露が問題になっていた。その後，ドライシロップが発売され，小児に処方しやすくなった。

新型コロナウイルス感染症治療薬

- 2019 年 12 月に彗星の如く現れ，世界中に猛威を振るった新型コロナウイルス感染症（COVID-19）。本書においても語らずにはいられない疾患である。
- ただし，今この時にはすでにエビデンスが変わってしまっている可能性に留意いただきたい。まさに日々是アップデートである。
- 大前提：小児の COVID-19 の治療は原則対症療法であり，抗ウイルス薬は不要。
- 重症例や重症化リスクがある小児患者（≧3.5 kg）へ適応があるレムデシビル（ベクルリー®）について紹介する。ただし，まだエビデンスの蓄積は十分ではなく使用については患者毎に注意深く検討する必要がある。

- ニルマトレルビル/リトナビル (パキロビッド®)，モルヌピラビル (ラゲブリオ®) はそれぞれ適応が≧12 歳，≧18 歳であり，使用頻度が少なく本書では割愛する。

- なお，エンシトレルビルフマル酸 (ゾコーバ®) は 2024 年 5 月時点で症状改善効果や罹患後症状への効果についてプラセボ投与群と有意差がなかった。

レムデシビル RDV：ベクルリー® Ⅳ

PK/PD
髄液移行性 なし (動物での検証)
半減期 1 時間 (ただし代謝物であるヌクレオチド類似体は 27 時間)
排 泄 腎
蛋白結合率 88-93%

用法・用量
体重 3-40 kg 初日 5 mg/kg/day 分 1，2 日目以降 2.5 mg/kg/day 分 1
体重≧40 kg 初日 200 mg/day 分 1，2 日目以降 100 mg/day 分 1
肺炎例には 5-10 日間，重症化リスクのある軽症例には 3 日間

規 注 100 mg (46498)

添 28 日齢未満の小児を対象とした臨床試験結果は得られていない

- 腎機能による投与量調節：必要なし
- 肝機能による投与量調節：ALT が正常上限の 5 倍以上の場合は使用不可

Point 🔖

- もともとはエボラウイルス感染症の治療薬として開発された。

- COVID-19 においてはウイルスが増殖する発症後早期 (7 日以内) に使用する。

- ①酸素投与を要しないが重症化リスク因子を有する患者，②SARS-CoV-2 による肺炎を有する患者が治療対象である。

- 小児における重症化リスク因子は肥満，悪性腫瘍，慢性呼吸器疾患，慢

性腎臓病，糖尿病などの基礎疾患。『COVID-19 に対する薬物治療の考え方』などの治療指針に一度目を通しておこう。

- 発症 7 日以内に重症化リスクのある軽症患者（≧12 歳）へ 3 日間投与したところ，COVID-19 による入院または死亡の割合を有意に減少した[13]。
- 気管挿管や高濃度酸素投与に至った重症例では効果が期待できない可能性が高い。
- 有効性に関する多くの臨床研究は 12 歳以上の患者に対して実施されていることに注意が必要である。

▶ 注意すべき副作用

- 頻度の多い副作用は嘔気などの消化器症状である。
- 国内小児でレムデシビルを投与された入院患者 20 例（生後 5 カ月 -19 歳）について，肝逸脱酵素上昇（20％），白血球減少，好中球減少，低 K 血症（それぞれ 5％）を認めた。一方で低血圧などの重篤な副作用は認めなかった[14]。

〔参考文献〕
1) TM Uyeki et al. Clin Infect Dis 2019；68：e1-47. PMID：30566567
2) T Jefferson et al. Cochrane Database Syst Rev 2014；2014：CD008965. PMID：24718923
3) RE Malosh et al. Clin Infect Dis 2018；66：1492-500. PMID：29186364
4) https://www.cdc.gov/chickenpox/hcp/clinical-guidance/index.html
5) A Gaudreau et al. J Infect Dis 1998；178：297-303. PMID：9697707
6) J Christophers et al. Antimicrob Agents Chemother 1998；42：868-72. PMID：9559798
7) NL Cole et al. J Infect Dis 1986；153：605-8. PMID：3005428
8) DW Kimberlin et al. N Engl J Med 2011；365：1284-92. PMID：21991950
9) CE Fisher et al. Clin Infect Dis 2017；65：57-63. PMID：28369203
10) Y Torii et al. BMC Infect Dis 2022；22：568. PMID：35733089
11) DW Kimberlin et al. N Engl J Med 2015；372：933-43. PMID：25738669
12) AMED 研究班. バルガンシクロビル治療の適正使用の手引き. http://cmvtoxo.umin.jp/cmv/09.html
13) RL Gottlieb et al. N Engl J Med 2022；386：305-5. PMID：34937145
14) S Manabe et al. Biol Pharm Bull 2022；45：1853-6. PMID：36216548

Chapter 2 抗微生物薬のトリセツ

4 経口抗微生物薬の使い方

> まずはココだけ読んでほしい！
>
> - 経口抗微生物薬が活躍するのは外来診療。多数の受診患者のなかで，処方が必要な感染症か見極めることが重要
> - 内服移行のタイミングは，①症状が改善しているか，②腸管から薬剤が吸収されるか，③静注薬での治療を要する感染症（感染性心内膜炎など）ではないか，の3つのポイントで考える
> - 薬剤選択で重要なポイントのひとつが生体利用率（bioavailability）である
> - その他に意識するのが，「剤型」，「味」，「量」，「飲ませ方」である。いかに子どもに薬を飲んでもらえるか，を全力で考える

- 経口抗微生物薬は主に外来患者で活躍する。ただし，小児において大部分を占める気道感染症の主な微生物はウイルスであり，抗菌薬は必要ないことに注意が必要である。

- 入院患者に対するEmpirical therapyでは静注薬が選択されることが多いが，可能な限り早急に内服移行できると，入院期間が短くなる。さらに，点滴がつながっているというストレスからも解放される。みんな（患者，家族，スタッフ，そして病院）がHappyである。

- 一方で，静注薬から内服薬に変わった途端に，適切に治療できるかは患者・保護者のアドヒアランスに依存する。

- 「子どもに薬を飲んでもらう方法」は，処方医はもちろん薬剤師や看護師など小児に関わる職種全員が知っておいたほうがよい。

- 本項では経口抗微生物薬の選択のポイントから，処方医が知っておくべきこと，家族への内服方法の説明まで掘り下げていく。

- なお，本書では小児診療で処方される経口抗微生物薬を一通りまとめている。各抗微生物薬については Chapter2 の 1〜3 を確認してほしい。

内服治療開始のタイミングと薬の選びかた

- 内服治療のタイミングは Chapter1-5 の繰り返しになるが以下のとおり。

内服での治療開始または内服移行のタイミング

① バイタルサイン・臨床症状が安定または初期治療時と比較して改善している（臓器特異的なパラメータでみる→p.54）
② 内服が可能で，薬が適切に吸収される（嘔吐や嚥下障害がない，腸管吸収の不良や重症下痢などがない）
③ 静注抗菌薬で一定期間治療が推奨されている疾患（感染性心内膜炎，縦隔炎，骨・関節感染症など）ではない

- どの種類の抗微生物薬を選択するかは静注薬と同じであり Chapter1-5 を参照する。Definitive therapy としての内服移行であれば，可能な限り狭域で！

- 特に経口抗微生物薬で重要なのが生体利用率（bioavailability）。bioavailability は静注したときと内服したときの血中濃度比をみた数字である。

- 経口抗微生物薬を選択するときは bioavailability が高く，用量が十分であるものを優先的に選択する。

● 生体利用率（bioavailability）

抗微生物薬名	Bioavailability (%)
抗菌薬	
アモキシシリン	85
アモキシシリン/クラブラン酸	（アモキシシリンと同時に投与した場合のクラブラン酸）60（±23）
セファレキシン	80-95
セファクロル	80-95
セフジトレン ピボキシル	14
セフカペン ピボキシル	不明
セフジニル	25
セフポドキシム	50
クリンダマイシン	90
アジスロマイシン	38
クラリスロマイシン	50-55
メトロニダゾール	100
ST 合剤	100
ミノサイクリン，ドキシサイクリン	90-100
ホスホマイシン	12（海外で使用されているホスホマイシントロメタモールの場合は 42%）
シプロフロキサシン	70
トスフロキサシン	インタビューフォームではデータなし Mg，Ca などと同時に服用で低下
レボフロキサシン	99
抗結核薬	
リファンピシン	90-95
イソニアジド	90-100
エタンブトール	77
抗ウイルス薬	
オセルタミビル	75
アシクロビル	15-20
バラシクロビル	54
バルガンシクロビル	60（参考：ガンシクロビルは 6%）
抗真菌薬	
フルコナゾール	77-90
イトラコナゾール	55
ボリコナゾール	45-64
アムホテリシン B デオキシコール酸	ほぼなし

「飲みやすさ」を意識する
―剤形・味・量・飲ませ方―

- 小児の経口抗微生物薬で忘れてはいけないポイントは「飲みやすさ」である。
- 子どもが飲んでくれない内服薬を処方するのは「これだけガッツリ処方したから治るやろ！」という医師のエゴ。

「剤形」を知る

- 経口抗微生物薬の剤形は粉薬（顆粒・細粒，散剤），シロップ，ドライシロップ，錠剤（OD錠含む），カプセルがある。
- 顆粒・細粒は散剤と異なり，添加剤で周りをコーティングしている。

- **例**：バクタ®配合顆粒はコーティングにより苦味を抑えているため，水などに懸濁してから放置したり，噛んだり，すりつぶしたりすると苦味が増強してしまう

- ドライシロップ＝水に溶ける粉薬のことであり，水に溶解すると甘くなるために子どもが飲みやすい。また哺乳乳首を使って内服することも可能である。
- 体重の増加とともに粉薬の量が増加してしまう。5-6歳頃から錠剤やカプセルを飲める子どもが増えるため，処方時に錠剤やカプセルでの内服を希望するか確認する。
- 剤形の異なるものを粉薬とするのは推奨しない。だいたいまずくなる。

- **例**：クリンダマイシンカプセルを脱カプセル化した粉薬はとてつもなく苦く，数時間不快すぎる味が残り続ける（一度薬剤部に相談し経験してみるとよい）

「味」を知る

● 抗微生物薬のにおい・味，飲み合わせ

薬剤名（商品名）	におい/味	水	ココア	プリン	牛乳	アイスクリーム	練乳	ヨーグルト	リンゴジュース	オレンジジュース	スポーツ飲料
サワシリン細粒*1	オレンジ様/甘いオレンジ味	△	●	●	●	●	●	●	●	●	●
ワイドシリン細粒*1	ミックスフルーツ様/甘い	●	△	△	●	●	●	●	●	●	●
クラバモックス小児用配合ドライシロップ	ストロベリークリーム様/甘い	●	—	●	×	●	—	●	×	●	●
セファレキシンドライシロップ	オレンジ様/甘い	●	—	●	●	●	●	●	●	×	×
セファクロル細粒	甘い匂い/レモン味	×	△	●	△	●	●	●	×	×	×
セフゾン細粒	イチゴ様/甘い，イチゴ味	●	●	●	●	●	●	●	●	●	●
バナンドライシロップ	オレンジ様/甘い	△	×	×	×	●	△	△	●	●	●
フロモックス細粒	イチゴ様/甘い→苦い	△	●	×	×	●	●	●	●	●	●
メイアクト細粒	バナナ様/やや苦い	×	●	●	×	△	△	△	●	●	●
クラリスロマイシンドライシロップ	イチゴ様/苦い	△	●	●	●	△	●	×	×	×	×
ジスロマック細粒小児用	フルーツミックス様/フルーツミックス（甘味＋やや苦い）	—	●	●	●	●	●	×	×	×	×
ミノマイシン顆粒*2	オレンジ様/少しにがい	×	△	不	不	不	不	不	△	×	不
バクタ配合顆粒	においなし/はじめはわずかに甘く，後に苦い	●	—	●	×	●	●	×	×	×	×
タミフルドライシロップ	フルーツミックス様/苦い	△	△	×	×	●*3	×	×	×	●	×

●：飲みやすい，△：変わらない，×：飲みにくい，不：混合不可，—：No data
*1 パセトシン細粒の場合，酸味のあるジュースとの混合は味が変化するため避ける
*2 ミノサイクリンは牛乳，乳製品，スポーツドリンク，その他カルシウムを含有する飲食物とキレート形成をするため混合不可
*3 チョコレートアイスクリームはよいが，バニラアイスクリームは苦味が増強する

240

- 子どもには未来があるだけでなく，大人よりも味蕾が多く，苦みなどに敏感とされる。抗微生物薬自体の味はもちろん，飲み合わせ（特に pH の変化）による味の変化にも注意が必要である。
- 薬剤同士の組み合わせでの味の変化にも注意が必要である。

> ・例：クラリスマイシンドライシロップとカルボシステインドライシロップを混ぜると苦味が増す

- 抗微生物薬の味，におい，飲み合わせによる味の変化について表にまとめた。味の濃い食品（ココア，プリン，アイス）などは苦味や独特の香りをマスクしやすい。
- ただ，好みの食べ物に混ぜるのを嫌がる子どももいるため，まずは水で試してみることも重要。最終的には本人や保護者と話し合いながら，本人が最も薬を飲みやすい方法を探していく。

「量」を知る

- アモキシシリン高用量とされる「90 mg/kg/日 分 3」が具体的にどれだけの量かを意識したことはあるだろうか？ 電子カルテでオーダーした後は薬剤師におまかせ！ となっていないだろうか？
- もちろん必要十分量で治療することは重要だが，処方する医師としては実際どれくらいの量であることを知るべきである。
- たとえば，1 歳 体重 10 kg の子どもに処方した場合，力価：90×10＝900 mg → 1 回あたり 300 mg である。
- アモキシシリン 10％製剤の場合は 1 回あたり 3.0 g である。実際どれくらい多いかを 10 円玉，アモキシシリンカプセル 250 mg，と比較した写真が次のとおり。これを 1 日 3 回，数日内服する（保護者が内服させる）には覚悟が必要である。

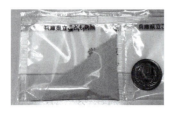
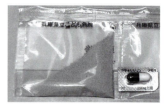

- アモキシシリン 20％製剤を選択すれば 1 回あたり 1.5 g であり，半量となる。ただ，これでもまだ量は多い。
- もし 10％製剤を採用している病院に務めているならば 20％製剤への変更が可能ではないか上司に聞いてみよう。

「飲ませ方」を知る

- 年齢に応じた「飲ませ方」のテクニックがあるため，家族が悩んでいたらアドバイスをしてあげよう。

新生児・乳児

- 原則，新生児に抗微生物薬を使用する場合は静注を推奨する。
- ドライシロップ：水に溶いた後，哺乳瓶の乳首で飲ませる。
- 粉薬：1 回分を 1-2 mL の水または白湯で溶かし，スポイトなどで吸い取る。
- 子どもの口にスポイトを入れ，吸啜運動にあわせて服用させる。スプーンで少しずつ流し込んでもよい。

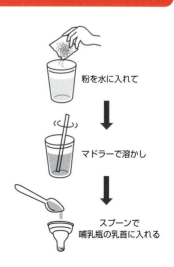

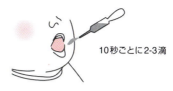

10秒ごとに2-3滴

- スポイトで1滴ずつ水を加えペースト状に練った粉薬を指で頬粘膜や上あごに塗ってもよい。その後に哺乳瓶で水やミルクを飲ませる。舌の上は避けること。

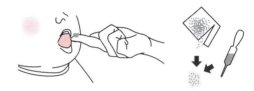

- 生後7カ月頃から服薬補助ゼリーも活用できる。
- 混ぜるというよりは薬をゼリーでサンドしてスプーンで飲ませる。ひと口で飲み込める量を舌の奥において噛まずに飲み込ませる。
- 禁 苦味が強い薬をミルクに混ぜると，ミルク自体を嫌がるようになる。

幼児

- 必要性を説明し，服用しやすい方法を子どもと相談しながら決める。
- 好きなモノと混ぜたほうがよいのであれば，組み合わせに注意しながら選択する。
- 乳児同様に服薬補助ゼリーを利用するのもよい。

小学生以上

- 錠剤やカプセルは5-6歳頃から内服できるようになる。ただし個人差があるため，本人に選ばせる。「自分で選んだ」という自覚が生まれ，服用につながる。
- 錠剤の練習としてラムネなど使うのもよい。

服薬のタイミング

● 経口抗菌薬の投与回数

1日4回の内服薬	セファレキシン*，アシクロビル
1日3回の内服薬	アモキシシリン，セファクロル，メトロニダゾール
1日2回の内服薬	アモキシシリン/クラブラン酸，ST合剤，クラリスロマイシン，ミノマイシン，シプロフロキサシン，トスフロキサシン
1日1回の内服薬	アジスロマイシン，レボフロキサシン

＊骨髄炎など重症例の場合。ただし，筆者は1日3回でも可としている

- 「回数」については抗菌薬ごとに規定されているため，調整は難しい。特に保育園や幼稚園などでは昼の内服薬への対応が難しい場合があるため，家族から確認してもらう。

- 1日3回内服の場合でどうしても昼の内服が難しい場合は，出発前（朝）- 帰宅後（夕方）- 寝る前（4時間程度間隔をあける）でもよいことを家族に説明する。

その他の Tips

- 多くの薬は食前に飲ませてもよいことを家族に説明する。ミルクや母乳を飲んだ後だと満腹で薬が飲めなかったり，げっぷと一緒に吐いてしまうことがある。

- ただし，食後に服用すべき薬もあるため，必ず処方薬の添付文書は読むこと。

4

経口抗微生物薬の使い方

小児感染症エキスパートへの道

子どもはわかっている

自分が突然後ろから羽交い絞めにされて，得体の知れない苦いモノを飲まされることを想像してみてほしい。どんな恐怖であろうか……。そして年齢が上がれば上がるほど薬に対する理解が進む。徐々に服薬方法のごまかしはもちろん,「この薬は苦くないよ」なんていう嘘はすぐに見抜かれる。最終的に大人への不信感につながってしまうため，嘘をついて飲ませることはしてはいけない。そして「飲まないとチックン（注射）だよ」なんていう脅し文句は最悪である。

なぜ薬を飲むのかをよく理解してもらうために，絵本などを使って子どもたちに薬を飲む重要性を説明するのがよい。そして，子どもたちがしっかり薬を飲むためには家族の協力が不可欠であり，もちろん家族にも薬の重要性や飲ませ方について説明する。

最後に，薬の服薬の最大のコツは「褒める」こと。遊びを取り入れつつ，内服することができたら大いに褒めることで，子どもたちが自分から飲みたいと思うようになることが大事である。

Chapter 2 抗微生物薬のトリセツ

5 局所抗微生物薬の使い方

まずはココだけ読んでほしい！

- 局所抗微生物薬の長所は局所的に高濃度で抗微生物薬を投与できること，組織移行性が悪いため全身性の副作用が出ないことである
- 外用抗菌薬のエビデンスがある疾患はいくつかあるが，蕁麻疹やウイルス性発疹にはもちろん不要
- 点眼抗微生物薬や点耳抗微生物薬が推奨される疾患は限られることに加え，子どもに投与するのは難しい。特に全身投与が必要な疾患（角膜炎や乳突蜂巣炎など）との鑑別が大切
- なにより皮膚，眼，耳の感染症は「いつ専門家にコンサルトするべきか」を懸命に考えることが大切である

- 本項ではあまり他書では触れられていない局所抗微生物薬について概説する。

- 静注薬や経口薬については「不要な抗微生物薬処方はアカン！」と言いつつ，局所抗微生物薬についてはよくわからずにリンデロン®VG軟膏0.12%®やクラビット®点眼用0.15%を処方したりしていないだろうか？

- 小児に処方される局所抗微生物薬は主に①外用薬，②点眼薬，③点耳薬に分類される。本項ではこの3種類について掘り下げていきたい。

- と，カッコよく始めたものの，最初から言い訳すると局所抗微生物薬はエビデンスが少ない。成書も「感受性を判定するブレイクポイントを設定する難しさや臨床試験の実施が少なく，使用に関する正確な推奨は限られる」と記載している。

- そのため，「私はこうしている，こう考える」という形で記載すること

をお許しいただきたい。

- そして，そもそも原則は「餅は餅屋」であり，皮膚・眼・耳の感染症は各専門家へコンサルトするタイミングを懸命に考えることが，われわれの仕事であることを忘れてはいけない。

外用抗微生物薬

外用抗微生物薬での治療が推奨される主な疾患

- 熱傷，褥瘡，糖尿病性壊疽の緑膿菌感染症：ゲンタマイシン
- 痂皮性膿痂疹：フシジン酸ナトリウム
- MRSA 保菌患者の除菌：ムピロシンカルシウム
- 中等症以上の尋常性ざ瘡（ニキビ）の急性炎症期：クリンダマイシン
- 皮膚カンジダ症：イミダゾール系

- 局所抗微生物薬の特徴は，その「局所」で高濃度の抗微生物活性を示すことである。つまり，以下の利点と欠点がある。

- 利点1：組織移行性が良くないため，全身への副作用は発生しにくい
- 利点2：内服や静注抗微生物薬と比べて耐性菌が出現しにくい
- 欠　点：深部には移行しない。たとえば蜂窩織炎や丹毒には無効である

- 抗微生物薬であるため，当然だが蕁麻疹やウイルス性発疹には無効である（HSV による口唇ヘルペスも経口薬のほうがよい）。また細菌感染を合併していない擦り傷などには使用しないよう説明する。

- 耐性菌が出現しにくいだけで，もちろん出現する。世界的にムピロシン耐性黄色ブドウ球菌は増加しているし，ゲンタマイシンの外用薬使用が耐性黄色ブドウ球菌によるアウトブレイクにつながった報告もある[1]。

- 2017年のデータベースを用いた研究によると[2]，日本で最も処方されている外用抗菌薬はリンデロン®-VG（ベタメタゾン吉草酸エステル・ゲンタマイシン硫酸塩）の 50.5%（!）であり，ゲンタシン®軟膏が 16.7%と次いでいる。

- リンデロン®-VG はステロイドのひとつであるベタメタゾン（5 段階の

ステロイドクラスのうち3番目に強い）にゲンタマイシンを配合した軟膏である。

- 外用抗微生物薬全体として高齢者への処方が最も多いが，小児では0-4歳への処方が多い。また，フシジン酸ナトリウムは全年齢中0-9歳の年齢層への処方が多い。これは伝染性膿痂疹への処方が主とされている。

- 動物咬傷や創傷の感染予防や感染時の治療で最も重要なのは，抗微生物薬投与ではなく洗浄ドレナージである。

- 手術創への外用抗微生物薬塗布は不要であることがRCT[3]やシステマティックレビュー＆メタアナリシス[4]で報告されている。耐性菌出現との関連はもちろん，正常な皮膚の治癒プロセスを遅らせたり，接触性皮膚炎のリスクともいわれており，米国のChoosing Wiselyにも記載されている。

保護者へ説明する「外用抗微生物薬の塗り方」

① 外用抗微生物薬を取る手を石鹸などできれいに洗う
② 患部を石鹸と水で洗い，清潔なタオルで水気をふき取り乾燥させる
③ 患部に外用薬を塗る（軟膏をガーゼにのばして貼付したり綿棒で塗っても可）

添付文書に記載されている「適量」とは？

- 「"適量"ってどれくらいだよ……」とつぶやいてしまった経験はないだろうか。

- スキンケアなどではフィンガーチップユニット法（人差し指の指先から第一関節までの量＝1FTUが手のひら2枚分の面積）があるが，外用抗微生物薬についても調べてみたが正確な説明がない。

- 言ってしまえば，外用抗微生物薬は「そんなもん」なのである。より深い部位に到達させたい場合や，広い範囲で抗菌薬を塗布する必要があるならば全身投与すべきであり，筆者は適量＝傷を覆う程度，と考える。

小児に使用される主な外用抗微生物薬

抗菌薬

ゲンタマイシン ゲンタシン®軟膏0.1%, リンデロン®-VG軟膏0.12%

用 添付文書 1日1-数回, 適量

規 ゲンタシン軟膏0.1%, 1g (11), リンデロン-VG軟膏0.12%, 1g (27.7)

Point

- 黄色ブドウ球菌やレンサ球菌が関与していると考えられる表層の皮膚感染症に使用できる。

- 日本の黄色ブドウ球菌の30%はゲンタマイシン耐性であるが, 高濃度で使用できるため有効かもしれない。

- ただし, 擦り傷に対する感染予防での使用や蕁麻疹やウイルス性が示唆される丘疹には使用しない。

- 緑膿菌が関連した皮膚感染症に用いられるが, 熱傷患者の感染予防には原則用いない。二次感染が疑われ, 創部ぬぐい液のグラム染色所見や培養結果から緑膿菌と考えられる場合に使用する。

- 副作用は接触性皮膚炎。皮膚からの吸収がほとんどないため, 高濃度で使用しても全身性の副作用は発生しない。

- リンデロン®-VG軟膏はストロングランクのステロイドであるベタメタゾンと, ゲンタマイシンの合剤である。ゲンタマイシンが含まれていないリンデロン®-V軟膏もある。

- 上述したとおり, 日本で最も処方されている外用抗菌薬である。「ステロイドで炎症を抑えつつ, 抗菌薬で治療する」といわれるとなんとなくイイ感じに思えてしまうが, 果たして蜂窩織炎の患者を「セファゾリン＋ステロイド静注薬」で治療するだろうか？

- 本当に目の前の皮疹にステロイドは必要なのか, ゲンタマイシンは必要なのか, を考慮すれば合剤を使う必要がないことに気づく。

- "なんとなく"のリンデロン®-VG 軟膏処方は，薬剤耐性菌の出現につながるので，Do not！

- なおリンデロン®-VG 軟膏 0.12％は，ゲンタシン®軟膏 0.1％の約 2.5 倍の価格である。

- さらに，添付文書上「真菌・スピロヘータ・ウイルス皮膚感染症及び動物性皮膚疾患（疥癬，けじらみ等）」は，症状が増悪する恐れがあるため禁忌となっている点にも注意。

フシジン酸ナトリウム ▶ フシジンレオ®軟膏 2％

用 痂疲性膿痂疹：1 日 3 回，5 日間

規 1 g（17.9）

Point ✎

- 痂疲性膿痂疹（伝染性膿痂疹の 70％）について，NICE ガイドライン（英国）の第 1 選択薬は過酸化水素水 1％クリームであるが，日本では販売されていない。

- スキンケアが最も重要であることが大原則であるが，外用抗微生物薬を使用する場合はフシジン酸ナトリウムを選択する。

- フシジン酸での治療に反応が乏しい場合は，経口抗微生物薬の使用を検討する。英国ではムピロシン 2％軟膏も推奨されているが，日本では鼻腔用であるため適応外使用となる。

- 添付文書上の副作用は 1％程度であり，発疹や疼痛・刺激感である。

ムピロシンカルシウム水和物 〉 バクトロバン®鼻腔用軟膏2%

用 MRSA保菌患者に対して前鼻孔に1日2回，5-7日間程度

規 1g（524.4）

Point

- 黄色ブドウ球菌による皮膚感染症を繰り返す患者や心臓血管外科手術を控えている患者で鼻腔にMRSAを保菌している場合に，除菌目的で使用する。

- 世界的にはムピロシン耐性黄色ブドウ球菌が増加している。

- フシジンレオ®軟膏2%の約30倍の値段である。

クリンダマイシン1% - 過酸化ベンゾイル3%配合ゲル 〉 デュアック®配合ゲル

用 尋常性ざ瘡の紅色丘疹と膿疱：1日1回洗顔後，患部に塗布，12週間

添 12週間で効果が認められない場合には使用を中止する
低出生体重児，新生児，乳児，幼児又は12歳未満の小児を対象とした臨床試験は実施していない

規 1g（107.3）

Point

- 尋常性ざ瘡（ニキビ）は毛穴に皮脂が溜まり，アクネ菌（*Cutibacterium acnes*）が増殖することではじまる。

- 赤いブツブツが紅色丘疹であり，膿が溜まると膿疱と呼ばれ，外用抗菌薬使用が推奨されているのは紅色丘疹と膿疱を合わせた炎症期である。

- ざ瘡感染は *C. acnes* 以外にも表皮ブドウ球菌やレンサ球菌，マラセチアなどが含まれる。

- 効果が出るまでには6-8週間程度かかる場合がある。過度に塗布しても上乗せ効果は期待されず，皮膚刺激が増すおそれがあるので注意すること。

抗真菌薬

イミダゾール系抗真菌薬

ケトコナゾール (ニゾラール® クリーム 2%)，クロトリマゾール (エンペシド® クリーム 1%)，ミコナゾール (フロリード D クリーム 1%) など

用法・用量
ケトコナゾール：1 日 1 回
クロトリマゾール：1 日 2-3 回
ミコナゾール：1 日 2-3 回

疾患名	治療期間
皮膚カンジダ感染症	1-2 週間
足白癬	2-4 週間
体部白癬・股部白癬	2-4 週間
癜風	2 週間

添 ニゾラール® クリーム 2%：低出生体重児，新生児を対象とした臨床試験は実施していない

規 ニゾラール® クリーム 2%，1 g (18.4)
エンペシド® クリーム 1%，1 g (12.3)
フロリードクリーム 1%，1 g (10.6)

Point 🔖

- 1990 年以前に発売された外用薬は 1 日 2-3 回の塗布が必要だが，1990 年代以降に発売された外用薬は 1 日 1 回の塗布でよい。

- 皮膚カンジダ症へ使用できる。小児科ではオムツ皮膚炎と皮膚カンジダ症の鑑別が必要となる機会が多い。

- オムツの当たらないシワの部分＋少し離れた部分にも発赤や発疹を認める場合に皮膚カンジダ症を疑う。

皮膚カンジダ症の発疹出現場所　　オムツ皮膚炎の発疹出現場所

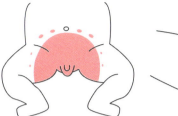
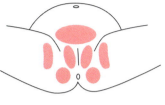

● 発疹出現場所に注目！

- 治療の根幹はスキンケア。オムツ交換をしっかり行うことで清潔を保ち，拭くときにもなるべく刺激を与えず，ワセリンを外用するなどして刺激から守ってあげよう。
- 足・体部・股部白癬の局所治療としても使用可能である。ただし，爪白癬や難治例の足・体部・股部白癬は内服薬による全身投与を行う（Chapter 2-2，p.213 参照）。
- さらに *Malassezia furfur* が原因菌の癜風にも使用できる。なお，外陰腟カンジダ症には外用薬ではなく，腟錠の腟内投与か内服投与が推奨されている。

アリルアミン系抗真菌薬 ／ テルビナフィン（ラミシール®クリーム1％）

用量 足白癬・体部白癬・股部白癬：1日1回，2-4週間
癜風：1日1回，1週間

規 ラミシールクリーム1％，1g（20.3）

Point

- 非イミダゾール系抗真菌薬の外用薬はベンジルアミン系，アリルアミン系，モルホリン系などさまざま。ここでは処方される頻度が高いテルビナフィンについて記載する。

- 癜風に対しても効果があるとされる。1日2回1週間投与が1日1回投与よりも有効であった報告があるが[5]，日本の添付文書では1日1回投与となっている。

抗ウイルス薬

抗ヘルペスウイルス薬 アシクロビル（ゾビラックス軟膏5%）

用 1日数回，適量

規 ゾビラックス軟膏5%，1g（133.8）

Point

- ヘルペス口内炎や口唇ヘルペスに対しても外用薬は塗布回数が多く，効果も経口薬より低い。基本的には経口薬が推奨される。

「あるある」外用抗微生物薬のこの使い方はアカン！

誤った使い方	推奨される使い方
手術創にルーチンで外用抗微生物薬を塗布	抗微生物薬は不要。抗微生物薬非含有の軟膏を使用した場合や，軟膏を使用しない場合と比較して感染率が低下することは示されていない
なんとなく抗菌薬が入っていて安心するからリンデロン®VG軟膏0.12%を処方	その皮疹には抗菌薬（ゲンタマイシン）が必要なのかを十分検討する。あわせてストロングレベルのステロイド（ベタメタゾン）が必要なのかを十分検討することも重要

点眼抗微生物薬・眼軟膏抗微生物薬

- 眼の感染症は『疾患編』のp.308にまとめている。
- 前述のとおり，餅は餅屋である。特に視力・視野に影響するもの（虹彩炎，角膜炎，眼内炎など＝Red eye＋痛み）は<u>必ず眼科医にコンサルト</u>すること。

- 異物感，視力低下，羞明を伴う場合も眼科医へコンサルトする。本項ではどのような眼感染症に点眼抗微生物薬や眼軟膏が必要かを概説する。
- 点眼薬は 1 滴の点眼で十分である。1 滴を投与するための Tips は「底を押すこと」。側面を押すと力加減が難しいが，下図のように底を押すと 1 滴をゆっくり投与できる。

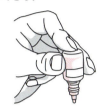

● **点眼薬を 1 滴投与するコツ**

- 点眼薬を使用する前後の手指消毒は忘れずに。点眼薬が汚染してしまったら眼も当てられない。
- 眼軟膏の特徴は流涙で流れにくく長い時間作用することだが，塗り方にコツがいる。

小児の点眼薬使用に関する保護者への説明ポイント

- 小児への点眼薬の使用は非常に難しい。説明ポイントは以下の 4 点であるが，特に①から④のコツにより可能な限り泣かせないことが大事。大量の涙は点眼薬を洗い流してしまう。

> ① 幼児期以降はしっかりと薬の重要性を説明してあげる
> ② 抱っこや膝枕などで恐怖心を取り除く
> ③ 冷蔵庫から取り出した点眼薬は手で少し温めてから使用する
> ④ 子どもは「突然動く」ということを意識して使用する（目に点眼薬の先が当たらないように注意する）

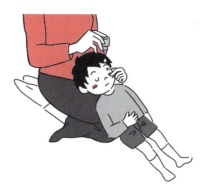

● 小児への点眼介助の方法

保護者へ説明する「眼軟膏の塗り方」

①軟膏は室温で保存する。冷蔵保存の場合，取り出した直後は軟膏が固く塗りにくいため，一定時間室温で軟膏を柔らかくしてから塗る。
②手を石鹸などできれいに洗う。
③使用前にチューブの先から軟膏を少しだけ出し，清潔なティッシュで拭き取る。

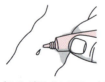

④下眼瞼を下げ，チューブの先が眼球や眼瞼に触れないように注意しながら下眼瞼の内側に薬をつける。チューブの先端を子どもが怖がる場合は，清潔な綿棒につけて塗るか，ティッシュやガーゼに適量を取りしっかり消毒した指で塗る。

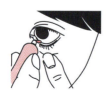

⑤目を閉じて，薬が染み渡るのを待つ。

⑥チューブの先端を清潔なティッシュで拭き取ってからキャップする。

- 眼軟膏と点眼薬を同時に使用する場合は，点眼薬→眼軟膏の順に使う。

- 抗真菌剤の点眼薬は市販薬としてはピマリシンがあるが，原則眼科医へのコンサルトを要するため本書では割愛する。

眼感染症に対する局所抗微生物薬の適応と使い方

- 細菌性結膜炎（特に緑膿菌，淋菌など特殊な原因微生物），角膜炎，眼内炎が点眼抗微生物薬の適応である。

- 結膜炎はウイルス性（20%）と細菌性（65%）の鑑別が重要であり（『疾患編』p.312参照），ウイルス性が示唆される場合，もちろん抗菌薬は不要である。

- 特殊な微生物以外による細菌性結膜炎は2-5日（教科書によっては1-2週間）で自然軽快する。点眼抗菌薬/眼軟膏を使用すると治療期間が短縮される。免疫不全者には静注薬での治療も検討する。

- 原因微生物によりフルオロキノロン系でなくてもカバー可能。一方，コンタクトレンズ関連の結膜炎（緑膿菌カバー要）と，淋菌・クラミジアによる結膜炎に注意が必要である。

- MRSAによる結膜炎には，バンコマイシン眼軟膏の使用を検討する。

- 「自然軽快する細菌性結膜炎への抗菌薬投与をどうするか」は難しい命題だが，外見上登園や登校しにくい，という社会的なデメリットを踏まえると短期間で治癒する外用薬を筆者は処方する。細菌性であることの診断が重要であることは言うまでもない。

- 淋菌性結膜炎（性暴力被害の可能性も考慮），角膜炎，眼内炎は全身投与が必要である。また眼科へコンサルトする。

● 小児領域で主に使用される点眼抗微生物薬/眼軟膏抗微生物薬と疾患

分類（系）	一般名（商品名）	形態	原因微生物 プ	肺炎球菌 モラキ インフル	淋	緑	単純 ヘルペス	疾患	投与量 治療期間	薬価
セフェム	セフメノキシム（ベストロン）	点眼	◎	◎	○	△	×	細菌性結膜炎 細菌性角膜炎	1日4回 5-7日間	1 mL（54.8）
フルオロキノロン	レボフロキサシン（クラビット）	点眼	○	○	○	◎	×	細菌性結膜炎 細菌性角膜炎 （特にコンタクトレンズ関連）	1日3回 5-7日間	1.5%製剤 1 mL（54.7）
	タリビッド（オフロキサシン）	点眼 軟膏	○	○	○	◎	×			点眼0.3% 1 mL（107.4） 眼軟膏0.3% 1 g（113.5）
エリスロマイシン・コリスチン	エリスロマイシンラクトビオン酸塩・コリスチンメタンスルホン酸ナトリウム（エコリシン）	軟膏	△	△	◎	○	×	淋菌性結膜炎 （予防時に使用。治療時は必ず静注薬と併用して治療）	予防：出生時に両眼に1回ずつ塗布 治療：1日数回、治療期間は臨床所見とあわせて検討	1 g（63.4）
アシクロビル	アシクロビル（アシクロビル）	軟膏	×	×	×	×	◎	単純ヘルペス角膜炎	1日5回 10-14日間または 角膜病変消失後3日間	1 g（288.7）

プ：ブドウ球菌（黄色ブドウ球菌またはコアグラーゼ陰性ブドウ球菌）　モラキ：モラキセラカタラーリス　インフル：インフルエンザ桿菌　淋：淋菌　緑：緑膿菌

● 眼感染症からみた局所抗微生物薬の適応・選択

疾　患	対　応	主な原因微生物	推奨される 抗微生物点眼薬/眼軟膏
外麦粒腫 霰粒腫	保存的加療のみ (内麦粒腫や眼窩角膜前 蜂窩織炎合併の場合は 経口薬などで全身投与)	黄色ブドウ球菌	不要
細菌性結膜炎	局所抗微生物薬検討 (保存的加療でも自然軽 快するが，投薬により 期間が短縮される)	肺炎球菌，モラキセラ カタラーリス， インフルエンザ菌， 黄色ブドウ球菌	セフメノキシム (または フルオロキノロン系)
コンタクトレ ンズ関連の 結膜炎	局所抗微生物薬	主に緑膿菌	フルオロキノロン系
淋菌性結膜炎	治療時は必ず全身投与 (局所抗菌薬は補助的) 眼科コンサルト要	淋菌	エコリシン眼軟膏* (予防目的に使用， または 全身投与時に併用)
角膜炎	局所抗微生物薬 ＋全身投与 眼科コンサルト要	細菌：黄色ブドウ球 菌，肺炎球菌，緑膿菌 ウイルス：単純ヘルペ スウイルス，その他に アデノウイルスなど	細菌：セフメノキシム 点眼薬または フルオロキノロン系 (緑膿菌を疑う場合) 単純ヘルペスウイル ス：アシクロビル
眼内炎	全身投与 眼科コンサルト要	カンジダ属 細菌性は術後や外傷後	不要

*一般名はエリスロマイシンラクトビオン酸塩・コリスチンメタンスルホン酸ナトリウム

- 霰粒腫や外麦粒腫は自然排膿されるため，原則局所抗菌薬は不要である。清潔なタオルを温水で濡らし患部に15分，1日4回当てると排膿が促される。

- 内麦粒腫や眼窩角膜前蜂窩織炎を合併している場合は，セファレキシンなどの抗菌薬全身投与を要する。

- 基本的に点眼抗微生物薬は全身投与と比較して副作用はほとんどない。ただし，アミノグリコシド系抗菌薬の長期使用は濾胞性結膜炎をきたすことがある。

小児に使用される主な点眼抗微生物薬/眼軟膏抗微生物薬

セフメノキシム塩酸塩 ベストロン® 点眼用 0.5%

適応菌種（添付文書より抜粋・修正）

Staphylococcus spp., *Streptococcus* spp., 肺炎球菌, *Moraxella* spp., *S. marcescens*, *Proteus* spp., *M. morganii*, *Providencia* spp., インフルエンザ菌, 緑膿菌, アクネ菌など

用 1 日 4 回, 5-7 日間

規 1 mL (54.8)

Point 🔖

- 日本で開発された第 3 世代セファロスポリン系薬であり, 海外でのエビデンスは乏しい。緑膿菌もスペクトラムに含まれ広域であるが, フルオロキノロン系よりは狭域であり, 一般的な原因菌による細菌性結膜炎・角膜炎に対して選択する。

- ただし, novel broad-spectrum（非常に広域な）セファロスポリンとも指摘されている。不要な抗菌点眼薬使用を避けるのは変わりない。

- 緑膿菌が関与する眼感染症（コンタクトレンズ関連など）には, エビデンスが豊富なフルオロキノロン系を使用する。

フルオロキノロン系

クラビット® 点眼用 1.5%/0.5%, タリビッド® 点眼薬/眼軟膏 0.3%

適応菌種（添付文書より抜粋・修正）

Staphylococcus spp., *Streptococcus* spp., 肺炎球菌, *Enterococcus* spp., *Micoroccus* spp., *Moraxella* spp., *Corynebacterium* spp., *Klebsiella* spp., *Enterobacter* spp., *Serratia* spp., *Proteus* spp., *M. morganii*, インフルエンザ菌, 緑膿菌, *Acinetobacter* spp., アクネ菌など

用 1 日 3 回, 5-7 日間

規 クラビット® 点眼用 0.5% 1 mL (60.5), 点眼用 1.5% 1 mL (54.7)
タリビッド® 点眼用 0.3% 1 mL (107.4), 眼軟膏 0.3% 1 g (113.5)

Point

- フルオロキノロン系の点眼薬/眼軟膏はよく処方されるが，海外では緑膿菌のカバーが不要であれば第1選択薬として使用すべきではないとされる。

- コンタクトレンズ関連の結膜炎・角膜炎の場合に，緑膿菌をターゲットに選択する。

- クラビット®点眼薬は1.5%製剤と0.5%製剤があるが，1.5%製剤のほうが有効率は高く，副作用の頻度は大きく変わらない。

その他抗菌薬　エコリシン®眼軟膏

用法・用量 淋菌性結膜炎治療時の併用療法：1日数回，治療期間は臨床所見に応じて検討
淋菌罹患妊婦からの出生新生児への予防投与：各眼に1回ずつ塗布

規 1g (63.4)

Point

- 一般名はエリスロマイシンラクトビオン酸塩・コリスチンメタンスルホン酸ナトリウムであり，エリスロマイシン＋コリスチン→エコリシンと命名されている。

- コリスチンは基本的にグラム陽性菌には有効ではなく，エリスロマイシンも黄色ブドウ球菌や肺炎球菌の耐性率が高い。

- 添付文書上は「1日数回」。……もはや適量を1日数回という迷宮入り。

- クラミジア結膜炎に対しては有効でないため使用しない。また，淋菌性結膜炎についても治療は必ず全身投与をメインとして，場合により併用する。淋菌感染症に罹患した妊婦から出生した児に対する予防投与として使用する。

🚫「あるある」点眼抗微生物薬/眼軟膏抗微生物薬のこの使い方はアカン！

誤った使い方	推奨される使い方
外麦粒腫，霰粒腫へルーチンでの点眼抗微生物薬または眼軟膏微生物薬を処方	外麦粒腫，霰粒腫は共に保存的加療（温かいタオルなどでのマッサージによる自然排膿）で十分。一方，内麦粒腫は全身投与が必要であることも覚えておく

点耳抗微生物薬

- 小児科で点耳抗微生物薬が必要な機会はぶっちゃけ，ほぼない。
- 適用となる外耳道炎を小児科医が診察する機会は実際には少なく，「耳の発赤＝外耳炎」でもない。発赤に加え，腫脹（中等症以上だと鼓膜が観察できないほど腫れる），疼痛（耳介を動かすとめちゃくちゃ痛い）が揃う必要がある。そして微生物もイルだけで ill ではないこともある。
- そして，点耳抗微生物薬は「耳浴（点耳後，10 分間じっとする）ができるか」が重要で，乳幼児にとっては困難の極みだからである。

点耳抗微生物薬の適応

- 小児では外耳道炎（壊死性外耳道炎を除く）が適応である。その他，鼓膜チューブ留置中の急性中耳炎なども適応だが，小児科医が対応することは稀と考えられるため割愛する。
- なお，鼓膜穿孔を伴わない急性中耳炎には，患部に薬液が届かないことから不適切である。鼓膜切開後の急性中耳炎に対する使用は十分に検討されていない。

小児の点耳薬使用に関する保護者への説明ポイント

① 手指衛生後，点耳薬を手で 1-2 分温めておく。冷たいまま投与するとめまいを起こす場合がある
② 患側の耳を上にして横向きに寝かせる。指示された投与量を滴下する耳介を 1-2 回引き上げてゆすると薬が患部に到達しやすくなる
③ 点耳指示の場合は 2-3 分，耳浴指示の場合は 10 分間じっとする
④ 清潔なガーゼかティッシュペーパーを耳に当てゆっくり立ち上がる。溢れ出た点耳薬は拭き取る

- 万が一，10 分間の耳浴ができなくても点耳薬で「洗い流す」ことはできる。もちろん 10 分間じっとできればベストだが，子どもにはなかなか難しい。

- 家族への説明は「可能な限りじっとできればよく，万が一動いてしまって途中で漏れてしまっても大丈夫」と伝えてあげよう。

点耳抗微生物薬全体で知っておくべきこと

- 外耳道炎については『疾患編』p.89 を参照。治療の原則は洗浄ドレナージである。

- 外耳道に常在している細菌は *Staphylococcus* spp., *Streptococcus* spp., *Corynebacterium* spp. である。一方，外耳道炎の原因菌で最も多いのは緑膿菌（22-62％），黄色ブドウ球菌（11-24％），表皮ブドウ球菌（9％）である。ただ「検出する＝感染症を起こしている」ではないことにも注意が必要である。

- 近年，MRSA のキノロン耐性率が増加している。また真菌が原因の場合もある（10％）。世界中で耐性真菌として問題となっている *Candida auris* は名前（auris はラテン語で「耳」）のとおり，外耳炎から検出される。

- したがって外耳炎を治療する場合，ノータイムでフルオロキノロン系点耳薬！ とするのではなく，①そもそも耳浴が可能な年齢かを確認し，②耳浴が可能ならばできるだけ培養を採取（さらに望ましくはグラム染色）する。

- グラム染色で細菌感染症かどうかを判断したうえで，GNR ならフルオロキノロン系，それ以外の場合はその他の薬剤（GPC cluster ならセフメノキシムなど）を選択できればベスト。なおグラム染色が困難な場合は，緑膿菌をターゲットにフルオロキノロン系を選択する。

- 耳浴が困難な乳幼児の外耳道炎を疑った場合は，以下の対応がリアルである。

外耳道炎か判断が難しいまたは軽症

- 軽度の不快感・瘙痒感，発赤はあるが腫脹は軽度である場合など。

- 抗菌薬を投与せずに経過観察し，数日後に改善がみられない場合はまず黄色ブドウ球菌をターゲットに経口抗菌薬（セファレキシンなど）を処方する。改善しない場合は耳鼻咽喉科に紹介する。

中等症から重症

- 耳介を動かすと激しい痛みがある，外耳道が腫脹し内腔の観察が難しい場合など。

- 耳鼻咽喉科に紹介する。

- 免疫不全患者の外耳道炎は壊死性外耳道炎を起こし，頭蓋底の骨髄炎などに波及する場合があるため原則静注薬で治療する。

小児に使用される主な点耳微生物薬

セフメノキシム ベストロン® 耳鼻科用 1%

適応菌種（添付文書より抜粋・修正）

Staphylococcus spp., *Streptococcus* spp., 肺炎球菌 , *Peptostreptococcus* spp., *M. catarrhalis, Proteus* spp., *M. morganii, Providencia* spp., インフルエンザ菌，緑膿菌

用 1 回 6-10 滴（小児は 5 滴）1 日 2 回。点耳後は 10 分間の耳浴を行う 7-10 日間

規 1% 2 mL (92.7)

レボフロキサシン コムレクス® 耳科用液 1.5%

適応菌種（添付文書より抜粋・修正）

Staphylococcus spp., *Streptococcus* spp., 肺炎球菌, *Moraxella catarrhalis, Klebsiella pneumoniae, Enterobacter* spp., *Serratia* spp., インフルエンザ菌，緑膿菌, *Acinetobacter* spp.

用 1 回 6-10 滴（小児は 5 滴）1 日 2 回。点耳後は 10 分間の耳浴を行う 7-10 日間

規 1.5% 5 mL (1568.1)

〔参考文献〕
1) TD Wyatt et al. J Antimicrob Chemother 1977；3：213-7. PMID：873871
2) T Nakanishi et al. Jpn J Infect Dis 2022；75：177-182. PMID：34588368
3) AJ Dixon et al. Br J Surg 2006；93：937-43. PMID：16779878
4) PJ Chen et al. BJS Open 2021；5：zrab125. PMID：35038328
5) U Budimulja et al. J Dermatolog Treat 2002；13：39-40. PMID：12006138

小児感染症 エキスパートへの道

新生児に経口抗菌薬は使用できるのか？

　この命題について，31件の研究を調査したシステマティックレビュー＆メタアナリシス（2019年）がある［PMID：31236572］。最大血中濃度に達するまで時間はかかるが，大部分の症例では治療に十分な濃度に達すると報告されている。つまり，血中濃度を迅速に上昇させたいEmpirical therapyでは静注薬を選択すべきだが，状態が安定した後のDefinitive therapyでは経口薬への変更が可能である。

　しかし，筆者は原則として静注薬で治療し切るようにしている。新生児は個人差が大きく，一見安定しているようにみえても急変する可能性がある。また，免疫不全などの隠れた基礎疾患が存在するかもしれない。そのため，家族が早期退院を希望する場合に限り，十分に相談したうえで経口薬への変更を検討している。

Chapter 2 抗微生物薬のトリセツ

6 抗微生物薬の予防投与

まずはココだけ読んでほしい！

- 予防投与に使用する抗微生物薬は，①予防効果のエビデンスがあり，②副作用が少なく，③狭域の薬剤を使用する
- 可能な限り短い期間の投与が推奨されるが，免疫不全患者の予防内服などは長期間にわたる
- 予防投与は①特殊な疾患（動物咬傷，尿路感染症，感染性心内膜炎，リウマチ熱など），②基礎疾患（原発性免疫不全症など），③周術期，④特殊な感染症への曝露（百日咳，侵襲性髄膜炎菌感染症など）の4つのポイントで考える

予防投与の基本的な考え方

- われわれの体内には体細胞数を超える細菌や真菌，ウイルスが生息している。また環境にはさまざまな病原体が偏在している。

- われわれの周りは敵だらけである。通常は免疫機能（好中球などの細胞や粘膜皮膚組織，生理的，解剖学的な排泄機構）がそれによる感染症を防いでくれている。

- しかし①さまざまな医療行為や基礎疾患により，それらの免疫機能に永続的ないし一時的に問題を抱えた場合（宿主が弱っている），②通常の免疫機能であっても感染力が強く，重症度が高い病原体に曝露した後（病原体の特徴による）は，予防が重要となる。

- 予防接種や感染予防的な行動（手指衛生など）以外の方法として，抗微生物薬の予防投与がある。しかし，すべての薬には作用と副作用があり，有害でない薬はない。

- Less is more．予防投与もメリットとデメリット（作用・副作用だけでなく，コストベネフィットも必要な観点）を考慮して使用すべきである。"心配だから"だけでは不十分である。
- 抗微生物薬予防投与を受ける患者は，通常起こりえないリスクを抱えている前提が必要である。そのうえで，メリットとデメリットを天秤にかけて，抗微生物薬を投与すべきか否かを決定し，また薬剤を選ぶ。

 ## 予防投与の是非

メリット

- 目的とする疾患の予防こそ，得られるべきメリットである。このメリットのディティールが大事である。
- 「A に対して B を投与すると C が予防できる」という情報だけでは不十分である。「A に対して B を投与すると，C の予防は○○％で可能である」や「A に対して B を投与して C を予防するためには○○人に投与が必要である（NNT：治療必要数）」などを知り，投与すべきである。
- とはいえ，特に小児においては，このようなデータがなくとも行われている予防投与も多い（起きるイベントが少ない，N が少ないなどの理由で研究自体成立しにくい）。そのため，予防投与するときは「本当にメリットを提供できているか？」という自制的な心持ちが必要である。

デメリット

- 薬にはすべからく副作用がある。周術期抗菌薬予防投与を受けている小児の方が，*C. difficile* 感染症や，アドレナリン使用が増えたという報告もある。
- ただし，やみくもに副作用を恐れても発展性がない。どれくらい起きるか？ ということも知っておくべきである。
- たとえば感染性心内膜炎の予防目的のアモキシシリン投与では，22.62/100 万処方で非致死的な副作用（アナフィラキシー，皮疹，じ

んましんなど）が起きる[1]。

- また抗菌薬予防投与は耐性菌獲得のリスクを増大させる。これらのデメリットを上回るメリットがあるか？を自問すべきである。

抗微生物薬の選択

- 上述したメリット・デメリットを勘案すると、予防効果が証明されていて、できるだけ副作用が少なく、耐性菌獲得のリスクも少ない投与をすべきである。
- 効果的で、可能な限り短い期間、そして狭域な薬を選択する。最低限、教科書やガイドラインは読んで行う。

疾患別予防投与

動物咬傷

- プライマリケアや救急外来でよく出会う（『疾患編』p.261を参照）。
- *Pasteurella multocida*, *Eikenella corrodens*, *Fusobacterium* spp. など、通常の皮膚軟部組織感染症の原因となる *S. aureus*、A群溶連菌以外の原因菌も考慮しなくてはならない。
- 抗菌薬予防は以下の3つのリスクから判断する。特に手の咬傷に対する抗菌薬予防投与はNNT4で感染症リスクを減らす[2]。

---
①創部に以下の特徴がある場合
- 部位：顔、手、足、生殖器周囲
- 形状：穿通性（骨・関節に至る）、デブリドマンが困難
- 所見：浮腫、挫滅、壊死組織あり

②咬んだ動物がネコの場合
- 感染頻度は50％とイヌ（10-20％）やヒト（小児なら10％未満）と比較して高い

③ホスト側に免疫力低下がある場合
- 新生児、糖尿病、無脾症、その他の免疫不全

予防投与

- アモキシシリン/クラブラン酸（アモキシシリンとして）90 mg/kg/day 分 2，3 日間

尿路感染症（UTI）

- UTI の既往がある児へのルーチンでの予防内服は不要。

- 膀胱尿管逆流（VUR）がある児に，逆流が自然治癒するか手術介入により改善するまで内服を継続することが多いが，実際にどの Grade の場合に開始し，いつまで継続するかはガイドラインによっても違いがある。

- 予防薬でエビデンスがあり，日本で使用できるのは ST 合剤である。セファレキシンやアモキシシリンは早期に耐性菌が出現するために推奨されていない。

- 日本では小児の UTI の多くは入院加療する場合が多く，本人や家族の負担を踏まえると，Grade III 以上の VUR を持つ児には逆流消失までは ST 合剤内服がよいと筆者は考える。

予防投与

- ST 合剤（トリメトプリムとして）2 mg/kg/day 分 1

感染性心内膜炎

- 先天性心疾患の既往がある患者や人工物が血管，心内に留置されているような患者の歯科処置に際し，抗菌薬予防投与を行うのが一般的である。

- しかし，近年では毎日の歯磨きのたびに菌血症のリスクにさらされていることもわかってきていて，抗菌薬予防投与自体が必要なのか？　するならだれに行うべきなのか？　など議論の尽きない分野である。

予防投与

- アモキシシリン 50 mg/kg，処置 60 分前 単回投与

基礎疾患別予防投与

無脾・機能的無脾（鎌状赤血球症・サラセミア・多脾症など）

- 先天性，後天性に関わらず無脾や多脾症などの機能的無脾がある場合は，肺炎球菌，インフルエンザ菌，髄膜炎菌による敗血症の発症リスクが 60 倍になる。
- その他，GBS，腸球菌，*Salmonella* spp.，イヌ咬傷で有名な *Capnocytophaga canimorsus* などで劇症感染症の報告がある。
- ひとたび敗血症が起きた場合の死亡リスクは 200 倍高くなる。特に先天性無脾および 2 歳未満で脾機能を失った患者ではよりリスクが高く，4 歳未満に脾摘を行った小児の 3％に敗血症が起き，その致命率は実に 40％にのぼる[3]。

無脾の診断

- 画像的にわかる無脾ではない場合は脾機能低下の評価は難しいが，末梢血スメア検査が用いられる。
- 赤血球中の Howell-Jolly 小体や異常（pocked, pitted）赤血球の増加（>4％）がある場合，機能的無脾の可能性を考慮する。

無脾患者に対する予防

- 重症感染症のハイリスク患者群である無脾患者に対しては，予防接種（肺炎球菌ワクチン，Hib ワクチン，髄膜炎菌ワクチン，インフルエンザウイルスワクチン）の他に抗菌薬予防投与が行われる。
- 予防投与の対象者は①先天性無脾症，②機能的無脾，③脾摘後（特に溶血性貧血，悪性腫瘍，肝移植が原因で脾摘した場合は全員。それ以外は 5 歳未満で脾摘した者，また脾摘後 1 年以内のすべての患者）である。
- 特に先天性無脾は診断後可及的早期に予防を開始する。
- これらの患者では 5 歳以降は感染リスクが減るといわれている。しかし先天性無脾に対していつまで飲ませるか，という議論の結論は出ていない。

- 血液悪性腫瘍や移植片対宿主病（GVHD）を合併している患者や，以前に肺炎球菌による侵襲性感染症を罹患した患者は生涯服用することも考慮する。

- そして，予防投与を行っていてもブレイクスルーした侵襲性感染症は起こりうるということも肝に銘じ，家族にも発熱時の医療機関受診などを具体的に指導すべきである。

予防投与

- アモキシシリン 20 mg/kg/day 分 2
- 代替薬：ST 合剤（トリメトプリムとして）5 mg/kg/day 分 1
　　　　 セファレキシン 50 mg/kg/day 分 2

リウマチ熱の再発予防

- リウマチ熱（rheumatic fever；RF）の罹患者は，A 群溶連菌による症候性，無症候性感染による RF 再発を予防するために抗菌薬を飲み続けなければいけない。

- 最適な予防期間は不明である。A 群溶連菌への曝露リスクが減る成人期には必要なくなるという考えかたが主流である。

- 米国心臓病学会のガイドラインでは RF の重症度により予防投与期間を定めている[4]。溶連菌感染症後関節炎罹患後にも観察期間中（1 年）の内服を推奨する専門家もいる。

● RF 再発予防投与期間

RF 重症度	最終発作からの予防期間
心炎を伴い，心疾患後遺症がある（持続性弁膜症）	10 年間か 40 歳になるまで（長い方を選択）：生涯予防も考慮する
心炎を伴うが，弁膜症含め心疾患後遺症がない	10 年間か 21 歳になるまで（長い方を選択）
心炎なし	5 年間か 21 歳になるまで（長い方を選択）

予防投与

- アモキシシリン 20 mg/kg/day 分 2

米国で内服が推奨されているペニシリン V は日本では入手が難しい

原発性免疫不全症・その他免疫不全症

- 免疫不全の種類および程度により抗微生物薬の予防投与，方法はさまざまである。
- 原発性免疫不全症のみならず，近年は抗腫瘍薬治療や免疫抑制薬の種類も増え，後天性の免疫不全症患者も増えてきている。
- 予防方法については各抗微生物薬の解説部分に一部記載している。実際はより複雑であり本書では割愛するが，ぜひ興味がある読者は小児感染症専門施設へ修行しに行こう！

周術期の抗菌薬予防投与

- 手術部位感染症（surgical site infection；SSI）予防を目的に，術前・術中の抗菌薬投与が行われる。
- 手術部位毎に清潔，準清潔，汚染，不潔に分けられ，ターゲットとする菌と選択する抗菌薬が異なる。
- 保菌状況を参考にすることもある（例：MRSA 保菌患者の心臓手術でバンコマイシンを使用する）。
- なお，手術創への外用抗微生物薬塗布は不要である。耐性菌出現との関連はもちろん，正常な皮膚の治癒プロセスを遅らせたり，接触性皮膚炎のリスクともいわれている（Chapter2-5 参照）。
- 周術期抗菌薬投与の基本的なコンセプトは下記である。

---
① 抗菌薬は術前 60-120 分前までに投与せよ
② 基本的には術前投与回数は 1 回でよい
　注：手術時間が半減期の 2 倍以上かかっている場合，または大量出血を伴う場合は術中の再投与を考慮すべきである
③ 術後の予防抗菌薬はほとんど必要なく，術後 24 時間以降投与を支持するエビデンスはない

● 周術期抗菌薬一覧

手術形式			抗菌薬	投与量/回
新生児期（72時間以内）			アンピシリン＋ゲンタマイシン	50 mg/kg
				4 mg/kg
心疾患			セファゾリン	30 mg/kg
			バンコマイシン*	15 mg/kg
消化管	胃・食道・上部消化管		セファゾリン	30 mg/kg
	胆管		セファゾリン	30 mg/kg
			アンピシリン/スルバクタム	75 mg/kg
	結腸直腸・虫垂（穿孔を伴わない場合）		アンピシリン/スルバクタム	75 mg/kg
			セフメタゾール	40 mg/kg
			メトロニダゾール＋ゲンタマイシン	15 mg/kg
				2.5 mg/kg
			セファゾリン＋メトロニダゾール	30 mg/kg
				15 mg/kg
	腸管破裂，穿孔		セフメタゾール±ゲンタマイシン	40 mg/kg
				2.5 mg/kg
			ゲンタマイシン＋メトロニダゾール＋アンピシリン	2.5 mg/kg
				15 mg/kg
				50 mg/kg
			メロペネム	20 mg/kg
生殖器泌尿器系			アンピシリン＋ゲンタマイシン	50 mg/kg
				2.5 mg/kg
			セファゾリン	30 mg/kg
頭頸部：口腔，咽頭粘膜に切開創を伴う			クリンダマイシン±ゲンタマイシン	10 mg/kg
				2.5 mg/kg
			アンピシリン/スルバクタム	75 mg/kg
			セファゾリン＋メトロニダゾール	30 mg/kg
				15 mg/kg
中枢神経			セファゾリン	30 mg/kg
			バンコマイシン*	15 mg/kg
整形外科			セファゾリン	30 mg/kg
			バンコマイシン*	15 mg/kg
胸部			セファゾリン	30 mg/kg
			バンコマイシン*	15 mg/kg

＊MRSAを考慮する場合　　　　　　　（REDBOOK2024-2027を参考に作成）

● 再投与間隔（基本的に半減期の2倍）

抗菌薬名	半減期（時間）	再投与間隔（時間）*
アンピシリン/スルバクタム	0.8-1.3	2
アンピシリン	1-1.9	2
ピペラシリン/タゾバクタム	0.7-1.2	2
アズトレオナム	1.3-2.4	4
セファゾリン	1.2-2.2	4
セフメタゾール	1-1.3	2-3
セフトリアキソン	5.4-10.9	必要なし †
シプロフロキサシン	3-7	必要なし
クリンダマイシン	2-4	6
ゲンタマイシン	2-3	必要なし
メトロニダゾール	6-8	必要なし
バンコマイシン	4	必要なし

* 腎機能低下時は適宜専門家へ相談すること
† 基本的に必要ないが，手術が長時間に及んだ場合は半減期の2倍経った時点で再投与すること
(DW Bratzler et al. Clinical practice guidelines for antimicrobial prophylaxis in surgery. Am J Health Syst Pharm 2013 ; 70 : 195-283 より一部改変)

曝露後抗微生物薬予防投与

- 病原体によっては，被曝露者の免疫機能，年齢，妊娠の有無などさまざまな条件によって，曝露後の抗微生物薬の予防投与が必要となる。
- 基本的なコンセプト：各病原体によって被曝露者の定義が異なるため，確認すること。また保険適用がない場面がほとんどである。

● 曝露後抗微生物薬

病原体/疾患	予防薬	投与量（/day），期間	最大投与量
百日咳	エリスロマイシン	40-50 mg/kg 分4，14日	2 g
	アジスロマイシン	10 mg/kg 分1，5日	500 mg
	クラリスロマイシン	15 mg/kg 分2，7日	1 g
	ST合剤	（TMPとして）8 mg/kg 分2，14日	
H. influenzae b型	リファンピシン	生後1カ月未満 10 mg/kg 分1，4日 生後1カ月以上 20 mg/kg 分1，4日	600 mg
ジフテリア	エリスロマイシン	40-50 mg/kg 分4，7日	2 g

病原体/疾患		予防薬	投与量（/day），期間	最大投与量
髄膜炎菌		リファンピシン	<1歳 10 mg/kg 分2, 2日 1-15歳 20 mg/kg 分2, 2日 ≧16歳 1.2 g 分2, 2日	1.2 g
		セフトリアキソン	<15歳 125 mg（筋注*）1回 ≧15歳 250 mg（筋注*）1回	
		シプロフロキサシン	≧18歳 500 mg 1回 （ただし2024年時点で， 耐性化が問題となっている）	
肺ペスト		シプロフロキサシン	30 mg/kg 分2, 7日間	1.5 g
		ドキシサイクリン	4.4 mg/kg 分2, 7日間	200 mg
コレラ	<8歳	ST合剤	（TMPとして）8 mg/kg 分2, 3日	
	8-17歳	テトラサイクリン	50 mg/kg 分4, 3日	2 g
	≧18歳	シプロフロキサシン	15 mg/kg 分2, 3日	1 g
GBS母体投与		アンピシリン	2 g, 以降1 gを4時間毎, 分娩まで	
単純ヘルペスウイルス	分娩時曝露後	アシクロビル	60 mg/kg（静注）分3, 10日	
	新生児単純ヘルペス感染症後, サプレッション治療	アシクロビル	900 mg/m^2 分3, 6カ月	
	口腔, 陰部感染症後, サプレッション治療	アシクロビル	10-20 mg/kg 分2-4, 12カ月まで, ときにそれ以上	800 mg
インフルエンザ		オセルタミビル	≧12カ月： 　>40 kg：75 mg 分1 　>23-40 kg：60 mg 分1 　>15-23 kg：45 mg 分1 乳児：3.5 mg/kg 分1 低出生体重児：3 mg/kg 分1 10日	75 mg
		ザナミビル	≧5歳：2吸入, 分1, 10日 （5 mg/吸入 10 mg/回）	
角化型疥癬		5%ペルメトリン†	局所1回	
淋菌：新生児眼症予防		エリスロマイシン眼軟膏	局所1回	
淋菌：性的曝露後	<45 kg	セフトリアキソン	25-50 mg/kg（筋注）1回	125 mg
	45 kg かつ ≧8歳	セフトリアキソン＋アジスロマイシン	250 mg（筋注） +1 g（内服）1回	
Chlamydia trachomatis	<8歳	エリスロマイシン	50 mg/kg 分4, 7日	2 g
	≧8歳	ドキシサイクリン	4 mg/kg 分2, 7日	200 mg
		アジスロマイシン	1 g 1回	
梅毒		ドキシサイクリン	≧8歳　4 mg/kg 分2, 14日	200 mg
		アジスロマイシン	2 g 1回	

＊実臨床では静脈注射が実施されている場合が多い
†日本では未認可。フェノトリン，イベルメクチン，クロタミトンが選択可能

〔参考文献〕

1) MH Thornhill et al. J Antimicrob Chemother 2015；70：2382-8. PMID：25925595

2) I Medeiros et al. Cochrane Database Syst Rev 2001；2：CD001738. PMID：11406003

3) N Bisharat et al. J Infect 2001；43：182-6. PMID：11798256

4) MA Gerber et al. Circulation 2009；119：1541-51. PMID：19246689

Chapter 3

小児感染症診療の原則
―アドバンスト―

Chapter 3 小児感染症診療の原則—アドバンスト—

1 診断の考えかた
—検査・疫学情報の活かしかた

 まずはココだけ読んでほしい！

- 問診，身体診察，検査を行う目的のひとつは，得られた情報からある疾患の事前確率を変化させ，その疾患を rule in または rule out することである
- 特異度の高い検査が陽性の場合 rule in に使用でき，感度の高い検査が陰性の場合 rule out に使用できる
- 検査の陽性的中率，陰性的中率は疾患の事前確率（有病率）に左右される。そのため，疫学情報（流行状況など）と曝露歴から目の前の患者の有病率，つまり「○○感染症らしさ」を見積もることが重要である

 なぜ診断するか？

- 本項は前著『小児感染症のトリセツ REMAKE』著者の伊藤健太先生が非常に重要な内容として出版社の制止を振り切り書き上げた。多くの医療機関で PCR 検査などの感度の高い検査ができるようになった今だからこそ，読者のみなさんによく理解しておいてほしいと考え，さらに充実したモノとした。
- 感染症診療の原則の入り口が，詳細な問診，診察，検査によって感染巣を想起すること，つまり感染巣を診断することであったように，診断学は感染症診療においても基本中の基本であり，少し掘り下げたい。
- 診断とは，病歴や身体所見，検査結果から，患者をある一定の似通った集まりにカテゴライズする作業である。

- たとえば肺炎だとか，尿路感染症などにカテゴライズできれば，われわれはそこから疫学や，原因微生物の頻度・治療・予後の知識を使用することができる。
- また診断する過程で得られる問診・身体所見・検査結果の情報は，他の診断を否定する助けにもなる。

なぜ問診・身体診察・検査をするのか？—ベイズの定理

- 実際に，40℃の発熱を主訴に来院した4歳男児を想像してみよう。

① あなたは家族に発熱以外の症状を尋ねる
② 「咳と鼻水があります」という返事に「気道感染症？」という仮説を立てる
③ 時間経過を確認すると発症2日目程度で，患者のぱっと見は問題なく，「カゼかな？」と考える
④ 季節は冬で，周囲の流行を尋ねると，幼稚園でインフルエンザが同じクラスに3人いるようだ
⑤ 「インフルエンザかな？」→既往歴を尋ねると「膀胱尿管逆流があって抗菌薬予防投与しています」
⑥ 「んん，尿路感染症の可能性があるかも？」と考える

- このように新たな情報を得るたびに，その後の仮説が変わっていくような意思決定が，臨床の現場では繰り返し行われる。もともと持っている事前確率が新たな情報を得て，事後確率に変わることをベイズの定理と呼ぶ。
- つまり問診や身体所見，検査などは，得られた情報によってある疾患の事前確率を上下させ，変化した事後確率から，その疾患を rule in ないし rule out するために行う。

検査特性を表す指標

- 診断とは似通った集団をカテゴライズする作業である。そのため，各所見がどれくらいあるのか，どれくらいその疾患を肯定ないし否定するのか，などの程度を示す検査特性の情報は非常に重要である。

- さて，この検査特性の話題になると，毎回現れるのが下記に示した表である。ポイントはただ表を覚えるのではなく（表の行と列を入れ替えた瞬間に使い物にならなくなる），検査特性それぞれについて言葉で説明できること，陥りやすいピットフォールを理解することである。

● 検査特性

	疾患あり	疾患なし	合 計
検査陽性	a	b	a+b
検査陰性	c	d	c+d
合 計	a+c	b+d	a+b+c+d

感度 (sensitivity) =a/(a+c)，特異度 (specificity) =b/(b+d)，陽性的中率 (positive predictive value) =a/(a+b)，陰性的中率 (negative predictive value) =d/(c+d)，陽性尤度比 (positive likelihood ratio : LR+) =感度/(1－特異度)，陰性尤度比 (negative likelihood ratio : LR-) = (1－感度)/特異度

感度・特異度

- さあ「感度・特異度」を言葉で説明してみよう（先を読まずにまず試みるべし！）

- 感度は「疾患がある人の中で，検査が陽性になる人の割合」であり，特異度は「疾患がない人の中で，検査が陰性になる人の割合」である。

- 疾患の有無から事象を考えるのが感度・特異度であり，有病率に左右されない。

〈感度〉

- 感度の高い検査が陰性：rule out に使用できる。

- 感度99％の検査（＝疾患のある人が検査陽性になる割合が99％）が陰性であった場合，偽陰性（＝疾患がある）の可能性はどれくらいだろう？

- 偽陰性とは疾患があるのに検査が陰性になる割合だから，「1 −感度」で計算される（言語化できれば覚える必要はない）。するとこの場合は検査陰性時の偽陰性率は 1％となり，その疾患の可能性は rule out に偏る。

〈特異度〉

- 特異度の高い検査が陽性：rule in に使用できる。

- 特異度 99％の検査（＝疾患がない人が検査陰性になる割合が 99％）が陽性であった場合，偽陽性（＝疾患がない）の可能性はどれくらいだろう？

- 偽陽性とは疾患がないのに検査が陽性になる割合だから，「1 −特異度」で計算される。すると特異度 99％の場合，検査陽性時の偽陽性率は 1％となり，その疾患の可能性は rule in に偏る。

感度・特異度のピットフォール

- さて，世の中むやみやたらに感度・特異度を吹聴する輩も多いが，ピットフォールがあるので押さえておいてほしい。そのピットフォールは 2 つ。

① 疾患定義を確認していない！
② カットオフ値を確認していない！

①疾患定義

- 疾患の有無から考えるのが感度・特異度であるが，では疾患とは何を指すのか？ その定義（gold reference）は何なのか？ が重要である。

- 「CRP の感度は○％である」は何も言っていないと同じである。CRP がどの疾患（そしてその定義）に対して測定されたかわからないといけない。

- たとえば尿路感染症ならば，その疾患定義は？ 膿尿＋細菌尿？ では膿尿，細菌尿の定義は？ と紐解いていく必要がある。

- またその検討が行われた患者層にも注目したい。尿路感染症は小児か成人か？ 日本か？ 米国か？ 基礎疾患があるのかないのか？ 何歳から何歳までを指しているのか？

- つまり，感度・特異度は「米国の ER に受診した 2 歳未満の乳児の初発

尿路感染症（尿中白血球数≧5-9/HPF，細菌尿≧10⁴cfu/mL）に対する CRP の感度は○％である」レベルまでに疾患定義を細かく意識する必要がある。

- このレベルまで掘り下げてはじめて，自分の診ている患者に当てはめてもよい情報かどうかが判断できる。

②カットオフ値

- 実は上述した文章もまだ不十分である。数値を扱う場合，カットオフ値を必ず確認する必要がある。CRP≧5 mg/dL を陽性とした場合，先の文は「米国の ER に受診した 2 歳未満の乳児の初発尿路感染症（尿中白血球数≧5-9/HPF，細菌尿≧10⁴cfu/mL）に対して，CRP≧5 mg/dL のときの感度は○％である」となり，これでやっと使用に耐えうるものになる。

- 実際問題，完全に自分が診ている患者層に合致しない場合も多いが，ディティールを知っているか否かで，だいぶ俯瞰的に感度・特異度をとらえて，使用できるようになる。

陽性的中率・陰性的中率

- 「陽性的中率（positive predictive value：PPV）・陰性的中率（negative predictive value：NPV）」も言葉で説明してみよう（先を読まずに！）

- PPV とは「検査が陽性になる人の中で，本当に疾患がある人の割合」であり，NPV とは「検査が陰性になる人の中で，実際に疾患がない人の割合」である。

- 感度・特異度が疾患からの視点であったのに対し，PPV・NPV は検査から疾患へベクトルが向いている。

- 特徴は臨床推論に近い感覚で使用できる点である。外来受診時点では疾患が不明である場合が多いため「この検査が陽性（陰性）だから，○％はこの疾患だろう（ではないだろう）」と使える PPV・NPV は，感度・特異度より臨床現場に当てはめやすい。

陽性的中率・陰性的中率のピットフォール

- 有病率に左右されることである。「有病率＝事前確率」にもなり，「疾患のある人数/全体の人数」で表せる。有病率が高い集団と，低い集団では同じ感度・特異度を持った検査でも PPV，NPV は変わってくる。

- 例として，インフルエンザ抗原迅速検査キット (IC 法，gold reference：小児患者鼻咽頭インフルエンザ –PCR 陽性) が感度 60%，特異度 90% であったとする。

- 夏に発熱で受診する小児患者のインフルエンザ有病率が 0.01%（1/10,000 人）程度であると仮定した場合，20 万人の集団をみてみよう。

	インフルエンザあり	インフルエンザなし	合　計
迅速検査陽性	12	19,998	20,010
迅速検査陰性	8	179,982	179,990
合　計	20	199,980	200,000

- PPV は「真の陽性の数/検査陽性の数×100」，NPV は「真の陰性の数/検査陰性の数×100」であるため，PPV：12/20,010×100≒0.06%，NPV：179,982/179,990≒99.9%となる。

- 注目してほしいのは，PPV である。検査陽性であっても本当にインフルエンザである確率は 0.06%程度しかない。

- 一方，同じ感度・特異度の検査を冬場の ER 夜間外来の発熱受診小児患者に対して行う場合に，インフルエンザ有病率が 50% (5,000/10,000 人) 程度と仮定したときの 20 万人の集団をみてみよう。

	インフルエンザあり	インフルエンザなし	合　計
迅速検査陽性	60,000	10,000	70,000
迅速検査陰性	40,000	90,000	130,000
合　計	100,000	100,000	200,000

- PPV：60,000/70,000×100≒85.7%，NPV：90,000/130,000≒69.2%となる。ここで注目したいのは感度が 60%程度の検査を使用し

ていると，50%の有病率の集団では，検査陰性であっても NPV は 70%程度で，30%は見逃す可能性があるということ。

- このように有病率によって，PPV，NPV は変化する。したがって実臨床では，PPV，NPV が計算された研究をしっかり読み，自分の対峙している患者層とその有病率が合致する（ないし似ている）かどうかを評価して用いるべきである。

- 感度・特異度がわかっていれば，有病率を自分で想定して PPV，NPV は計算できる。一度試してみると面白いのでお勧めする。

陽性尤度比（LR＋）・陰性尤度比（LR－）

- さて，尤度比 (likelihood ratio) である。これも言葉にしてみよう。

- 尤度とは辞書で「統計学的なもっともらしさ」とある。

- 尤度比は「統計学的なもっともらしさの比!?」 LR＋は「陽性の統計学的なもっともらしさの比!?」もうカオスである。落ちついて，式を見てみよう。

陽性尤度比・陰性尤度比

- LR＋＝感度/（1－特異度）
- LR－＝（1－感度）/特異度

- 言い換えると「LR＋＝感度/偽陽性率」となり，同様に「LR－＝偽陰性率/特異度」となる。さあ，こうしてみても，言葉にできるかというと，やっぱりいまいちつかめない。

- 開き直って，もう一度感度・特異度・偽陽性率・偽陰性率を言葉にして，LR＋，LR－をみてみよう。

- LR＋＝疾患のある人が検査陽性になる割合/疾患のない人が検査陽性になる割合
- LR－＝疾患のある人が検査陰性になる割合/疾患のない人が検査陰性になる割合

- ……うーん，もう一声！

- LR＋＝疾患がある人が，ない人に比べて検査が何倍陽性になるか？
- LR－＝疾患がある人が，ない人に比べて検査が何倍陰性になるか？

- LR＋はわかりやすい。たとえば「小児の髄膜炎における症状のメタアナリシスでは，大泉門膨隆のLR＋＝8であり，髄膜炎患者は非髄膜炎患者に比べて8倍大泉門膨隆がみられる」という意味になる。

- 一方，LR－は言語化しても結局よくわかりにくい。上述の研究で，髄膜刺激症状のLR－は0.4であるが，これは「髄膜炎患者は非髄膜炎患者に比べて0.4倍髄膜刺激症状を呈さない」ということだ。0.4倍症状が出にくいってことは……出やすいのか？ どれくらい？ となり，何のことやらわかりにくい。

ベイズの定理を用いた事後確率の求めかた

- さて，尤度比を頑張って言葉にしたものの，結局どうすればよいのかはややわかりにくかったであろう。そこでベイズの定理である。

- 数学的に細かいことは置いておくが，ベイズの定理から「事前オッズ×尤度比＝事後オッズ」という式を求めることができる。

- 何かが起きる確率をPとすると「オッズ＝P/(1－P)」で「P＝オッズ/(1＋オッズ)」と変換できるので，事前確率を想定すれば，オッズに変換し検査の尤度比を用いて，得られたオッズをまた変換し事後確率を得ることができる。

例：9カ月の発熱患者。髄膜炎の事前確率を1％と想定したとき
児に大泉門膨隆あり，傾眠なし，髄膜刺激徴候なし，40.1℃，食思不振あり，易刺激性あり，熱性けいれんありなどの症状・所見が認められた

- 尤度比はそれぞれ掛け合わせ，結合尤度比を得ることができるので，事前確率1％をオッズに変換し，計算すると「事後オッズ＝1/99（事前オッズ）×8.0（大泉門膨隆あり）×0.58（傾眠傾向なし）×0.41（髄膜

刺激症状なし）×2.9（体温40℃以上）×2.1（食思不振あり）×1.3（易刺激性あり）×4.4（熱性けいれんあり）＝0.67」となり，確率に変換すると事後確率＝約40％となる。

- 髄膜炎の可能性が40％なら，たとえ髄膜刺激症状がなくとも腰椎穿刺しようと思うもの＊。尤度比はこのように使用できる。このオッズと確率の変換作業がめんどくさいという人は，「ノモグラム」と検索すれば簡単にネットでみることができるので，トライしてほしい。

＊ただし日本のデータではなく，熱性けいれんが多い日本では，これほどの陽性尤度比はないと予想するが……。

どうやら事前確率が大事

- さて，ここでみなさんに気づいてほしいことは，「事前確率，めっちゃ大事やん！」ってことである。事前確率はその時点で，患者が持つ有病率に等しい。
- 尤度比や感度・特異度は有病率に左右されないが，先に述べたとおり，尤度比を用いて事後確率を計算するために，事前確率は必要である。またPPV，NPVが有病率に左右されることも説明した。
- つまり検査を現場で使いこなすには，事前確率をいかにして見積もるかが重要である。目の前の患者がどれくらいその感染症であるかの見積もりなくして，培養検査や迅速抗原検査，血液検査の結果は正しく評価できない。
- 感染症において事前確率を見積もる方法は2つある。①疫学情報，②曝露歴である。

①疫学情報が超重要

- 現場で軽視されがちであるが，感染症診療の診断において，最も重要なものが疫学情報である。

- 小児の細菌性髄膜炎は 10 万人あたり何人くらい発症するだろう？
- 今年のインフルエンザウイルス感染症の流行状況は？

- こうした疑問に対する答えが疫学情報である。疫学情報はどこから得ることができるだろう。筆者が使用しているのは次の 4 つである。ポイントは可能な限り複数のソースから情報を得て正確性を評価すること。

1. 教科書
- 感染症の成書には必ず疾患毎に「epidemiology：疫学」のパラグラフがある。たとえば好発年齢や性差，季節性などが明記されている。
- ただし，多くは米国や海外の疫学情報であることに注意が必要。

2. 国立感染症研究所：病原微生物検出情報 (IASR)
- 毎月メジャーな病原体や疾患ひとつがフォーカスされ，微生物に関するより詳細な情報，予防接種普及に伴う変化を含めた疫学などがまとめられている。

3. 国立感染症研究所：感染症発生動向調査 週報 (IDWR)
- 国が定めた 1 ～ 5 類感染症の当該週における届出数を確認できる。
- 特に定点把握疾患は過去数年間のデータと比較できる。たとえば，2024 年にマイコプラズマ肺炎が流行したことは一目瞭然である。
- より地域に限定した発生動向は，各都道府県に設置されている感染症情報センターなどのホームページで確認する。

4. 海外の疫学情報 (FORTH，ProMED)
- 厚生労働省検疫所 FORTH には国ごとに最近流行している重要な病原体の情報が比較的リアルタイムかつ日本語でまとめられている。
- ProMED は 1994 年に開始されたインターネットサービスで，諸外国において検索時点でアウトブレイクしている感染症 (人に限らず動物，植物も含む) の情報を過去 30 日間まで確認できる。

②曝露歴

- 感染症の多くは自分の外から病原体を獲得することで感染し，発症する。そりゃ当たり前でしょ？ と思ったあなた，本日の発熱患者のカルテを見直してほしい。

- シックコンタクトや，周囲の流行，食物，動物，旅行歴などの情報は取っているだろうか？ 時間がないという方は今から下記の内容を唱えてみてほしい。

- 家族や周囲に同様の症状の方はいますか？
- 幼稚園（保育園，小学校など）で特定の疾患の流行はありますか？
- ペットは飼っていますか？ 動物との接触はありますか？
- 最近，海外旅行に行かれましたか？
- 自然と多く触れあう機会はありましたか？
- 生肉，生魚など1週間以内に食べましたか？

- それぞれ30秒くらいあれば十分だろう。それぞれの答えがNoであった場合はそれで終了だし，全体で数分あれば足りる。

- これらを行わず，検査の必要性の吟味もなく，とりあえず迅速検査の嵐にして，検査結果を待つ20分間とどちらが意味のある時間だろう？ 早めにルーチンワークにするべきである。忘れてしまう人は，電子カルテのテンプレートに入れておけばよい。

- 下記のように，事前確率の見積もりには曝露歴は非常に重要である。

診断に活きる曝露歴の具体例

- 3歳の肺炎とおぼしき患者を診ている場合，ほとんどはウイルス感染症であるが，マイコプラズマ肺炎の兄弟がいれば，その時点で検査前確率は上がる
- 左側腋窩リンパ節腫脹を診ている場合，ノラネコとの接触があればネコひっかき病の事前確率が上がる
- 8歳男児の真夏の39℃，倦怠感，咽頭痛，筋肉痛患者を診ているとき，海外渡航歴で東南アジアの来訪歴があれば，インフルエンザやデング熱の事前確率が上がる

- またあえて取りにいく曝露歴もある。発熱・血便がある患者で食事摂取が何もない場合，もし爬虫類との接触があれば，サルモネラ腸炎の事前

確率は上がる。
- すべての患者に訊くわけではないが，状況に合わせて取りにいく曝露歴もあることを知ってほしい（Chapter1-2参照）。

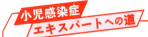

その他の疫学情報収集ツール

　流行性疾患の疫学情報を収集するためのツールは他にもいくつかある。こんなん，ナンボあってもいいですからね。

①薬局サーベイランス

　日本医師会や日本薬剤師会などが共同で運用しているサーベイランス。全国約10,000カ所の薬局における調剤情報からインフルエンザの流行状況を推計している。日本は（正しいかどうかは別にして）抗インフルエンザ薬が処方されることが多いため，薬局における処方データを流行情報の代替指標とすることができる。特徴として情報がリアルタイムに報告され，ほぼ毎日更新される。

②学校等欠席者・感染症情報システム

　都道府県や市町村単位で，主な感染症による幼稚園から高校までの欠席者数のトレンドを日単位で確認できる。ただし，情報は保護者からの申告に基づいているため，正確性には注意が必要である。

Chapter 3 小児感染症診療の原則―アドバンスト―

2 微生物検査の用いかた
―質量分析,核酸増幅検査,血清抗体価検査―

 まずはココだけ読んでほしい！

- 質量分析装置による同定検査の利点は短時間であること。コロニーからであれば5-10分,血液培養陽性ボトルからであれば1時間程度で菌を同定できる
- 近年,核酸増幅検査が普及し,特に多項目PCR検査では1つの検体から高い感度・特異度で複数の微生物を同定できる。一方で感受性検査ができないこと,検査陽性≠感染症ということに注意する
- 血清抗体価検査は,「どのような結果であればどう解釈するか」を検査実施前に考えておくことがポイントである

- Chapter1-3では微生物検査のより基本的な内容として迅速抗原検査,塗抹検査,培養検査を扱った。
- 本項では近年一般病院でも導入されてきた質量分析や核酸増幅検査を含めたその他の検査について概説する。

質量分析装置(MALDI TOF-MS)による同定検査

- 質量分析装置であるMALDI TOF-MS(マルディトフマスと読む)を導入している医療機関も増えてきた。ぜひ原理を十分に理解したうえで使用してほしいが,1stステップとして略語を知ることから始めよう。「マトリックス支援レーザー脱離イオン化・飛行時間質量分析」という。
- はて……筆者はまず「マトリックス」という言葉から躓いた。もはやイ

ナバウアーの姿勢で銃弾を避けるキアヌ・リーヴスしか頭に浮かばない……が，ざっくり言うと「ある物質（マトリックス）とレーザーを用いて微生物をバラバラ（イオン化）にして，その質量を測定する」程度の理解でよい。

- この原理で測定する質量（主にリボソームタンパク質）は菌種によって異なる。つまり測定した質量をデータベース化された情報と照合すれば菌種を同定できる。
- 特徴は①同定までの時間が非常に早いこと，②全自動同定感受性分析装置（→Chapter1-4参照）が苦手とする真菌，抗酸菌，放線菌も解析ができること。
- コロニーが分離できていれば5-10分で菌種が同定できる。さらに近年は陽性となった血液培養ボトルや尿，髄液からも1時間程度の前処理で同定ができる。
- 全自動同定感受性分析装置を用いた同定検査では，3日間程度要することと比べると段違いである。
- ただし，感受性の判定が不可であり，全自動同定感受性分析装置と同様にデータベースに登録されていない微生物は同定ができない。

核酸増幅検査
（nucleic acid amplification test：NAAT）

- 真核生物である真菌・原虫も，原核生物である細菌も，そうでもないウイルスも共通して核酸を持っている。その微生物固有の核酸を増幅し，存在を証明しようとするのがNAATである。
- PCR（ポリメラーゼ連鎖反応）検査は，COVID-19の流行により一般社会でも認知され保険適用で実施できるものも増加した。日本では以前から保険適用であったLAMP法に加え，さまざまなNAATが臨床現場で実施されている。
- NAATの優れているところは感度が非常に良い点である。迅速に検査

できる状況が整っていれば，数時間（キットによっては1時間程度）で結果がわかり，特にグラム染色や培養が難しい微生物（非定型菌，*Clostridioides difficile*，ウイルスなど）の早期の検出に有用である。さらに迅速抗原検査の感度の低さもカバーしてくれる。

- また以前は1検体1微生物であったが，最近は多項目PCR検査により同時に数種類の微生物の検索が可能になった。鼻腔にスワブを挿す回数が1回で済むのは子どもに優しい。

- また以前に比べ安く，しかも医薬品として発売され，一部は保険適用になり使用されている。特に小児では呼吸器感染症の原因の多くがウイルス感染症であり，その臨床的応用に期待がかかっている。

- 一方，廉価になったとはいえ，他の検査方法に比べて10倍ほどの価格であり，コストに見合うように使用すべきである。

- こちらも感受性検査ができないことが大きな欠点である。また感度が高すぎる問題もある。定性検査だと過去の感染なのか，今回の症状の原因なのかの判断が難しく，ただイルだけなのに ill として扱われる危険性を常に考慮しなくてはいけない。

- 特に検査結果と臨床経過が見合うかどうか？ ということを常に思考する必要がある。

血清抗体価検査

- 迅速性はないし，その結果の評価も知識が必要で難解，だけど血液検査のついでに出されがちな検査である。基本的にはウイルスに対して行われることが多い。

- その他梅毒，バルトネラ，コクシエラなど通常培養が難しい細菌，免疫学的反応で疾患が起きるA群溶連菌などにも用いられる。

- 検査ごとに感染症罹患後のいつからいつまで陽性になるのか？ など時系列を意識する必要があり，抗体検査の方法が複数ある場合も多く，それぞれに対して精通していなければならない。

- さらに感度・特異度がはっきりしているものは少ない。にもかかわらず，現場ではその評価がなされずに濫用されている印象がある。それで，検査したけど結果の解釈に困るという事態がよく起きている。

- 潜伏期間が長く（3-6週間），抗体産生期と臨床症状が出現する時期が同じ感染症（伝染性単核球症など）には使いやすい。麻疹なども潜伏期間が中くらい（1週間から2週間程度）で急性期は陰性だが，回復期（10-14日後）に陽性になるため使いやすい。

- いわゆるカゼや気道感染症のような潜伏期間の短い感染症では，ことが終わってから結果が返ってくるので，急性期の診断にはまったく使えない。

- その他予防接種の効果や，免疫不全の評価などで検査を行う。どんな場合も特異的な病原体名と感染巣を想起して行うべきである

ペア血清

- 急性期と回復期のペアで採血を行い，抗体価が4倍以上に上昇している場合に有意と考える方法である。

- 勘違いしている人が多いが，この4倍以上という考えかたは赤血球凝集反応（HI法），抗体結合試験（CF法）などの古典的な抗体産生検査（結果が○○倍の方法）で使用できる。近年主流であるEIAやELISAなどの酵素免疫測定法で同様の考えが通用するわけではない。

- 風疹のHI法とEIA法など換算式が提唱されている場合にのみ，注意しての評価が可能である。通常は急性期と回復期に明らかな上昇があれば有意といえるか？　といった程度の扱いを心がける。

Chapter 3 小児感染症診療の原則—アドバンスト—

3 PK/PD 理論と薬物血中モニタリングの使い方

まずはココだけ読んでほしい！

- 薬物投与から効果発現までの過程は薬物動態（PK）と薬力学（PD）に大別され，抗微生物薬には PK/PD 理論に基づいた適切な投与設計がある
- 年齢で体の機能が大きく変化する小児こそ PK が重要
- 同じ量の抗菌薬を投与する場合，時間依存性抗菌薬（β-ラクタム系など）は投与回数を増やし，濃度依存性抗菌薬（アミノグリコシド系など）は 1 回投与量を増やす
- 薬物血中モニタリングが必要な主な抗微生物薬はグリコペプチド系，アミノグリコシド系，ボリコナゾールであり，それぞれに採血タイミングと目標値が設定されている

- Chapter1-5「抗微生物薬の選びかた」のポイントのひとつに挙げたとおり，抗微生物薬の PK/PD を意識することは感染症診療において非常に重要なことである。
- 「なぜアンピシリンは 1 日 4 回も投与が必要なんですか？」と庄が強めの看護師に聞かれたとき，自信を持って答えられるだろうか。
- 本項では PK/PD の基礎的な内容に触れながら，この問いに答えられるようになることを目指そう。

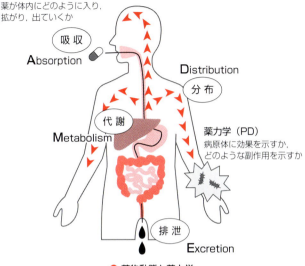

● 薬物動態と薬力学

PK/PD とは？

- 薬物投与から効果発現までの過程は下記の 2 つに大別される。PK と PD は部分的にオーバーラップしている。

- 薬物動態 (PK；pharmacokinetics)：薬物の吸収・分布・代謝・排泄という「薬が体内にどのように入り，広がり，出ていくか」を示す
- 薬力学 (PD；pharmacodynamics)：血中濃度（または組織中濃度）と効果・副作用との関係，つまり「薬がどう効くか」を示す

"ADME" と薬物動態(PK) を理解するためのキーワード

- 吸収 (**A**bsorption)，分布 (**D**istribution)，代謝 (**M**etabolism)，排

● ADME

吸収 (A)	生体利用率 (bioavailability)	・薬物を静脈内投与した時の血中濃度を基準として，経口投与，筋肉注射，皮下注射など他の投与経路で投与した場合の血中に移行する薬物の割合 ・特に感染症治療では経口薬の bioavailability が重要である (Chapter 2-4, p.238)
分布 (D)	分布容積	・血中濃度と同じ濃度で体内の各組織に移行していると仮定した場合に，その薬物がどれだけの容積に広がっているかを示す指標。大きいほど組織移行性は良好である
代謝 (M) ・排泄 (E)	クリアランス	・体全体の薬物除去能力のこと ・腎排泄や肝代謝などで規定される
	半減期	・血中濃度が半分になるまでにかかる時間のこと ・抗菌薬の効果を示すパラメータと合わせて，投与回数を検討する

泄 (**E**xcretion) の頭文字を取って ADME と呼ぶ。順番が大事で，急性散在性脊髄炎 (ADEM) でもダメ (DAME) でもない。少し覚えにくいが「アドメ」と読む。

・ADME に関わる PK を理解するためのキーワードとして生体利用率 (bioavailability)，クリアランス，分布容積，半減期がある。

"分布" で特に気をつける要素：髄液移行性

・抗菌薬が届くか否か (分布) を最も考慮する感染巣は中枢神経である。血液脳関門 (blood brain barrier) が存在し，血液から脳脊髄液への移行を阻んでいる。中枢神経感染症はすべからく重症感染症であり，十分に移行する薬剤を選択しなければいけない。

感染症診療の PK/PD で考慮すべきパラメータ

・感染症診療の PK/PD に関わる重要なパラメータがいくつかある。

● 抗微生物薬の髄液移行性*

抗菌薬	髄液中濃度/血清濃度（%）
ペニシリン	5-10
アンピシリン	13-14
アンピシリンスルバクタム	臨床データが乏しく中枢神経感染症には使用しない
ピペラシリン	臨床データが乏しく中枢神経感染症には使用しない
セファゾリン	臨床データが乏しく中枢神経感染症には使用しない†
セフォタキシム	10
セフトリアキソン	8-16
セフタジジム	20-40
セフェピム	4-34
メロペネム	9-21
シプロフロキサシン	14-37
ゲンタマイシン	髄液移行性なし
ホスホマイシン	比較的低い（40%程度という報告もある）
バンコマイシン	20
リネゾリド	70-80
ST合剤	通常中枢神経感染症には使用しない
メトロニダゾール	ほぼ100
抗真菌薬	髄液中濃度/血清濃度（%）
フルコナゾール	50-90
ボリコナゾール	-50
ミカファンギン	髄液移行性なし
L-アムホテリシンB	髄液移行性あるが詳細データなし

＊基本的に炎症があるほど移行性は上がる
†高用量投与や持続投与により中枢神経感染症の治療が可能，という報告も出てきてはいるが，まだエビデンスの蓄積は乏しい

● 感染症診療のPK/PDに関わる主な4つのパラメータ

C_{max}（最高血中濃度）と C_{peak}（ピーク濃度）	C_{max}は血中の最高濃度（＝静注薬の場合は投与終了直後）である一方，C_{peak}は組織中濃度が最高値になったときの血中濃度である
MIC（最小発育阻止濃度）	菌の発育を阻止できる最小の濃度（Chapter1-4，p.39）
AUC（Area under the concentration-time curve，血中濃度－時間曲線下面積）	抗菌薬投与時に描出される血中濃度－時間曲線の下方の面積。投与量の指標となる
Time above MIC	MICを薬剤の血中濃度が超えている時間

297

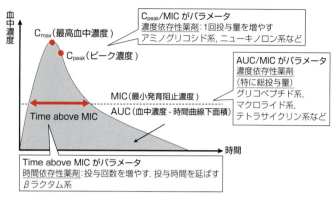

● PK/PD 理論に基づく抗菌薬投与の考え方

- C_{peak}/MIC は濃度依存性抗菌薬 (アミノグリコシド系, ニューキノロン系など), AUC/MIC は濃度依存性抗菌薬の中でも総投与量が重要な抗菌薬 (グリコペプチド系, マクロライド系, テトラサイクリン系, ニトロイミダゾール系抗菌薬など), Time above MIC は時間依存性抗菌薬 (β-ラクタム系) の指標となる。

- したがって, 以下の PK/PD 理論を基に本書は抗菌薬推奨量・回数を記載している。

- 濃度依存性抗菌薬:C_{peak}/MIC が大きいと効果が高い→1 回投与量を増やす
- 時間依存性抗菌薬:Time above MIC が大きいと効果が高い→投与回数を増やす, 投与時間を延ばす (場合によっては持続静注する)

- より詳しく説明すると抗菌薬毎に目標とするパラメータの数値がある。ただしすべての抗菌薬の血中濃度を確認して評価することは, 研究ベースでないと難しい。

- まずは上述したとおり, 同じ総投与量なら「濃度依存性=1 回投与量を増やす」,「時間依存性=投与回数を増やす」ことを理解しておけばよい。

- これを理解していれば本項のはじめに記載した (怖い) 看護師からの質問にも答えられるはずだ。

TDM（薬物血中モニタリング）

- 最大限の治療を最小限の副作用で行うために，薬物の血中濃度を測定し投与設計を最適化することと定義される。
- 特に治療効果を示す濃度と副作用を及ぼす濃度が近い場合（グリコペプチド系，アミノグリコシド系による腎障害），年齢や遺伝的素因で代謝の程度が異なり副作用のリスクがある場合（ボリコナゾールによる肝機能障害）に対してよく TDM が実施される。各抗微生物薬のページも確認してほしい。

定常状態とトラフ値

- 抗微生物薬を複数回投与すると，上昇する血中濃度は徐々に体の代謝・排泄と釣り合い，あるところで濃度が一定になる。これを定常状態という。定常状態となるタイミングは一般的には半減期の 4-5 倍とされる。
- トラフ値は次の抗菌薬投与タイミング直前の血中濃度，つまり底値を指す。
- TDM にトラフ値を利用する場合は，定常状態のトラフ値（例：バンコマイシンであれば 4 回目投与前 30 分以内）を使用する。

主な各抗微生物薬の TDM の実際

- 代表的な抗微生物薬の TDM の測定タイミングとトラフ値・ピーク値（C_{peak}）の目標値をまとめた。
- なお，アミノグリコシド系抗菌薬について TDM を実施することが推奨されているのは，次のとおりである。

1. グラム陰性菌感染症治療

- ただし尿路感染症に対するゲンタマイシン/トブラマイシン 3 mg/kg/day 分 1，アミカシン 10 mg/kg/day 分 1 使用の場合は不要

2. シナジー効果目的

- 腎機能低下例や腎毒性のある薬剤との併用，長期投与例，感染性心内膜炎治療時の併用の場合に実施
- 筆者は新生児 GBS 感染症に対するシナジー効果では循環動態の変化も大きいことから念のためトラフ値を確認している

● 代表的な抗微生物薬の TDM の測定タイミングと目標値

抗微生物薬	初回測定タイミング	目標値
バンコマイシン	トラフ：<u>4 回目</u>投与前 30 分以内	10-15 μg/mL*
テイコプラニン	トラフ：<u>4 日目</u>投与前 30 分以内	10 μg/mL（参考）成人の場合 通常 15-30 μg/mL，重症 20-40 μg/mL
ゲンタマイシンまたはトブラマイシン	ピーク（効果指標）：<u>2 回目</u>投与開始から 1 時間後（30 分で投与後 30 分以内）	通常 15-20 μg/mL[†]（成人では原因菌の MIC≦1 がわかっていれば 8-10 μg/mL）シナジー目的 3-5 μg/mL
	トラフ（安全性指標）：<u>2 回目</u>投与前 30 分以内	1 日 1 回投与の場合 <1 μg/mL 1 日複数回投与の場合 <2 μg/mL
アミカシン	ピーク（効果指標）：<u>2 回目</u>投与開始から 1 時間後（30 分で投与後 30 分以内）	50-60 μg/mL[†]（成人では原因菌の MIC≦4 がわかっていれば 41-49 μg/mL）
	トラフ（安全性指標）：<u>2 回目</u>投与前 30 分以内	1 日 1 回投与の場合 <4 μg/mL 1 日複数回投与の場合 <10 μg/mL
ボリコナゾール	トラフ：<u>2-5 日目</u>（重症真菌感染症患者では 2-3 日目が推奨）	効果指標 ≧1 μg/mL 安全性指標 <3-4 μg/mL（成人では<4 μg/mL）

＊AUC/MIC の目標値として≧400
† グラム陰性菌に対して 1 日複数回分割投与で使用する場合は C_{peak} の目標設定は行わない

小児感染症 エキスパートへの道

Trough-based dosing と AUC-based dosing

　バンコマイシンの PK/PD のパラメータは AUC/MIC であるにも関わらず，なぜ TDM では血中濃度のトラフ値を測定するのだろうか？たしかにバンコマイシンの治療有効性を保つには AUC/MIC≧400 を目指す。一方で，これまで一般病院では AUC の算出が困難であり，AUC とよく相関するトラフ値に基づいて TDM が行われてきた（Trough-based dosing）。

　AUC/MIC≧400 を達成するためのトラフ値は MIC=1 の場合 15 μg/mL（≒AUC 400 μg・h/mL），MIC=2 の場合 20 μg/mL（≒AUC 800 μg・h/mL）であったことから，重症/複雑型 MRSA 感染症に対するトラフ値の目標は 15-20 μg/mL，それ以外では 10-15 μg/mL と設定されていた。しかし，トラフ値 15-20 μg/mL では腎障害のリスクが高くなること，2022 年に一般病院でも AUC を算出するソフトウェアを日本化学療法学会が公開したことから，成人領域では AUC に基づいて行う AUC-based dosing が主流となってきている（目標値 AUC 400-600 μg・h/mL）。

　バージョンアップにより上記ソフトウェアは小児にも対応するようになった。しかし，実際のところまだ使用経験が少ないためか，兵庫県立こども病院でも 2024 年 12 月時点では trough-based dosing による TDM が主に行われている。やはり長い間行われてきたプラクティスをいきなり変更するのはなかなか難しいもので，今後の日本の小児におけるエビデンスの集積が待たれる。

Chapter 3 小児感染症診療の原則―アドバンスト―

4 抗菌薬アレルギーへの対応

 まずはココだけ読んでほしい！

- 抗菌薬アレルギーへの対応の一歩目は「本当にアレルギーなのか」を問診で確認することである。What（何の薬で？），When（いつ？），How（どんな症状？/重症度は？）に注目する

- 病歴から抗菌薬アレルギーの可能性が高いとき，判断に困る検査は避け可能な限り専門家に相談する。可能性が低い場合は，除外目的の薬剤誘発試験を検討する

- 抗菌薬アレルギーが疑われるが，すぐに専門家に相談できない場合，Ⅱ-Ⅳ型アレルギーや重症Ⅰ型アレルギーの症例では異なる系統の薬剤を使用する。軽症Ⅰ型アレルギーの場合は構造式（β-ラクタム薬の場合は側鎖も）に注目し，交差反応のリスクが低い薬剤も使用できる

- 「うちの子，他の病院で抗菌薬のアレルギーと言われて……」という保護者の訴えを聞いた経験や，入院中に抗菌薬を使用していたら発疹が出現した経験がある読者は多いであろう。

- そして，抗菌薬を変更する必要があるのか，検査はどんなものがあるのか，専門家にコンサルトしたほうがいいのだろうか…と悩む機会も多い。

- 近年，"de-labeling"という概念が話題である。「以前薬物アレルギーと診断されたラベルを正しい診断ではがすこと」という意味のようである。

- de-labelingは抗菌薬適正使用にも重要な観点であり，誤った判断による広域抗菌薬の過剰使用に伴う耐性菌の出現や副作用を防ぐことにもつながる。

- 実際，ペニシリンアレルギーと訴える患者のうち，真のペニシリンアレ

ルギーは 10％とされる[1]。

- 本書はアレルギー専門書（ぜひ『小児アレルギーのトリセツ』を参照してほしい）ではないため「まず，どうすればいいのか」に focus し，読者が抗菌薬アレルギーアレルギーにならないことを目指したい。

 ## 本当に抗菌薬アレルギーなのか？
―まずしっかり問診

- 本当に抗菌薬アレルギーなのかどうかを判断するためには問診が最も重要である。特に以下の7点に注意して問診を行う。

抗菌薬アレルギーをチェックする7つのポイント

1) どの薬でアレルギー症状が出た（アレルギーと診断された）のか？
2) 直近でいつアレルギー症状が出たか？
3) 症状出現時，併用薬を使用していたか？
4) どんな症状だったか？
   皮疹の形状（蕁麻疹か紅斑か）と範囲，呼吸器症状，粘膜の水疱や潰瘍の有無は？
5) 薬を飲んでから6時間以内に症状が出現したか？
6) 症状は入院するほどであったか？どんな治療をしたか？（アドレナリン使用など）
7) 同じ抗菌薬または系統が同じ抗菌薬を使用した際に症状は出現したか？

アレルギー反応の分類

- 問診の意義を理解するためにもアレルギー反応の分類は知っておいたほうがよい。

- 抗菌薬アレルギーの病態は①非免疫介在性，②免疫介在性に分けられる。

- ①非免疫介在性：マスト細胞を直接刺激し，ヒスタミンやトリプターゼが遊離されることで，Ⅰ型アレルギーと類似した症状をきたすことである。原因となる抗菌薬にはバンコマイシン（Vancomycin infusion reaction) やテイコプラニン，キノロン系薬がある。

- ②免疫介在性：古典的には Gell と Coombs の分類が有名である。臨床現場において抗菌薬アレルギーとして経験するのは I 型，IV 型が多いが，II 型・III 型は鑑別診断として忘れないようにする。

● Gell and Coombs 分類

	I 型	II 型	III 型	IV 型
名 称	即時型アナフィラキシー型	細胞障害型細胞融解型	免疫複合体型アルサス型	遅延型ツベルクリン型
関与する抗体	IgE	IgG または補体	IgG または IgM と補体	T 細胞
病 態	抗菌薬特異的 IgE によるマスト細胞と好塩基球の脱顆粒	IgG または補体を介した細胞破壊	抗菌薬と IgG または IgM が結合して免疫複合体を形成し，補体を活性化	抗原特異的な T 細胞の活性化
症状出現までの時間	<1 時間（遅くとも<6 時間）	7-14 日	7-14 日	4 日 -8 週間
主な疾患例	アナフィラキシー，蕁麻疹，血管浮腫，気管支喘息など	溶血性貧血血小板減少好中球減少	糸球体腎炎，SLE，血清病，血管炎	接触性皮膚炎，重症薬疹 (SJS, TEN, DIHS など)
主に関連する抗菌薬	ペニシリン系，セフェム系，フルオロキノロン系	ペニシリン系，セフェム系，ST 合剤	ペニシリン系，セフェム系（特にセファクロル），シプロフロキサシン，ST 合剤	疾患により異なる（次ページを参照）
検 査	プリックテストスクラッチテスト皮内テスト	なし	なし	パッチテストリンパ球刺激試験

DIHS：drug-induced hypersensitivity syndrome，SJS：スティーブンスジョンソン症候群，SLE：全身性エリテマトーデス，TEN：中毒性皮膚壊死症

● 重症薬疹の症状（Ⅳ型）

	薬剤性過敏症症候群（DIHS/DRESS）	SJS/TEN	急性汎発性発疹性膿疱症（AGEP）
症　状	高熱，咽頭痛，紅斑，倦怠感，全身リンパ節腫大，肝機能障害	高熱，咽頭痛，目の充血，眼分泌物，眼瞼腫脹，粘膜障害	高熱，急速に出現する無数の小膿疱を伴うびまん性紅斑
発症時期	2-8週間	4-28日	1-2日*
原因となる主な抗菌薬	ST合剤，ミノサイクリン	ST合剤，ペニシリン系，セフェム系，フルオロキノロン系	ST合剤，アンピシリン，フルオロキノロン系，抗真菌薬
その他原因となる主な薬剤（併用薬がないかチェック）	カルバマゼピン，フェニトイン，フェノバルビタール，アロプリノール	NSAIDsや抗けいれん薬などさまざまな薬剤で起こりうる	カルバマゼピン，アセトアミノフェン，アロプリノール

AGEP：acute generalized exanthematous pustulosis，DRESS；drug reaction with eosinophilia and systemic symptoms
＊当該薬品をはじめて使用した場合は1-2週間後に発生することがある

抗菌薬アレルギーの可能性が高い（または低い）病歴

可能性が高い病歴
• 「内服後短時間で蕁麻疹/喘息症状/アナフィラキシー」というⅠ型アレルギー症状を示唆する病歴
• 「内服数日後に粘膜がただれた」といったⅣ型アレルギーを示唆する病歴
• 抗菌薬以外の薬剤の使用歴や食物アレルギーなど明確な要因なし

可能性が低い病歴
• 下痢などの消化器症状のみ
• 先行感染あり
• 10年以上前のエピソード
• 抗てんかん薬など他に薬剤アレルギーをきたす薬剤との併用
• 投与開始数日後の蕁麻疹，投与開始数時間後の紅斑
• 同じ抗菌薬を使用した際に症状の出現なし

• 消化器症状は抗菌薬アレルギーではなく，抗菌薬自体の副作用を疑う。アレルギーで消化器症状をきたすのはアナフィラキシーの一症状である。

• 一方で「抗菌薬を内服したら下痢をした＝アレルギー」と誤って認識されていることが多い。

- また，時間経過とアレルギー症状がチグハグしている場合はアレルギーの可能性が低い。
- ただし，急速な蕁麻疹以外の発疹は<u>急性汎発性発疹性膿疱症（AGEP）</u>の可能性があるため注意する。
- IgE 介在性ペニシリンアレルギーの患者の 50％は 5 年，80％は 10 年で消失する[1]。
- 再現性があるかを確認することも重要である。

どのタイミングでアレルギー専門医へ相談するか？─疑わしきは罰する

- 相談できるアレルギー専門医がいるのであれば，抗菌薬アレルギーを疑った時点でコンサルトするのが無難である。理由は以下の 3 点。悩ましい場合も闇雲に抗菌薬を変更せずに専門家に相談するのがよいだろう。

1) 小児はウイルス感染症やストレスでも蕁麻疹が出現する
2) 粘膜障害を伴わないⅣ型アレルギーの皮疹とウイルス性発疹などの他の皮疹を鑑別するのは正直難しい
3) 抗菌薬アレルギーの検査を判定することも難しい

- 特に 3) について，一般的に用いられる検査には以下がある。

皮膚テスト
（プリックテスト，スクラッチテスト，皮内テストなど）

- 非専門医が実施するのはなかなか困難である。『皮膚テストの手引き』（日本アレルギー学会）を一読してほしいが，製剤を自施設で調整するなど準備が大変である。

リンパ球刺激試験（DLST）

- 推奨しない。しかし血液検査で実施可能で抗原曝露が不要なため，しばしば実施される。

- 薬剤によって感度・特異度が異なるが，おおむね低いため結果の判定に困る（感度 55%，特異度 60%程度）。

薬剤誘発試験

- 薬剤アレルギーの可能性が低いが完全に否定できないという場合，除外目的で実施する。

- 「誘発試験」と聞くとかなりハードルが高いように思うかもしれないが，薬剤アレルギーの可能性が低い患者に対して，当該薬を処方し「誘発（されないことを注意深く観察する）試験」と捉えるとよい。

- 実際は知らず知らずのうちに実施している可能性も高い。日々の診療で「この薬のアレルギーの可能性は低いから処方してしまおう」と考え処方し，外来でバイバイしてはいないだろうか？

- 病歴から抗菌薬アレルギーを強くは疑わないが否定ができない，という状況にはよく遭遇する。その場合，除外目的のスクリーニング検査として行う。もちろんアレルギーを疑う場合は専門医へ紹介すること。

- 有名なものに「アモキシシリンチャレンジテスト」があり，方法を記載した。他の抗菌薬の場合でもアレルギーを強くは疑わないが否定ができない場合に実施する。

アモキシシリンチャレンジテスト

適 応

- 問診結果から，アモキシシリンに対するアレルギーの可能性が低いが完全には否定できない患者。

禁忌および実施を避ける状況

- 禁忌：アナフィラキシーや重症薬疹などの病歴がある患者。

- 実施を避けたほうがよい状況：①先行感染の病歴など体調不良の場合，②前日または当日に抗アレルギー薬を内服した場合。

方 法

① アナフィラキシーを含めアレルギー症状が出現する可能性を家族に説

明する（同意書を作成し，署名してもらうことを推奨する）。

② 緊急時に対応できるように，酸素投与，アドレナリンや抗アレルギー薬の処方などができるように準備する。

③ 体重換算したアモキシシリン量の 10% を内服し，30 分経過観察する。

④ 症状が出現しなければ体重換算した量の 90% を内服し，60 分間経過観察する。

⑤ 症状が出現しなければ以後同量のアモキシシリンは使用可能。

抗菌薬アレルギーを疑うとき，どのように他の抗菌薬を選択するか？
― 側鎖が頼りサ

- しかしながら，"周囲に相談できる専門家がいない"，"検査での確定診断を待っている時間がない"という場面も多いであろう。
- そこで，抗菌薬アレルギーが疑われるが確定診断を待っている猶予がない場合の対応について説明する。
- 抗菌薬アレルギーを疑った場合の抗菌薬選択アルゴリズムを記す。
- 重要なのは，当該抗菌薬でのアレルギーによるリスクと治療のベネフィットを十分に検討することと，家族に十分に説明することである。

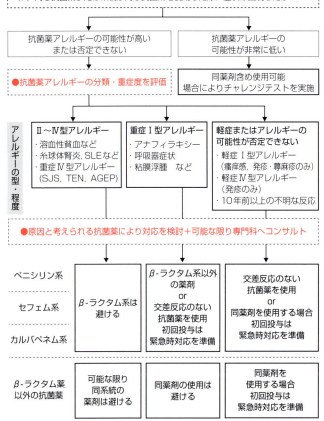

● 抗菌薬アレルギーを疑った場合の抗菌薬選択アルゴリズム

抗菌薬の交差反応—β-ラクタム薬に注目して

- 本書では臨床現場の抗菌薬アレルギーで最も多く遭遇するβ-ラクタム薬に焦点を当てる。理由は抗菌薬アレルギーの中でペニシリンアレルギーが10-15%と最多である[2]ことに加え,そもそも小児への抗菌薬選択の多くがβ-ラクタム薬を軸としているからである。

- アルゴリズムにも記載したが,β-ラクタム薬アレルギーのポイントは「側鎖による交差反応」。β-ラクタム環自体に対するアレルギーは非常にまれで,周りの構造(側鎖)がどれだけ似ているかが重要である。

- β-ラクタム薬アレルギーを疑う患者に他のβ-ラクタム薬を使用する場合は側鎖が一致(または類似)していない薬を選択する。

- 本書でも「抗菌薬AとBの側鎖は一致(または類似)している」とパッと見ればわかるように表にまとめているが,β-ラクタム薬のアレルギーを疑う患者に対しては必ず代替薬の構造式をチェックすること。

- 「ペニシリンアレルギー患者には第1世代セフェム系薬に注意」と世代でまとめてはいけない！たとえばアンピシリンとセファレキシンは側鎖のひとつが一致しているため交差反応のリスクがあるが,アンピシリンとセファゾリンは似てすらいない。何事よりも構造式である。

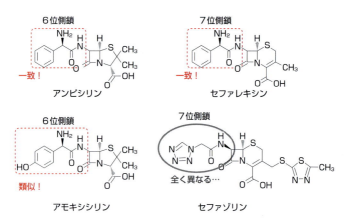

● β-ラクタム環の周辺構造(側鎖)の類似性に注目する

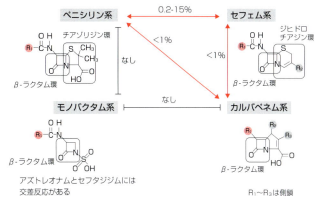

● β-ラクタム薬の構造と交差反応の頻度

- ペニシリンアレルギーの患者においてセフェム系薬と交差反応を示すのは 0.2-15%程度（報告によってばらつきあり）。
- ペニシリンアレルギー患者やセフェム系抗菌薬アレルギー患者でカルバペネム系抗菌薬にも交差反応を示すのは 1%未満。したがってアレルギー反応が軽度であれば使用可能。
- モノバクタム系のアズトレオナムは側鎖が一致しているセフタジジム以外に交差反応はないという報告が多い。
- なお，交差反応を評価した文献はⅠ型アレルギーが多い。そのため，ある薬剤でⅡ～Ⅳ型アレルギーを呈した患者の場合，原則同系統の薬剤の使用は避ける。

β-ラクタムアレルギーの患者に対する原因微生物別主な抗菌薬選択

- アルゴリズムの結果，β-ラクタム薬以外を選択する必要がある場合に参考にしてほしい。

● 小児に用いられる代表的なβ-ラクタム系抗菌薬の交差反応リスク

	AMPC	ABPC	PIPC	CEX	CEZ	CCL	CTM	CMZ	CFDN	CPDX-PR	CFPN-PI	CDTR-PI	CTX	CTRX	CAZ	CFPM	AZM	MEPM	IMP/CS
AMPC		似	似	似		似													
ABPC			似	同		同													
PIPC				似		似													
CEX						同													
CEZ																			
CCL																			
CTM																			
CMZ																			
CFDN										似	似	同	同	同		同			
CPDX-PR											似	似	似	似		似			
CFPN-PI												似	似	似		似			
CDTR-PI													同	同		同			
CTX														同	同	同			
CTRX																同			
CAZ																	同		
CFPM																			
AZM																			
MEPM																			
IMP/CS																			

似：側鎖が類似している　同：側鎖が一致している

■ 交差反応が起きやすいと考えられる組み合わせ

● 静 注

グラム陽性菌	バンコマイシン，クリンダマイシン，ST合剤，ミノマイシン（8歳以上），シプロフロキサシン（倫理委員会承認要）
グラム陰性菌	ホスホマイシン，ミノマイシン，シプロフロキサシン，ST合剤
嫌気性菌	メトロニダゾール，クリンダマイシン

グラム陽性菌にはバンコマイシンが選択できるが，グラム陰性菌に対する小児の点滴薬は限られる

● 内 服

グラム陽性菌	ST合剤，クラリスロマイシン，アジスロマイシン，ミノマイシン（8歳以上），クリンダマイシン，リネゾリド，トスフロキサシン，シプロフロキサシン（小児に対しては倫理委員会承認要）
グラム陰性菌	ST合剤，ホスホマイシン，ミノマイシン，シプロフロキサシン
嫌気性菌	メトロニダゾール，クリンダマイシン

ST合剤が大活躍！クラリスロマイシンは耐性にご注意を

- マクロライド系はペニシリン系抗菌薬が主に使用されるA群レンサ球菌の耐性率が60%，肺炎球菌の耐性率が80%であるため注意が必要。

- ホスホマイシンは海外で使用されているホスホマイシントロメタミンと異なり，bioavailability が非常に低い（12%！）ため注意が必要。

● β-ラクタム薬以外の主な抗菌薬アレルギー

	アレルギーの頻度	同系統抗菌薬の交差反応
マクロライド系	非常に低い	少ない
ニューキノロン系	低い*	少ない
アミノグリコシド系	低い	起こりやすい

*ただし非免疫介在性のアレルギー反応に注意が必要
いずれの抗菌薬もβ-ラクタム薬より頻度が少ないことがポイントである

〔参考文献〕
1) U Samarakoon et al. Ann Allergy Asthma Immunol 2023；130：554-64．PMID：36563744
2) CE Lee et al. Arch Intern Med 2000；160：2819-22．PMID：11025792

巻末資料1　主な静注抗微生物薬の推奨投与量

· 本書では患者の治療に適切な投与量を推奨しており，一部日本の保険適用量を超えているものがあるため注意する。
· 疾患別・年齢別のより詳細な投与量や日本における保険適用量は各抗微生物薬の項を参照してほしい。

一般名 (略語)	主な投与量	1日最大量	備 考
抗菌薬			
ベンジルペニシリンカリウム (PCG)	通　常 10 万 -30 万単位/kg/day 分 4-6 髄膜炎 30 万 -40 万単位/kg/day 分 4-6 先天梅毒 10 万 -15 万単位/kg/day 分 2-3 （日齢によって投与量が異なる）	2400 万単位	
ベンジルペニシリンベンザチン (PCG)	5 万単位/kg/回	240 万単位	筋肉注射
アンピシリン (ABPC)	通　常 100 mg/kg/day 分 4 敗血症・気道感染症 200 mg/kg/day 分 4 髄膜炎 300-400 mg/kg/day 分 4-6	12 g	
ピペラシリン (PIPC)	200-300 mg/kg/day 分 4	16 g	
アンピシリンスルバクタム (ABPC/SBT)	通　常 150mg/kg/day 分 4 重症・気道感染症 300 mg/kg/day 分 4	12 g	
ピペラシリンタゾバクタム (PIPC/TAZ)	通　常 337.5 mg/kg/day 分 3 重　症 450mg/kg/day 分 4	18 g	
セファゾリン (CEZ)	通　常 50-100 mg/kg/day 分 3 重　症 150mg/kg/day 分 3	12 g	
セフォチアム (CTM)	通　常 40-80 mg/kg/day 分 3-4 重　症 160 mg/kg/day 分 3-4	4 g	
セフメタゾール (CMZ)	通　常 100 mg/kg/day 分 2-4 重　症 150mg/kg/day 分 2-4	4 g	
セフォタキシム (CTX)	通　常 150-180 mg/ kg 分 3-4 重　症 200-300 mg/kg/day 分 4	12 g	
セフトリアキソン (CTRX)	通　常 50-75 mg/kg/day 分 1 重　症 100 mg/kg/day 分 1-2	4 g	
セフタジジム (CAZ)	通　常 90-150mg/kg/day 分 3 重　症 200-300 mg/kg/day 分 3	12 g	
セフェピム (CFPM)	100-150mg/kg/day 分 2-3	6 g	
メロペネム (MEPM)	通　常 60 mg/kg/day 分 3 重　症 120 mg/kg/day 分 3	6 g	
アジスロマイシン (AZM)	10 mg/kg/day 分 1	500 mg	
クリンダマイシン (CLDM)	通　常 20 mg/kg/day 分 3 重　症 40 mg/kg/day 分 3-4	2700 mg	
ST 合剤	トリメトプリム量として 通　常 8-12 mg/kg/day 分 2 重　症 20 mg/kg/day 分 3 ニューモシスチス肺炎 20 mg/kg/day 分 3-4	320 mg	

一般名（略語）	主な投与量	1日最大量	備 考
ゲンタマイシン（GM）	1日1回投与 3-7.5 mg/kg/day 分1 1日3回投与 6-7.5 mg/kg/day 分3 シナジー目的 3-7.5 mg/kg/day 分3		TDM要
アミカシン（AMK）	1日1回投与 10-20 mg/kg/day 分1 1日3回投与 15-22.5 mg/kg/day 分3		TDM要
トブラマイシン（TOB）	1日1回投与 3-7.5 mg/kg/day 分1 1日3回投与 6-7.5 mg/kg/day 分3		TDM要
ミノサイクリン（MINO）	4 mg/kg/day 分2	200 mg	
メトロニダゾール（MNZ）	22.5-40 mg/kg/day 分3-4	4 g	
バンコマイシン（VCM）	45-60 mg/kg/day 分3-4	2 g	TDM要
テイコプラニン（TEIC）	年齢により投与量が大きく異なる		TDM要
リネゾリド（LZD）	<12歳　30 mg/kg/day 分3 ≧12歳　1200 mg/day 分2	1800 mg	
ダプトマイシン（DAP）	年齢により投与量が大きく異なる		
シプロフロキサシン（CPFX）	20-30 mg/kg/day 分2-3	1200 mg	
抗真菌薬			
フルコナゾール（FLCZ）	3-12 mg/kg/day 分1	800 mg	
ボリコナゾール（VLCZ）	2-11歳　初回 18 mg/kg/day 分2 　　　　以降 16 mg/kg/day 分2 ≧12歳　初回 12 mg/kg/day 分2 　　　　以降 8 mg/kg/day 分2		TDM要
ミカファンギン（MCFG）	2-6 mg/kg/day 分1	150mg	
アムホテリシンB デオキシコール酸（AMPH-B）	0.25-0.5 mg/kg/day 分1	1.5 mg/kg	2-4時間 かけて
アムホテリシンB リポソーム（L-AMB）	通　常 3 mg/kg/day 分1 重　症 3-5 mg/kg/day 分1	10 mg/kg	1-2時間 かけて
抗ウイルス薬			
アシクロビル（ACV）	多くは 30-45 mg/kg/day 分3 新生児ヘルペス感染症 60 mg/kg/day 分3	60 mg/kg	
ガンシクロビル（GCV）	10-15 mg/kg/day 分2		
レムデシビル（RDV）	体重 3-40 kg 初日 5 mg/kg/day 分1, 2日目以降 2.5 mg/kg/day 分1 ≧40kg 初日 200 mg/day 分1, 2日目以降 100 mg/day 分1		

巻末資料 2　主な経口抗微生物薬の推奨投与量

・本書では患者の治療に適切な投与量を推奨しており，一部日本の保険適用量を超えているものがあるため注意する。
・疾患別・年齢別のより詳細な投与量や日本における保険適用量は各抗微生物薬の項を参照してほしい。

一般名（略語）	主な投与量	1日最大量	備　考
抗菌薬			
アモキシシリン （AMPC）	通　常 30-40 mg/kg/day 分 3 A群溶連菌咽頭炎 50mg/kg/day 分 1-2 肺炎 80-90 mg/kg/day 分 3 急性鼻副鼻腔炎・中耳炎 80-90 mg/kg/day 分 2	4 g	肺炎はEmpirical therapy の投与量
アモキシシリン クラブラン酸 （AMPC/CVA）	アモキシシリンとして 90 mg/kg/day 分 2	AMPC として 4 g	オーグメンチン®を投与する場合は掲載頁参照
セファレキシン （CEX）	通　常 25-50mg/kg/day 分 2-3 重　症 100 mg/kg/day 分 3-4	4 g	
セファクロル（CCL）	25-40 mg/kg/day 分 3	1 g	
アジスロマイシン （AZM）	通　常 10 mg/kg/day 分 1		
クラリスロマイシン （CAM）	通　常 15 mg/kg/day 分 2	500 mg	
クリンダマイシン （CLDM）	通　常 20 mg/kg/day 分 3 重　症 40 mg/kg/day 分 3-4	1800 mg	
ST 合剤	トリメトプリム量として 通　常 8-12 mg/kg/day 分 2 予　防 尿路感染症 2 mg/kg/day 分 1	320 mg	
ミノサイクリン （MINO）	4 mg/kg/day 分 2	200 mg	可能な限り 8 歳未満への処方は避ける
ドキシサイクリン （DOXY）	2.2-4.4 mg/kg/day 分 2	200 mg	可能な限り 8 歳未満への処方は避ける
メトロニダゾール （MNZ）	15-50mg/kg/day 分 3 *Clostridioides difficile* 感染症 22.5 mg/kg/day 分 3	2250mg	
バンコマイシン （VCM）	*Clostridioides difficile* 感染症 40 mg/kg/day 分 4	2 g	
リネゾリド（LZD）	<12 歳　30 mg/kg/day 分 3 ≧12 歳　1200 mg/kg/day 分 2	1800 mg	
シプロフロキサシン （CPFX）	通　常 20 mg/kg/day 分 2 重　症 30-40 mg/kg/day 分 2	1500 mg	
トスフロキサシン （TFLX）	12 mg/kg/day 分 2		

一般名（略語）	主な投与量	1日最大量	備　考
抗結核薬			
リファンピシン (RFP)	活動性結核 ≦40 kg10-20 mg/kg/day 分 1 >40 kg10 mg/kg/day 分 1 潜在性結核 15-20 mg/kg/day 分 1		
イソニアジド (INH)	活動性結核 ≦40 kg10-15 mg/kg/day 分 1 >40 kg 5 mg/kg/day 分 1 潜在性結核 10-15 mg/kg/day 分 1		
抗真菌薬			
フルコナゾール (FLCZ)	6-12 mg/kg/day 分 1	800 mg	
ボリコナゾール (VLCZ)	2-11 歳　18 mg/kg/day 分 2 ≧12 歳　400 mg/day 分 2		TDM 要
アムホテリシン B デオキシコール酸 (AMPH-B)	0.5-1 mL/回 , 2-4 回/day		
フルシトシン (5-FC)	通　常 100 mg/kg/day 分 4		
抗ウイルス薬			
オセルタミビル	新生児・乳児　6 mg/kg/day 分 2 小児　　　　　4 mg/kg/day 分 2	150mg	
アシクロビル (ACV)	疾患により投与量が異なる		
バラシクロビル (VACV)	疾患により投与量が異なる		
バルガンシクロビル (VGCV)	疾患により投与量が異なる		

巻末資料 3 新生児（生後 28 日以下）に使用する主な抗微生物薬の投与量

・本書では患者の治療に適切な投与量を推奨しており、一部日本の保険適用量を超えているものがあるため注意する。
・投与経路：IV 静注、PO 経口

● 抗菌薬

一般名	投与経路	体重≤2kg		体重>2kg	
		日齢≤7	日齢>7	日齢≤7	日齢>7
ベンジルペニシリンカリウム	IV	5万U/kg1日2回	5万U/kg1日3回	5万U/kg1日2回	5万U/kg1日3回
アンピシリン	IV	50 mg/kg1日2回	75 mg/kg1日2回	50 mg/kg1日3回	50 mg/kg1日3回
アンピシリン（中枢神経感染症）	IV	100 mg/kg1日3回	75 mg/kg1日4回	100 mg/kg1日3回	75 mg/kg1日4回
アンピシリンスルバクタム	IV	75 mg/kg1日2回	112.5 mg/kg1日4回	75 mg/kg1日3回	75 mg/kg1日3回
ピペラシリン	IV	100 mg/kg1日3回	80 mg/kg1日4回	80 mg/kg1日4回	80 mg/kg1日4回
ピペラシリンタゾバクタム	IV	112.5 mg/kg1日3回	90 mg/kg1日4回	90 mg/kg1日4回	90 mg/kg1日4回
セファゾリン	IV	25 mg/kg1日2回	25 mg/kg1日3回	50 mg/kg1日2回	50 mg/kg1日3回
セフォタキシム	IV	50 mg/kg1日2回	50 mg/kg1日3回	50 mg/kg1日2回	37.5 mg/kg1日4回
セフォタキシム（中枢神経感染症）	IV	50 mg/kg1日3回	50 mg/kg1日4回	50 mg/kg1日3回	50 mg/kg1日4回
セフタジジム	IV	50 mg/kg1日2回	50 mg/kg1日3回	50 mg/kg1日3回	50 mg/kg1日3回
セフェピム	IV	30 mg/kg1日2回	50 mg/kg1日2回	50 mg/kg1日2回	50 mg/kg1日2回
クリンダマイシン	IV	5 mg/kg1日3回	5 mg/kg1日3回	7 mg/kg1日3回	9 mg/kg1日3回
アジスロマイシン	IV,PO	10 mg/kg1日1回（クラミジア感染症に対しては20 mg/kg1日1回）			
エリスロマイシン	IV,PO	10 mg/kg1日4回（クラミジア感染症に対しては12.5 mg/kg1日4回）			
バンコマイシン	IV	可能な限り専門家や薬剤部などに投与設計をコンサルテーション、血中濃度や腎機能をモニタリングすること			
リネゾリド	IV,PO	10 mg/kg1日2回	10 mg/kg1日3回	10 mg/kg1日2回	10 mg/kg1日3回

一般名	投与経路	体重≤2kg		体重>2kg	
		日齢≤14	日齢>14	日齢≤14	日齢>14
メロペネム	IV	20 mg/kg 1日2回	20 mg/kg 1日2回	20 mg/kg 1日3回	30 mg/kg 1日3回
メロペネム（中枢神経感染症）	IV	40 mg/kg 1日2回	40 mg/kg 1日3回		

一般名	投与経路	在胎<30週で出生		在胎30-34週で出生		在胎≥35週で出生	
		日齢≤14	日齢>14	日齢≤10	日齢>10	日齢≤7	日齢>7
ゲンタマイシン	IV	5 mg/kg 48時間毎	5 mg/kg 36時間毎	5 mg/kg 36時間毎	5 mg/kg 1日1回	4 mg/kg 1日1回	5 mg/kg 1日1回
アミカシン	IV	15 mg/kg 48時間毎	15 mg/kg 36時間毎	15 mg/kg 36時間毎	15 mg/kg 1日1回	15 mg/kg 1日1回	18 mg/kg 1日1回
トブラマイシン	IV	5 mg/kg 48時間毎	5 mg/kg 36時間毎	5 mg/kg 36時間毎	5 mg/kg 1日1回	4 mg/kg 1日1回	5 mg/kg 1日1回

●抗真菌薬・抗ウイルス薬

一般名	投与経路	体重≤2kg		体重>2kg	
		日齢≤7	日齢>7	日齢≤7	日齢>7
フルコナゾール	IV, PO	初日 25 mg/kg 1日1回、以降 12 mg/kg 1日1回			
ミカファンギン	IV	10 mg/kg 1日1回			
アムホテリシンB デオキシコール酸	IV	0.25-0.5 mg/kg 1日1回 (最大1.5 mg/kg 1日1回)			
リポソーマルアムホテリシンB	IV	3-5 mg/kg 1日1回 (最大10 mg/kg 1日1回)			
アシクロビル	IV	20 mg/kg 1日3回			

巻末資料 4　腎機能による投与量調節

・GFR (mL/min/1.73m²) で計算。投与量は特記事項がなければそれぞれ mg/kg/回。

一般名 (略語)	腎機能調整量					
抗菌薬						
ベンジルペニシリンカリウム (PCG)	≧60	30-60	<30	PD	HD	CRRT
	必要なし	1回量 50% に減量	1回量 50% を1日3回	専門家に相談	専門家に相談	専門家に相談
アンピシリン (ABPC)	≧30	10-30	<10	PD	HD	CRRT
	必要なし	35-50 1日2-3回	35-50 1日2回	35-50 1日2回	35-50 1日2回	必要なし
アモキシシリン (AMPC)	≧30	10-30	<10	PD	HD	CRRT
	必要なし	20 1日2回	20 1日1回	20 1日1回	20 1日1回 透析後	必要なし
ピペラシリン (PIPC)	≧40	20-40	<20	PD	HD	CRRT
	必要なし	35-50 1日4回	35-5 1日3回	50 1日2回	50 1日2回	100 1日3回
アンピシリンスルバクタム (ABPC/SBT)	≧30	15-30	<15	PD	HD	CRRT
	必要なし	35-75 1日2回	35-75 1日1回	35-75 1日2回	35-75 1日1回	必要なし
アモキシシリンクラブラン酸 (AMPC/CVA) AMPC として	≧30	10-30	<10	PD	HD	CRRT
	必要なし	20 1日2回	20 1日1回	20 1日1回	20 1日1回 透析後	必要なし
ピペラシリンタゾバクタム (PIPC/TAZ)	≧40	20-40	<20	PD	HD	CRRT
	必要なし	55 1日4回	55 1日3回	55 1日2回	55 1日2回	112.5 1日3回
セファゾリン (CEZ)	≧50	30-50	<30	PD	HD	CRRT
	必要なし	25-50 1日2回	25-50 1日1回 (<10の場合 48時間毎)	25-30 1日1回	25-50 透析後	25-50 1日2回
セファレキシン (CEX)	≧50	30-50	<30	PD	HD	CRRT
	必要なし	5-10 1日2回	5-10 1日2回 (<10の場合1日1回)	5-10 1日1回	5-10 1日1回 透析後	必要なし
セファクロル (CLL)	≧10		<10	PD	HD	CRRT
	必要なし		6.5 1日3回	6.5 1日3回	6.5 1日3回 透析後追加	必要なし
セフォチアム (CTM)	≧40	10-40	<10	PD	HD	CRRT
	必要なし	1回量 100% 1日2回	1回量 50% 1日2回	データなし	1回量 25% 透析後	データなし
セフメタゾール (CMZ)	≧60	30-60	<30	PD	HD	CRRT
	必要なし	必要なし or1回量 100% 1日2回	1回量 100% 1日1回	透析されず	1回量 100% 1日1回	必要なし or1回量 100% 1日2回
セフォタキシム (CTX)	≧30		<30	PD	HD	CRRT
	必要なし		35-70 1日2回	35-70 1日1回	35-70 1日1回	必要なし

一般名（略語）	腎機能調整量					
セフトリアキソン（CTRX）	腎機能での調整の必要なし					
	≧50	30-50	<30	PD	HD	CRRT
セフタジジム（CAZ）	必要なし	50 1日1回	501日1回 （<10の場合48時間毎）	50 48時間毎	50 48時間毎 透析後	50 1日2回
	≧60	10-60	<10	PD	HD	CRRT
セフェピム（CFPM）	必要なし	50 1日2回	50 1日1回	50 1日1回	25 1日1回	必要なし
	≧60	30-60	<30	PD	HD	CRRT
メロペネム（MEPM）	必要なし	20-40 1日2回	10-20 1日1回	10-20 1日1回	10-20 1日1回 透析後	20-40 1日2回
アジスロマイシン（AZM）	腎機能での調整の必要なし					
	≧30	10-30	<10	PD	HD	CRRT
クラリスロマイシン（CAM）	必要なし	4 1日2回	4 1日1回	4 1日1回	4 1日1回 透析後	データなし
クリンダマイシン（CLDM）	腎機能での調整の必要なし					
	≧30	15-30	<15	PD	HD	CRRT
ST合剤（通常量） トリメトプリムとして	必要なし	1日投与量の50%分1-2	1日投与量の25%分1-2	推奨なし	3-5 mg/kg1日1回 透析後に2.5 mg/kg追加投与	必要なし
	≧50	30-50	<30	PD	HD	CRRT
ゲンタマイシン（GM）	必要なし	2.5 1日2回	2.5 1日1回	2トラフみて調節	2トラフみて調節	2.5 1日2回
	≧50	30-50	<30	PD	HD	CRRT
アミカシン（AMK）	必要なし	7.5 1日2回	7.5 1日1回	7.5トラフみて調節	7.5トラフみて調節	7.5 1日2回
	≧50	30-50	<30	PD	HD	CRRT
トブラマイシン（TOB）	必要なし	2.5 1日2回	2.5 1日1回	2トラフみて調節	2トラフみて調節	2.5 1日2回
ミノサイクリン（MINO）	腎機能での調整の必要なし					
ドキシサイクリン（DOXY）	腎機能での調整の必要なし					
	≧10		<10	PD	HD	CRRT
メトロニダゾール（MNZ）	必要なし		4 1日4回	4 1日4回	4 1日4回	必要なし
	≧50	30-50	<30	PD	HD	CRRT
バンコマイシン（VCM）	必要なし	10 1日2回	101日1回 （<10の場合10トラフみて調整）	10トラフみて調整	10トラフみて調整	10 1日1-2回 トラフみて調整
テイコプラニン（TEIC）	小児の腎機能障害患者に対する投与設計の十分なエビデンスはない					
リネゾリド（LZD）	腎機能での調整の必要なし					
ダプトマイシン（DAP）	年齢により腎機能調整量が異なるため p.170 参照					
	≧30	10-30	<10	PD	HD	CRRT
シプロフロキサシン （CPFX）	必要なし	10-15 18時間毎	10-15 1日1回	10-15 1日1回	10-15 1日1回 透析後	10-15 1日2回
トスフロキサシン（TFLX）	小児の腎機能障害患者に対する投与設計の十分なエビデンスはない					

一般名 (略語)	腎機能調整量					
抗結核薬						
リファンピシン (RFP)	腎機能での調整の必要なし					
イソニアジド (INH)	腎機能での調整の必要なし					
抗真菌薬						
	≧60	30-60	<30	PD	HD	CRRT
フルコナゾール (FLCZ)	必要なし	1回量50% 1日1回	1回量50% 48時間毎	1回量50% 48時間毎	透析後 3-12 非透析日 1回量50% 48時間毎	1回量50% 1日1回
イトラコナゾール (ITCZ)	腎機能での調整の必要なし					
ボリコナゾール (VCLZ)	<50の場合，経口での投与を推奨。経口薬は腎機能での調整の必要なし					
ミカファンギン (MCFG)	腎機能での調整の必要なし					
アムホテリシンBデオキシコール酸 (AMPH-B)	腎機能での調整の必要なし					
アムホテリシンBリポソーム (L-AMB)	腎機能での調整の必要なし					
	≧50	30-50	<30	PD	HD	CRRT
フルシトシン (5-FC)	必要なし	25-37.5 1日3回	25-37.5 1日2回 (<10の場合1日1回)	25-37.5 1日1回	25-37.5 1日1回	25-37.5 1日3回
抗ウイルス薬						
	≧60	30-60	<30	PD	HD	CRRT
オセルタミビル (新生児・乳児はそれぞれの50%量)	必要なし	2 1日1回	1 1日1回	データなし	透析後 0.5	1 1日1回
リレンザ	腎機能での調整の必要なし					
	≧50	10-50	<10	PD	HD	CRRT
アシクロビル (ACV)	必要なし	10-20 1日2回	5-10 1日1回	5-10 1日1回	5-10 1日1回 透析後同量	10 1日2回
	≧60	30-60	<30	PD	HD	CRRT
バラシクロビル (VACV)		必要なし	20 1日1回	10 1日1回	10 1日1回	20 1日1回
ガンシクロビル (GCV)	導入と維持で腎機能調整量が異なるため p.230 参照					
レムデシビル	腎機能での調整の必要なし					

INDEX

あ

アシクロビル	223, 254
(抗微生物薬の) 味	240
アジスロマイシン	123
足白癬	198, 212
アゾール系抗真菌薬	194
アネメトロ	154
アミカシン	143
アミノグリコシド系抗菌薬	138
アミノペニシリン	70
アムビゾーム	208
アムホテリシン B デオキシコール酸	
	205
アムホテリシン B リポソーム	208
アモキシシリン	74
アモキシシリン/クラブラン酸	82
アモキシシリンチャレンジテスト	
	307
アンコチル	210
アンチバイオグラム	49
アンピシリン	71
アンピシリン/スルバクタム	79

い・う

イソニアジド	185
イトラコナゾール	197
イトリゾール	197
イナビル	222
イミダゾール系抗真菌薬	252
陰性的中率	282
陰性尤度比	284

インフルエンザ	217
ウレイドペニシリン	77

え

疫学情報	286
壊死性筋膜炎	129
エンシトレルビルフマル酸	234

お

オキサゾリジノン系抗菌薬	167
オグサワ	84
オゼックス	176
オセルタミビル	218
オムツ皮膚炎	252

か

外耳道炎	263
解釈モデル	12
外用抗微生物薬	247, 249
核酸合成阻害	61
核酸増幅検査	291
獲得耐性	39
角膜炎	257
カスポファンギン	204
家族歴	11
学校等欠席者・感染症情報システム	
	289
カットオフ値	282
カテーテル尿培養	34
化膿性関節炎	93
カルバペネマーゼ	44

323

カルバペネム系抗菌薬	116	クラリス	125
カルバペネム耐性	118	クラリスロマイシン	125
眼感染症	257	グリコペプチド系抗菌薬	158
カンサイダス	204	クリンダマイシン	128, 251
ガンシクロビル	229		
患者背景	6	**け**	
感受性検査	38	経験的治療	46
環状リポペプチド系抗菌薬	169	経口抗微生物薬	236
感染症診療の原則	3	経口第 3 世代セフェム系抗菌薬	109
感染症の三角形	3	劇症肝炎	186
感染症発生動向調査 週報	287	血液培養	30
感染性心内膜炎	269	血清抗体価検査	292
感度	280	ケフラール	95
眼内炎	257	ケフレックス	94
眼軟膏抗微生物薬	254	原因微生物	4
鑑別診断	16	嫌気性菌	155
		検査特性	280
き		ゲンタシン	140
既往歴	11	ゲンタシン軟膏	249
記念培養	30	ゲンタマイシン	140, 249
キャンディン系抗真菌薬	203		
急性中耳炎	76	**こ**	
キュビシン	169	抗インフルエンザ薬	216
局所抗微生物薬	246	抗ウイルス薬	216
		高カリウム血症	68
く		抗菌薬アレルギー	302
クラバモックス	82	抗菌薬供給制限	180
クラビット点眼	260	抗結核薬	180
クラフォラン	104	抗サイトメガロウイルス薬	229
クラミジア感染症	125	抗酸菌	59
グラム陰性菌	24	抗真菌薬	188
グラム染色	25	抗ヘルペスウイルス薬	223, 254
グラム陽性菌	24	酵母様真菌	190

誤嚥性肺炎	80	ジフルカン	194
コスト	51	シプロキサン	174
骨髄炎	95	シプロフロキサシン	174
股部白癬	213	社会歴	11
コンタミ	33	周囲の流行	10
		周術期	272
さ		重症薬疹	305
細菌性気道感染症	106	手指衛生	15
細菌性結膜炎	257	手術部位感染症	272
細菌性肺炎	76	静脈炎	68
(抗微生物薬の) 剤形	239	新型コロナウイルス感染症	233
最小殺菌濃度	39	真菌	188
最小発育阻止濃度	39	心室頻拍	122
サイトメガロウイルス (CMV) 感染症		尋常性ざ瘡	251
	230	新生児感染症	106
細胞壁合成阻害	61	迅速抗原検査	22
細胞膜合成阻害	61	身体所見	13
ザイボックス	167	腎毒性	139
殺菌性	64		
ザナミビル	220	**す**	
サワシリン	74	髄液移行性	296
		髄液培養	36
し		水痘	223
時間依存性抗菌薬	298	ステロイド	249
事後確率	285	スペクトラム	62
糸状菌	190	スポロトリコーシス	198, 214
視診	14	スルホンアミド系抗菌薬	131
ジスロマック	123		
事前確率	283	**せ**	
自然耐性	38	静菌性	64
疾患定義	281	生体利用率	237
質量分析装置	290	セファクロル	95
耳毒性	139	セファゾリン	90

セファマイシン系抗菌薬	99
セファメジン	90
セファレキシン	94
セフェピム	113
セフェム系抗菌薬	90
セフォタキシム	104
セフォタックス	104
セフォチアム	97
セフタジジム	110
セフトリアキソン	106
セフメタゾール	100
セフメタゾン	100
セフメノキシム	260, 264
潜在性結核感染症	181
先天梅毒	68

そ

（抗微生物薬の）相互作用	64
側鎖	310
ゾコーバ	234
ゾシン	86
ゾビラックス	223, 254
ゾフルーザ	222

た

第1世代セフェム系抗菌薬	89
第2世代セフェム系抗菌薬	97
第3世代セフェム系抗菌薬	103
第4世代セフェム系抗菌薬	112
耐性菌	56
体部白癬	213
タゴシッド	164
ダニ媒介性リケッチア症	152

ダプトマイシン	169
タミフル	218
ダラシン	128
タリビッド点眼	260
痰培養	35
蛋白合成阻害	61

つ

通性嫌気性菌	58
ツツガムシ病	149
爪白癬	198, 212

て

テイコプラニン	164
定常状態	299
適量	248
テトラサイクリン系抗菌薬	147
デノシン	229
デュアック	251
テルビナフィン	212
点眼介助	256
点眼抗微生物薬	254
点耳抗微生物薬	262
伝染性単核球症	230
癜風	198, 214

と

動物咬傷	84, 268
頭部白癬	212
投与経路	50
ドキシサイクリン	150
特異度	281
トスフロキサシン	176

トブラシン	145	バクトロバン	251
トブラマイシン	145	曝露情報	10
塗抹検査	23	曝露歴	288
トラフ値	299	パセトシン	74
トリメトプリム	134	発芽管形成試験	190
		バッグ尿培養	34
な		バラシクロビル	226
内服移行	237	バリキサ	231
軟骨成長障害	173	バルガンシクロビル	231
		バルトレックス	226
に		バロキサビル マルボキシル	222
ニキビ	251	バンコマイシン	158
二形性菌	191	バンコマイシン耐性	162
ニトロイミダゾール系抗菌薬	153	パンスポリン	97
ニューキノロン系抗菌薬	173		
尿培養	34	**ひ**	
尿路感染症	269	ビクシリン	71
		微生物検査	21
ね		ビタミン B_6 欠乏	186
ネオイスコチン	185	ビタミン K 欠乏	102
年齢	4	皮膚カンジダ症	252
		皮膚テスト	306
の		皮膚軟部組織感染	92
濃度依存性抗菌薬	298	ビブラマイシン	150
囊胞繊維症	146	ピペラシリン	77
ノクサフィル	202	ピペラシリン/タゾバクタム	85
（抗微生物薬の）飲ませ方	242	百日咳	121
（抗微生物薬の）飲みやすさ	239	病原微生物検出情報	287
		表層真菌感染症	212
は		標的治療	46
バーミー法	25	病歴	10
培養検査	28	微量液体希釈法	39
バクタミニ	134		

327

ふ

ファンガード	203
ファンギゾン	205
（抗微生物薬の）副作用	64
フシジン酸ナトリウム	250
フシジンレオ	250
フラジール	154
フルコナゾール	194
フルシトシン	210
プロジフ	194, 202

へ

ペア血清	293
ベイズの定理	279
ベクルリー	234
ベストロン耳鼻科用	264
ベストロン点眼	260
ペニシリナーゼ	43
ペニシリンG	66
ペニシリン系抗菌薬	66
ペラミビル	222
ヘルペスウイルス	223
ベンジルペニシリンベンザチン	66
偏性嫌気性菌	58, 156
偏性好気性菌	58
ペントシリン	77
便培養	36

ほ

ポサコナゾール	202
母子手帳	13
ホスフルコナゾール	202
ホスホマイシン	178
ホスホマイシン系抗菌薬	178
ホスミシン	178
ポリエン系抗真菌薬	205

ま

マキシピーム	113
マクロライド系抗菌薬	121
マラセチア毛包炎	214
慢性肉芽腫症	198

み

ミカファンギン	203
ミノサイクリン	148
ミノマイシン	148

む

無脾	270
ムピロシンカルシウム水和物	251

め・も

メトロニダゾール	154
メロペネム	117
メロペン	117
モダシン	110

や

薬剤耐性	42
薬剤誘発試験	307
薬物血中モニタリング	299
薬物動態	50, 295
薬力学	50, 295
薬局サーベイランス	289

ゆ

尤度比	284
有病率	283
ユナシン-S	79

よ

溶血性尿毒症症候群	108, 179
陽性的中率	282
陽性尤度比	284
溶連菌性咽頭炎	109
予防接種	5
予防投与	266

ら

ラニナミビル	222
ラピアクタ	222

り

リウマチ熱	271
リケッチア症	149
リネゾリド	167
リファジン	181
リファマイシン	181
リファンピシン	181
(抗微生物薬の)量	241
リレンザ	220
リンコマイシン系抗菌薬	128
リンデロン-VG	249
リンパ球刺激試験	306

れ・ろ

レムデシビル	234
ロセフィン	106

英字

Acinetobacter	82
AmpC β-ラクタマーゼ	43
AmpC 産生菌	114
AUC/MIC	298
AUC-based dosing	301
Bacteroides fragilis	101
bioavailability	237
Candida spp.	196
Clostridioides difficile 腸炎	156
CLSI 基準	40
COVID-19	233
C_{peak}/MIC	298
Definitive therapy	46
D テスト	129
Empirical therapy	46
FORTH	287
Gell and Coombs 分類	304
Haemophlus influenzae	74
Helicobacter pylori	127
IASR	287
IDWR	287
Jarisch-Herxheimer 反応	69
latent tuberculosis infection	181
likelihood ratio	284
Miller & Jones 分類	36
minimum bactericidal concentration	39
minimum inhibitory concentration	39
Moccasin foot	213
Mycoplasma pneumoniae	122
negative predictive value	282

nucleic acid amplification test	291
onychomycosis	212
pharmacodynamics	50, 295
pharmacokinetics	50, 295
positive predictive value	282
ProMED	287
QT 延長	122
review of system	17
rheumatic fever	271
ST 合剤	132
surgical site infection	272
time above MIC	298
tinea capitis	212
tinea corporis	213
tinea cruris	213
tinea pedis	212
tinea unguium	212
trough-based dosing	301
vancomycin infusion reaction	162

数字・その他

5-フルオロシトシン	210
5-FC	210
β-lactamase negative ampicillin resistance	74
β-lactamase negative ampicillin susceptible	74
β-lactamase positive ampicillin-clavulanate resistant	74
β-lactamase producing ampicillin resistance	74
β-ラクタマーゼ阻害薬配合薬	79
β-ラクタム薬アレルギー	310

略語

ABPC	71	CTM	97	NPV	282
ABPC/SBT	79	CTRX	106	PCG	66
ACV	223	CTX	104	PD	50
ADME	296	DAP	169	PD	295
AMK	143	DOXY	150	PIPC	77
AMPC	74	ESBL	43	PIPC/TAZ	86
AMPC/CVA	82	FLCZ	194	PK	295
AMPH-B	205	FOM	178	PK/PD	50
AZM	123	GCV	229	PK/PD	295
BLNAR	74	GM	140	PPV	282
BLNAS	74	HUS	108, 179	RDV	234
BLPACR	74	INH	185	RFP	181
BLPAR	74	ITCZ	197	SPACE (+K)	60, 114
CAM	125	L-AMB	208	SSI	272
CAZ	110	LTBI	181	TDM	299
CCL	95	LZD	167	TEIC	164
CEX	94	MBC	39	TFLX	176
CEZ	90	MCFG	203	TOB	145
CFPM	113	MEPM	117	VACV	226
CLDM	128	MIC	39	VCM	158
CMZ	100	MINO	148	VGCV	231
CPFX	174	MNZ	154		
CRP	7	NAAT	291		

【監修・著者紹介】

監 修

笠井正志（かさい・まさし）

兵庫県立こども病院 感染症内科 部長

　1998年　富山医科薬科大学医学部 卒業
　1998年　淀川キリスト教病院
　2003年　千葉県こども病院 麻酔・集中治療科
　2004年　長野県立こども病院 集中治療科
　2009年　丸の内病院母子医療センター 小児科
　2011年　長野県立こども病院 小児集中治療科，総合小児科
　2015年より現職

伊藤健太（いとう・けんた）

あいち小児保健医療総合センター 総合診療科 医長

　2007年　鹿児島大学医学部 卒業
　2007年　名古屋第二赤十字病院
　2012年　国立成育医療研究センター 感染症科
　2014年　東京都立小児総合医療センター 感染症科
　2016年より現職

著

大竹正悟（おおたけ・しょうご）

神戸大学大学院医学研究科 内科系講座 小児科学分野

　2014年　京都大学医学部 卒業
　2014年　公立昭和病院
　2016年　松戸市立総合医療センター 小児科
　2019年　兵庫県立こども病院 感染症内科
　2022年より現職

小児感染症のトリセツ 2025　抗菌薬編

2025 年 4 月 20 日　第 1 版第 1 刷発行

監修者	笠井 正志（かさい まさし）
	伊藤 健太（いとう けんた）
著　者	大竹 正悟（おおたけ しょうご）
発行者	福村 直樹
発行所	金原出版株式会社

〒113-0034 東京都文京区湯島 2-31-14
電話　編集(03)3811-7162
　　　営業(03)3811-7184
FAX　　 (03)3813-0288
振替口座　00120-4-151494
http://www.kanehara-shuppan.co.jp/

©大竹正悟, 2025
検印省略
Printed in Japan

ISBN 978-4-307-17085-7

印刷・製本／永和印刷
装幀デザイン／新西聡明

JCOPY ＜出版者著作権管理機構 委託出版物＞

本書の無断複製は著作権法上での例外を除き禁じられています。複製される場合は, そのつど事前に, 出版者著作権管理機構（電話 03-5244-5088, FAX 03-5244-5089, e-mail：info@jcopy.or.jp）の許諾を得てください。

小社は捺印または貼付紙をもって定価を変更致しません。
乱丁, 落丁のものはお買上げ書店または小社にてお取り替え致します。

WEB アンケートにご協力ください

読者アンケート（所要時間約 3 分）にご協力いただいた方の中から
抽選で毎月 10 名の方に図書カード 1,000 円分を贈呈いたします。
アンケート回答はこちらから ➡
https://forms.gle/U6Pa7JzJGfrvaDof8

大好評の トリセツ シリーズ

小児アレルギー のトリセツ

[監] 笠井 正志　[編] 岡藤 郁夫　[著] 田中 裕也

「小児トリセツシリーズ」始動！
アレルギー診療をマスターせよ

今やアレルギー診療は小児医にとってコモンスキルである。
患者に相談されたとき本書を参照すれば、専門医ではなくても的確に専門医レベルの対応ができるようになる。

◆ 240頁
◆ 定価3,960円（本体3,600円＋税10％）

ISBN978-4-307-17075-8

小児輸液 のトリセツ

[監] 笠井 正志　[著] 加藤 宏樹

フローチャートで小児輸液が絶対にわかる！

小児の輸液療法において求められることは「1.脱水の評価 2.輸液製剤の選択 3.輸液の投与量 4.輸液の投与速度」である。本書の示すフローチャートに沿っていけば、誰でも簡単に正しい輸液療法を行うことができるようになる。

◆ 200頁
◆ 定価3,740円（本体3,400円＋税10％）

ISBN978-4-307-17076-5

子どものカゼ のトリセツ

[監] 笠井 正志　[著] 伊藤 健太

「小児トリセツシリーズ」のスピンオフ！
会話劇で学ぶカゼ診療のリアル

カゼ薬の効果や検査の考え方、見逃してはいけない合併症や鑑別疾患まで、最新のエビデンスと臨床のリアルを踏まえて、ユーモア満載の会話劇で解説。

◆ 204頁
◆ 定価3,740円（本体3,400円＋税10％）

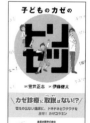

ISBN978-4-307-17080-2

金原出版　〒113-0034 東京都文京区湯島2-31-14
TEL 03-3811-7184（営業部直通）　FAX 03-3813-0288
https://www.kanehara-shuppan.co.jp/　小児のトリセツシリーズはこちら▶

大好評の トリセツ シリーズ

小児の呼吸と循環管理のトリセツ

[監] 笠井 正志　[著] 黒澤 寛史

**重症小児を救う！ いつか来る、
　　　　いざというときのためのトリセツ**

小児の呼吸と循環の評価・管理方法について、基本となる考え方と具体的な実践法を、割り切って、大胆に解説。小児集中治療のトップランナーである著者が、まさに指導医のように手取り足取り指南してくれる。

◆224頁　◆定価4,400円（本体4,000円+税10%）

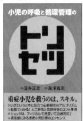

ISBN978-4-307-17081-9

小児感染対策のトリセツ

[監] 笠井 正志　[著] 伊藤 雄介

**子どもとスタッフを感染症から守る！
　小児科の感染対策の超実践法**

小児科の感染対策は、成人とは異なる事情を加味する必要がある。本書ではそんな小児科特有の事情にも配慮しつつ、メリハリがある感染対策を行うための知識とテクニックについて解説する。

◆280頁　◆定価4,620円（本体4,200円+税10%）

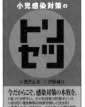

ISBN978-4-307-17082-6

小児栄養のトリセツ

[監] 笠井 正志　[著] 鳥井 隆志

小児医療に携わるすべての人に送る「はじめての栄養学」

疾患によって栄養障害が起こった場合には、基礎疾患の治療とともに子どもの成長をサポートするための栄養管理が必要である。また、器質的な疾患によらない栄養障害も小児では問題になりやすい。本書は小児医療に携わる人がはじめて栄養について学ぶための「トリセツ」。

◆176頁　◆定価3,960円（本体3,600円+税10%）

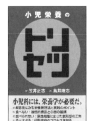

ISBN978-4-307-17083-3

金原出版　〒113-0034 東京都文京区湯島2-31-14
TEL03-3811-7184（営業部直通）FAX03-3813-0288
https://www.kanehara-shuppan.co.jp/　小児のトリセツシリーズはこちら▶

2025・4

【姉妹本のご紹介】
小児感染症を徹底攻略!
敵(微生物)の倒し方 を完全マスター

小児感染症の
トリセツ
2025
疾患編

[監] 笠井 正志・伊藤 健太　[著] 山田 健太

『小児感染症のトリセツ』が2部作となってバージョンアップ。
診断名別に小児感染症診療を理解できる『疾患編』
本書とあわせて読めばさらに盤石!

CONTENTS

- Chapter 1　敗血症
- Chapter 2　中枢神経感染症
- Chapter 3　上気道・頭頸部感染症
- Chapter 4　肺炎・下気道感染症
- Chapter 5　尿路感染症・外陰部感染症
- Chapter 6　血管内・血流感染症
- Chapter 7　消化管感染症
- Chapter 8　腹腔内感染症
- Chapter 9　発熱性発疹症の診かた・皮膚軟部組織感染症
- Chapter 10　骨・関節感染症
- Chapter 11　眼の感染症
- Chapter 12　発熱性好中球減少症
- Chapter 13　原発性免疫異常症

◆B6変判　392頁　◆定価4,400円 (本体4,000円+税10%)
ISBN978-4-307-17086-4

金原出版　〒113-0034 東京都文京区湯島2-31-14
TEL03-3811-7184(営業部直通) FAX03-3813-0288
https://www.kanehara-shuppan.co.jp/　小児のトリセツシリーズはこちら→